Vorwort zur 4. Auflage

Die neubearbeitete 4. Auflage ist auch diesmal nach Form und Inhalt auf allgemeine Verständlichkeit ausgerichtet. Das Ziel war die „Augenheilkunde" in gebotener Kürze leicht lesbar und so einfach darzustellen, wie es der Gegenstand erlaubt.

In diesem Zusammenhang wurden alle fachspezifischen Ausdrücke erneut auf klare und unmißverständliche Erläuterung überprüft. Das *„Sachverzeichnis"* als wesentliche Quelle der raschen Information wurde ebenso wie das Verzeichnis zur *„Erklärung der Fremdwörter"* durch Hinweise ergänzt und Fehler beseitigt. Auch zahlreiche *Legenden* wurden verständnisgerecht umgearbeitet und so erweitert, daß jede Einzelheit der Abbildung ausreichend beschrieben ist.

Völlig neu bearbeitet ist im einleitenden Kapitel „Bau des Sehorgans" die *Netzhaut,* ergänzt durch eine farbige Abbildung mit ausführlicher Beschriftung. Auch die Tabellen über die verschiedenen Formen der *„Bindehautentzündungen"* bedurften einer Neubearbeitung.

Wesentlich ergänzt wurden die Kapitel *„grüner Star"* und *„Entzündungen der Aderhaut",* mit der heute üblichen Einteilung unter Berücksichtigung der *Toxoplasmose.* Bildhaft dargestellt und ausführlich beschrieben wurden im Kapitel „Linse" die verschiedenen Formen *„intraokularer Implantation einer Kunststofflinse",* die sich inzwischen zu einem Routineverfahren entwickelt haben. Eingehend bearbeitet wurde auch das Kapitel die *„Korrektion von Sehfehlern"* mit besonderer Berücksichtigung des Astigmatismus.

Schließlich bedurfte auch der kurze Abschnitt *„Medikamente in der Augenheilkunde"* einer Neubearbeitung, da Virus- und Pilzerkrankungen in steter Zunahme sind.

Für kritische Hinweise möchten wir, neben vielen anderen, vor allem Herrn Prof. Dr. J. Grüntzig (Düsseldorf) danken.

Herrn Dr. h.c. G. Hauff danken wir erneut für die Anregung dieses Taschenbüchlein zu schreiben, den Herren A. Menge und G. Krüger für das verständnisvolle Eingehen auf unsere Wünsche.

München/Münster und Nordhorn
im Sommer 1988

F. Hollwich
B. Verbeck

Vorwort zur 1. Auflage

Mit diesem Büchlein wird versucht, das Verständnis für die Zusammenhänge in der Augenheilkunde zu wecken und praktische Hinweise zur Erleichterung der verantwortungsvollen Aufgabe in der Untersuchung, Behandlung, Operation und Überwachung der Augenkranken aus der Sicht des Pflegepersonals zu geben.

Das Büchlein gliedert sich in zwei Teile:

Im ersten Teil wird versucht, einen kurzen Einblick in den Bau und die Funktion des Auges sowie in die am häufigsten vorkommenden Augenerkrankungen zu geben.

Der zweite Teil besteht aus einem technischen Abschnitt, in dem versucht wird, Einblick in die Kenntnis der Handhabung und Pflege der wichtigsten Geräte zu geben, die der Augenarzt zur Durchführung seiner Untersuchungen benötigt, und einem praktischen Teil, der sich mit den Aufgaben der augenärztlichen Sprechstunde, Untersuchung und Behandlung einschließlich der Pflege sowohl der ambulanten als auch der stationären Kranken befaßt.

Darüber hinaus werden die gebräuchlichsten augenärztlichen Operationen einschließlich des dazugehörigen Instrumentariums besprochen.

Umfangreiches Bildmaterial in Form von Fotos und Zeichnungen dienen der Veranschaulichung und der besseren Einprägung. Neben einem Anhang zur Erklärung der Fremdwörter wurde ein ausführliches Sachverzeichnis angefügt.

Mit dankenswerter Zustimmung des Verlages konnten 148 Abbildungen aus der 7. Auflage der „Augenheilkunde“ von F. Hollwich und 4 Abbildungen aus der 6. Auflage des „Atlas der Augenkrankheiten“ von R. Thiel sowie 1 Abbildung aus der „Histologie und mikroskopische Anatomie des Menschen“ von W. Bargmann entnommen werden.

Unser besonderer Dank gilt Herrn Dr. med. h. c. G. Hauff für die Anregung, dieses Büchlein zu schreiben. Gleichzeitig danken wir den Mitarbeitern des Georg Thieme Verlages für die verständnisvolle Zusammenarbeit.

Münster, im Frühjahr 1974

F. Hollwich
B. Verbeck

Inhaltsverzeichnis

Trockenheit der Mund- und Nasenschleimhaut sowie Achylie, Anämie, hoher Senkung und Gelenkbeschwerden. Weitere seltene Ursachen sind Lähmungen des N. facialis oberhalb des Ganglion geniculatum, Vitamin-A-Mangel und das Mikuliczsche Syndrom (beiderseitige schmerzlose Anschwellung der Tränen- und Speicheldrüsen).

Vermehrte Tränenbildung („nasses Auge“)

Vorkommen: bei psychischer Erregung (Weinen) und als Teilsymptom der Abwehrtrias (Lichtscheu, Tränenfluß, Lidkrampf) bei Reizerscheinungen an und im Auge, z. B. Fremdkörper, Verätzung, Entzündung, Blendung (Höhensonne, Schweißen).

Gestörter Tränenabfluß

Bei Erwachsenen kommen als Ursachen des Tränenträufelns in Frage: Abstehen des unteren Tränenpünktchens durch Ektropium des Unterlides (vgl. S. 15), teilweise Undurchgängigkeit (Stenose) der Tränenröhrchen oder des Tränen-Nasen-Ganges (Dakryostenose): Prüfung durch Druck auf den Tränensack. Herabgesetzte oder fehlende Durchgängigkeit kann zur Entzündung der Schleimhaut des Tränensackes (Dakryozystitis) führen. Als Komplikation kann im Falle einer Hornhautverletzung durch Eindringen hochvirulenter Keime aus dem Bindehautsack ein Hornhautgeschwür entstehen. Wandern die pathoge-

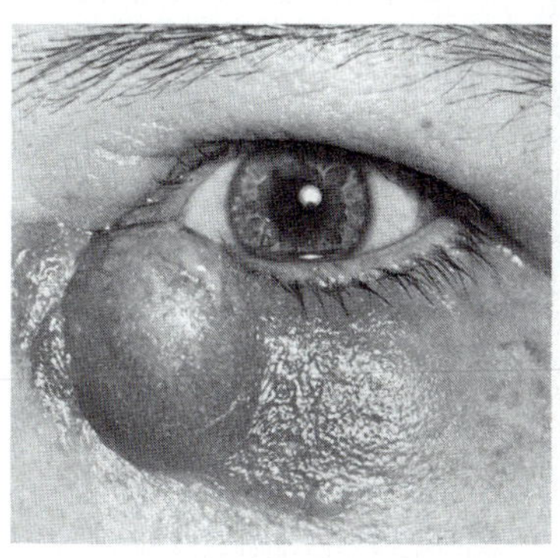

a

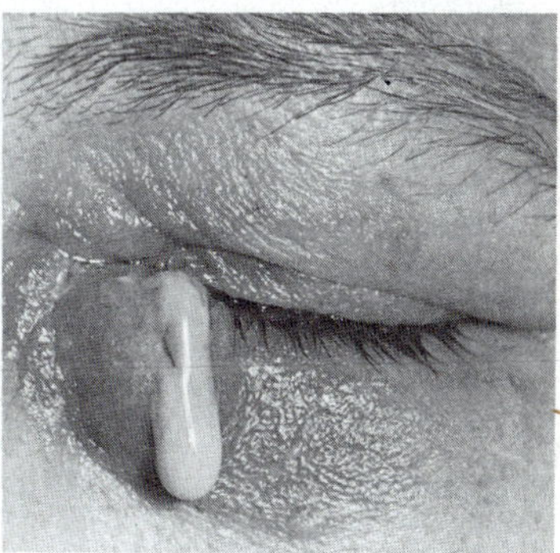

b

Abb. 28a und b Dakryophlegmone (eitrige Tränensackentzündung)
a) Hochrot-entzündliche, schmerzhafte Anschwellung mit typischer Lokalisation am inneren Lidwinkel. Fluktuation (48 J. ♀)
b) Nach Inzision. Aus der senkrechten Stichinzision entleert sich dickflüssiger Eiter. – Vorbeugend bei trotz Sondierung anhaltender Stenose, Tränensackoperation (nach Toti oder Kaleff-Hollwich)

nen Keime durch die Tränensackschleimhaut in das umgebende Gewebe, so tritt die eitrige Form der Tränensackentzündung (Dakryophlegmone) auf (Abb. 28 a u. b).

Beim *Neugeborenen* kann der Ausführungsgang des Tränen-Nasen-Kanals an der Mündungsstelle in der unteren Nasenmuschel (Hasner-Klappe) verschlossen bleiben *(kongenitale Dakryostenose)*. Es entsteht zunächst einseitiges Tränenträufeln, nachfolgend Sekretstauung mit Schleim- und Eiteransammlung im Tränensack. Erzielt wiederholter Druck auf den Tränensack sowie mehrfache Spülung der Tränenwege keine Durchgängigkeit (vgl. Abb. 136 a–c), so ist die Sondierung (vgl. Abb. 137, S. 136) angezeigt.

Erkrankungen der Tränendrüse

Bei ein- oder doppelseitiger Entzündung schwillt die Tränendrüse an. Das mitgereizte Oberlid hat dann die Form eines liegenden Paragraphen (Abb. 29). Ursache: resistenzvermindernde Infektionskrankheiten (Mumps, Masern, Scharlach, Grippe). Beim Erwachsenen chronischer Verlauf bei Trachom, Leukämie, Mikuliczscher Erkrankung.

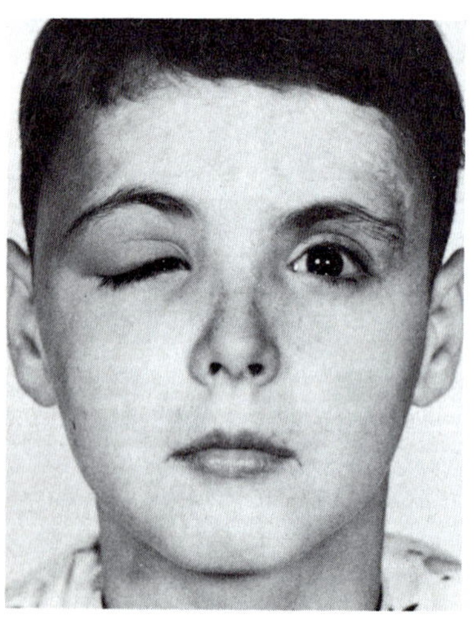

Abb. 29 Akute Tränendrüsenentzündung (Dakryoadenitis). Druckschmerzhafte, entzündliche Schwellung am oberen äußeren Orbitalrand. Entzündliche Pseudoptose. Liegende Paragraphenform des Oberlides (12 J. ♂)

Bindehaut (Konjunktiva)

Die Bindehaut, die Schleimhaut des Auges, verbindet Lider und Augapfel. Sie ist feucht, glatt, glänzend und gliedert sich in 3 Abschnitte:

- Bindehaut des Augapfels (Conjunctiva bulbi),
- Bindehaut der Lider (Conjunctiva tarsi),
- Bindehaut der Übergangsfalten (Conjunctiva fornicis).

Durch Ab- bzw. Hochziehen der Lider lassen sich die Bindehaut des Augapfels, die untere Übergangsfalte und die Bindehaut des Unterlides einsehen. Die Bindehaut der oberen Übergangsfalte (oft Sitz eingedrungener Getreidegrannen oder Insektenflügel; Abb. 30) ist nur durch Ektropionieren (vgl. Abb. 130–133) einsehbar. Beim Kleinkind unterblutet sie leicht (Abb. 32). Inspektion des Bindehautsackes durch Einlegen von Lidhaltern (Abb. 138 u. 139, Karunkel, s. Abb. 31).

Bei der Untersuchung der Bindehaut achte man im einzelnen auf (vgl. auch S. 138ff):

1. *Verschieblichkeit* (blasenartige Abhebung durch Flüssigkeitserguß, verkürzende Narbenstränge nach Verätzung oder Trachom),
2. *Farbe* (die blaßrosa Farbe schlägt bei Entzündungen in auffallendes helles Rot um),
3. *Oberfläche,* besonders der Innenfläche der Lider, die z. B. durch pflastersteinartige Wucherungen beim Frühjahrskatarrh der Knaben unregelmäßig höckerig sein kann,
4. *Gefäße* können bei entzündlicher Hyperämie strotzend gefüllt sein.

Wichtig ist beim geröteten Auge die Unterscheidung zwischen *konjunktivaler* und *ziliarer* Injektion (Tafel I, Abb. 1). Bei der *konjunktivalen* Injektion sind die *oberflächlich* gelegenen Bindehautgefäße vermehrt sichtbar, mit Blut gefüllt und erweitert. Sie lassen sich auf der darunterliegenden weißen Lederhaut gut verschieben.

Bei der *ziliaren* Injektion handelt es sich um eine bandförmige, nahe dem Hornhautrand gelegene blaurötlich durchschimmernde *tiefe,* d. h. in der Lederhaut gelegene, nicht verschiebliche Gefäßfüllung.

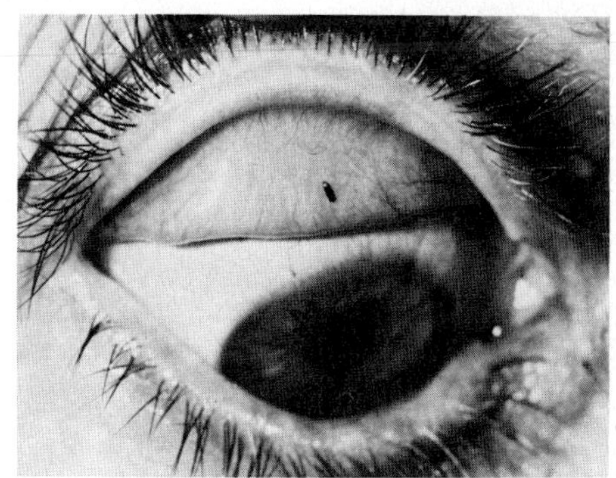

Abb. 30 Subtarsaler Fremdkörper (abgebrochener Insektenflügel). Beim Umstülpen des Oberlides aus dem Sulcus subtarsalis nach unten abgeglitten (57 J. ♂)

Diese spricht für eine Entzündung der Hornhaut, der Regenbogenhaut oder der Lederhaut des Augapfels. Bei der *gemischten* Injektion (Tafel II, Abb. 1) besteht sowohl eine konjunktivale als auch eine ziliare Injektion.

Sekret: Dieses kann wäßrig, schleimig, eitrig, fadenziehend oder blutig sein.

Keime: Bakterien, Kokken oder Viren.

Degenerative Veränderungen der Bindehaut

Flügelfell (Abb. 31): Es handelt sich um eine dreieckige gefäßführende Bindehautfalte, die sich in der nasalen Lidspalte zur Hornhautmitte vorschiebt. Vorkommen: Höheres Alter; Sonne, Wind, Staub.

Kalkinfarkte: Verstopfung der Meibomschen Lidknorpeldrüse (beim Ektropionieren sichtbar!) führt zur kalkigen Verhärtung des Sekretes. Der ständige Lidschlag verursacht durch Reiben einen chronischen Reizzustand der Bindehaut. Fehldiagnose: chronische Konjunktivitis.

Die Bindehaut des Augapfels ist nur lose mit der weiß durchschimmernden Lederhaut verbunden. Sie kann mit einer Pinzette nahezu schmerzfrei in Falten abgehoben werden. Durch Stoß oder Husten

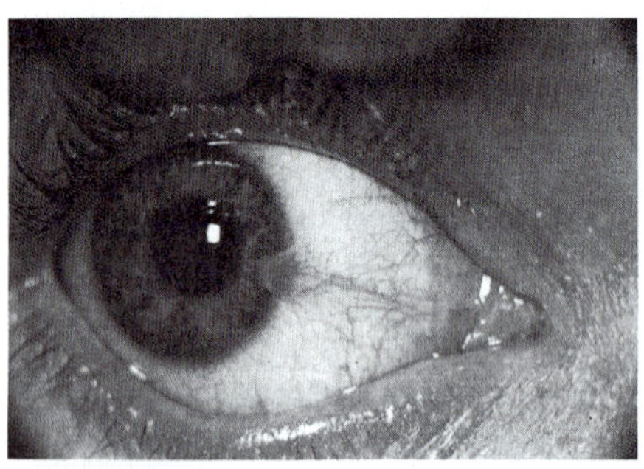

Abb. 31 Pterygium. Dreieckige Falte der Bindehaut mit Basis am inneren Lidwinkel und Spitze an der Hornhaut. Das leicht abgezogene Unterlid läßt im inneren Lidwinkel die halbmondförmige Falte (Plica semilunaris) sowie die Karunkel (vgl. S. 9) erkennen (23 J. ♂)

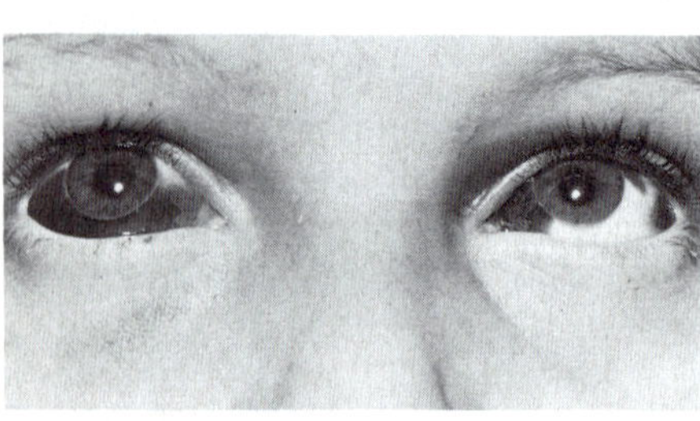

Abb. 32 Hyposphagma nach Keuchhusten. Flächenhafte Blutung in die Bindehaut des Augapfels (bulbäre Bindehaut) (9 J. ♂)

(Abb. 32) entsteht sehr leicht ein Bluterguß *(Hyposphagma)*. Am Hornhautrand bildet die Bindehaut einen flachen, etwa 2 mm breiten Wulst, den *Limbus corneae*.

Entzündungen der Bindehaut (Konjunktivitis)

(Tafel III, Abb. 1)

Ursächlich kommen bei der **nichtinfektiösen** *Bindehautentzündung* in Betracht:

1. *Mechanische und physikalisch-chemische Reize:* Rauch, Staub, Wind, Fremdkörper – auch Kalkinfarkte der Lidplatten-(Tarsus-) Drüsen-, Säuren, Laugen, Tintenstift, UV-Strahlenwirkung.
2. *Stellungsanomalien der Lider:* Entropium, Ektropium.
3. *Störung der beidäugigen Zusammenarbeit:* des Muskelgleichgewichts (Heterophorie, s. S. 95) oder Refraktionsanomalien, z. B. nicht oder ungenügend korrigierte Über- oder Altersweitsichtigkeit.
4. *Allergie* (Abb. 33): Heuschnupfen, Frühjahrskatarrh, Überempfindlichkeit gegen Medikamente.
5. *Verminderte Tränensekretion:* im Alter und als Teilsymptom des Sjögrenschen Symptomenkomplexes (S. 24).
6. *Konstitution:* bei exsudativer Diathese, bei Seborrhö.
7. *Raupenhaare* (Brombeer- und Prozessionsspinner).

Als Ursache für die **infektiösen** *Bindehautentzündungen* kommen in Frage:

1. *Grampositive Bakterien:* Pneumokokken (vgl. Abb. 35), Streptokokken, Staphylokokken, Diphtheriebakterien, Xerosebakterien, Mykobakterien (Aktinomykose).
2. *Gramnegative Bakterien:* Gonokokken (vgl. Abb. 37), Diplobakterien (Morax-Axenfeld), Koch-Weeks-Bakterien.
3. *Viren:* Herpes simplex APC-(Adeno-Pharyngo-Conjunctival-)-Virus, Röteln-, Masern-, Mumps-, Grippe-, Varizellenvirus.
4. Kokkenartige bakterienähnliche Mikroben (Chlamydien, s. Tab. 1 u. 2).

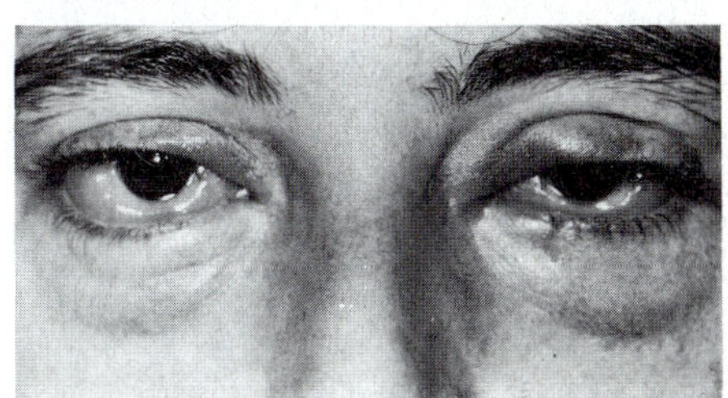

Abb. 33 Allergische Bindehautentzündung (Conjunctivitis allergica). Lidödem, Chemose, d. h. durch Flüssigkeitsansammlung blasenartige Abhebung der Bindehaut des Augapfels von der Lederhaut. Allergie auf Getreidepollen (22 J. ♂)

Tabelle 1 Akute infektiöse Bindehautentzündungen

Bindehauterkrankung	Erreger	Inkubationszeit	Klinisches Bild	Sekretion	Komplikationen
akute Konjunktivitis	a) Pneumokokken Koch-Weeks-Bakterien	2–3 Tage	Rötung, Schwellung, Blutaustritte	flockig-eitrig	Hornhaut-Epithel-Läsionen, Keratitis superficialis punctata
	b) Staphylokokken (Staphylococcus aureus)	2–3 Tage	Rötung, Schwellung, Blepharitis	serös-eitrig	Keratitis punctata
	c) Streptokokken	2–6 Std.	Rötung, Schwellung, Pseudomembranbildung	wäßrig-schleimig	Ulcus corneae
Gonoblennorrhö	Gonokokken (Neisser)	2–4 Tage 2–4 Std. (b. Erw.)	Lidschwellung, Chemosis	rahmig-eitrig	Ulcus corneae**
Einschlußblennorrhö der Neugeborenen	Chlamydia oculogenitalis (Paratrachom)	6–10 Tage	hahnenkammartige Follikelschwellung der Übergangsfalten	flockig-eitrig	keine
Schwimmbadkonjunktivitis der Erwachsenen	Chlamydia oculogenitalis (Paratrachom)	8–14 Tage	hahnenkammartige Follikelschwellung der Übergangsfalten	schleimig-wäßrig	keine
Conjunctivitis epidemica	Virus-(APC-*) Gruppe Typus 8	8–14 Tage	Pseudoptosis, Karunkel-Plikaschwellung, Membranen	schleimig-wäßrig	multiple zarte, subepitheliale Hornhautnarben (selten)
Conjunctivitis diphtherica	Diphtheriebakterien (Löffler)	1–2 Tage	Membranbildung (Bindehautkrupp)	anfangs wäßrig, später serös-eitrig	Ulcus corneae**, Lidgangrän, Neuritis, Nervenlähmungen

* Adeno-Pharyngo-Conjunctival ** Gonokokken und Diphtheriebakterien dringen ohne Epithelläsion ins Gewebe

Tabelle 2 Chronische infektiöse Bindehautentzündungen

Bindehauterkrankung	Erreger	Inkubationszeit	Klinisches Bild	Sekretion	Komplikationen
Diplobazillen-Konjunktivitis	Diplobacillus (Morax-Axenfeld)	4 Tage	geringe Schwellung und Rötung, nässendes Lidwinkelekzem	fadenziehend	keine
Trachom (Conjunctivitis trachomatosa granulosa)	Chlamydia trachomatis (Einschlußkörperchen = Giemsa-Färbung)	7 Tage	Schwellungskatarrh mit Follikelbildung, Pannus trachomatosus, Ptosis trachomatosa	zähflüssig-schleimig	Ptosis, Entropium, Trichiasis, Bindehautschrumpfung, Hornhautnarben, Xerose
Tularaemia oculoglandularis (Parinaud-Konjunktivitis)	Pasteurella tularensis und andere Erreger	2–3 Tage	einseitige Lid-Lymphknoten- und Parotisschwellung, Knötchenkatarrh der Conjunctiva tarsi et fornicis	schleimig-eitrig	keine
Tuberkulose der Bindehaut	Mycobacterium tuberculosis	3–6 Wochen (bei primärem Befall)	einseitige Bindehautknötchen, Bindehautgeschwüre, episklerale Infiltrate, Lymphknotenbefall	wäßrig-schleimig	Narbenbildung
Syphilis der Bindehaut	Spirochaeta pallida	3 Wochen	einseitige Geschwürsbildung der Conj. tarsi, Conj. bulbi oder der Karunkel (Primäraffekt!), Schwellung des Präaurikular-Lymphknotens	keine	Narbenbildung

Tabelle 3 Akute nichtinfektiöse Bindehautentzündungen

Bindehauterkrankung	Ursache	Latenz-zeit	Klinisches Bild	Sekretion	Komplikationen
akute Konjunktivitis	mechanische Reize (Staub, Fremdkörper), physikalisch-chemische Schädigungen (Säuren, Laugen, Tintenstift)	1–4 Std.	Rötung, Schwellung, Chemosis	wäßrig-schleimig	keine Symblepharon: trophische Schädigung der Hornhaut, Hornhautnekrose
Conjunctivitis photoelectrica (Ophthalmia electrica)	UV-Strahlen (Höhensonne, Schweißen)	4–6 Std.	Blepharospasmus, Rötung, Schwellung bis zur Chemosis	wäßrig-schleimig	Keratitis punctata Erosio corneae
allergische (atopische) Konjunktivitis	a) Heuschnupfen, pflanzliche, tierische Stoffe, Nahrungsmittel (Allergene)	12–24 Std.	akuter Schwellungskatarrh bis zur Chemose	zählflüssig	keine
	b) Medikamente: Konservierungsmittel (!), Mydriatika, Miotika, Sulfonamide, Antibiotika, Kosmetika		Knötchen, Infiltrate, auch der Hornhaut	wäßrig-schleimig	keine
Conjunctivitis nodosa	Raupenhaare (Brombeer- und Prozessionsspinner)	1. Stadium: Stunden bis Tage 2. Stadium: Wochen bis Jahre	Rötung, Schwellung Knötchenbildung	schleimig	Einwandern in die Augengewebe (Hornhaut, Uvea, Netzhaut) Opthalmia nodosa (pseudotuberculosa), Augapfelschwund (Phthisis bulbi)

Tabelle 4 Chronische nichtinfektiöse Bindehautentzündungen

Bindehauterkrankung	Ursache	Latenzzeit	Klinisches Bild	Sekretion	Komplikationen
Conjunctivitis catarrhalis chronica (simplex)	Staub, Rauch, Nasen-Nebenhöhlenaffektionen, Refraktionsanomalien, Störungen des Muskelgleichgewichts	wechselnd nach dem Grundleiden	Rötung, Schwellung, Follikelbildung	schleimig	keine
Conjunctivitis sicca	Teilsymptom des Sjögren-Symptomenkomplexes. Auch isoliert im mittleren und höheren Lebensalter auftretende Autoimmunkrankheit. Schirmer-Test positiv	Jahre	Rötung, papilläre Hypertrophie und Verdickung der Bindehaut des Unterlides und der unteren Übergangsfalte, herabgesetzte Tränensekretion	fadenziehend	Keratitis filiformis (Fädchenkeratitis)
Conjunctivitis follicularis	konstitutionelle adenoide Hypertrophie; oft Refraktionsfehler	unbestimmt	Rötung, Schwellung, Follikelbildung im Bereich der Übergangsfalten	schleimig	keine, bei Kindern harmlos, bei Erwachsenen virale, chlamydiale, toxische Ursache
Conjunctivitis vernalis (Frühjahrskatarrh)	exsudativ-allergische Genese. Papilläre Hypertrophie. Frühjahrserkrankung männlicher Jugendlicher	4–6 Wochen (in Abhängigkeit von der Jahreszeit)	Palpebrale Form: milchigweiße Trübung, pflastersteinartige Wucherung der Conjunctiva tarsi. Bulbisäre Form: grauweiße Wucherungen der perilimbären Bindehaut	schleimig	Übergreifen der Wucherungen auf die Hornhaut

Allgemeine Kennzeichen der Konjunktivitis:

1. beidseitiger Befall;
2. Abwehrtrias (Lichtscheu, Tränen, Neigung zu Lidkrampf);
3. Rötung aller 3 Abschnitte der Bindehaut;
4. Schwellung bis zu seröser Gewebsdurchtränkung;
5. Sekretion in wäßrig-schleimig bis schleimig-eitriger Form. Bei Gonokokkenkonjunktivitis der Neugeborenen (Gonoblennorrhö): rahmig-eitrige Sekretion.

Nachfolgend sind die akut-infektiösen, chronisch-infektiösen, akut-nichtinfektiösen und chronisch-nichtinfektiösen Bindehautentzündungen in Tab. 1–4 zusammengefaßt (S. 30–33).

Behandlung der nichtinfektiösen Bindehautentzündung richtet sich jeweils nach der auslösenden Ursache, die zunächst beseitigt werden muß, z. B. Refraktionsfehler oder Heterophorie durch Verordnung der richtigen Brille, Ausschaltung des Allergens (Pollen, Medikamente, Konservierungsmittel!), künstliche Tränen bei Conjunctivitis sicca, operative Korrektur der Stellungsanomalien der Lider beim Entropium und Ektropium usw.

Zur Linderung der subjektiven Beschwerden werden durch den behandelnden Arzt abschwellend wirkende Medikamente (Dacrin, Antistin-Privin, Ophtopur, Zinkbor in der Ophtiole oder Ophthalmin) verordnet.

Behandlung der infektiösen Bindehautentzündung richtet sich nach dem klinischen Bild bzw. nach dem jeweiligen Erreger.

Pneumokokkenkonjunktivitis (Abb. 34 u. 35)

Das Krankheitsbild ist gekennzeichnet durch beidseitige starke Rötung und Schwellung der 3 Bindehautabschnitte, Blutungen in die

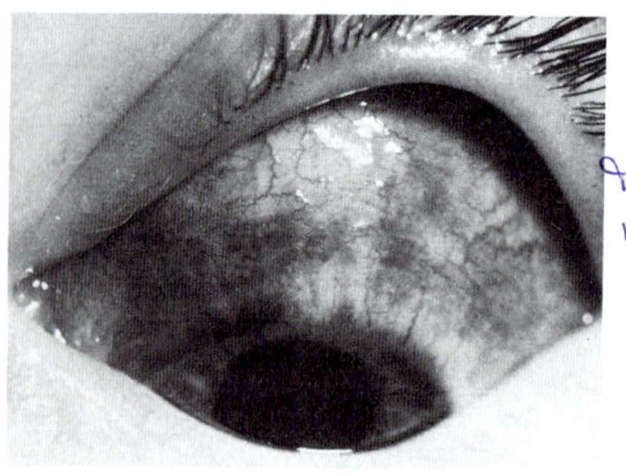

Abb. 34 Pneumokokkenkonjunktivitis mit streifigen Blutaustritten aus den Bindehautgefäßen (16 J. ♂)

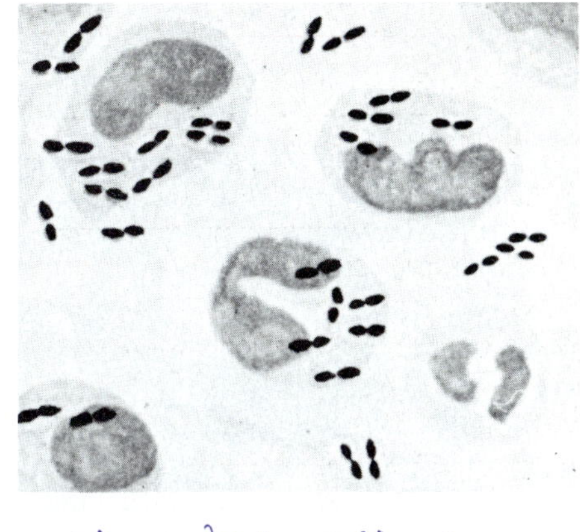

Abb. 35 Pneumokokken. Grampositive lanzettförmige Doppelkokken mit Kapsel in Haufenform

Bindehaut und heftige, serös-eitrige Sekretion. Der Patient klagt über Druck und Spannung oder Fremdkörpergefühl.

Die **Behandlung** besteht in Sulfonamiden als Tropfen oder Salbe oder in Antibiotika (z. B. Chibro-Rifamycin).

Gonokokkenkonjunktivitis (Abb. 36 u. 37)

Die Erkrankung tritt beim Neugeborenen innerhalb von 2–4 Tagen auf, beim Erwachsenen innerhalb von 2–4 Stunden. Die Lider sind ödematös geschwollen und hochrot verfärbt. Aus dem zusammengepreßten Lidspalt quillt rahmiger Eiter. Beim Öffnen des Lidspalts mit Lidhaltern kann das gestaute Sekret herausspritzen. Daher wird die Untersuchung nur mit Schutzbrille vorgenommen. Die ödematöse glasig geschwollene Bindehaut kann sich wulstförmig vorwölben, so daß die am Rande verdeckte Hornhaut in der Tiefe eines Loches (Chemosis) zu liegen scheint. Unbehandelt schmilzt die Hornhaut – durch Druck des Transsudates, toxische Schädigungen des Randschlingennetzes, proteolytische Fermentwirkung der Leukozyten – wie der Schnee an der Sonne.

Nach Einführung der sog. Credéschen Prophylaxe durch Einträufeln von 1%iger Silbernitratlösung unmittelbar nach der Geburt in den Bindehautsack beider Augen ist diese Erkrankung selten geworden. Beachte: Nicht direkt auf die Hornhaut tropfen! Der Säugling kneift sonst so stark, daß es nicht möglich ist, in den Bindehautsack des zweiten Auges ausreichend zu tropfen (vgl. Abb. 36). Die 1%ige Silbernitratlösung wird in Fertigpackungen geliefert, die jeweils nur für ein Kind vorgesehen ist. Ist zumeist beim Erwachsenen nur ein Auge von der Gonoblennorrhö befallen, wird das gesunde Auge durch

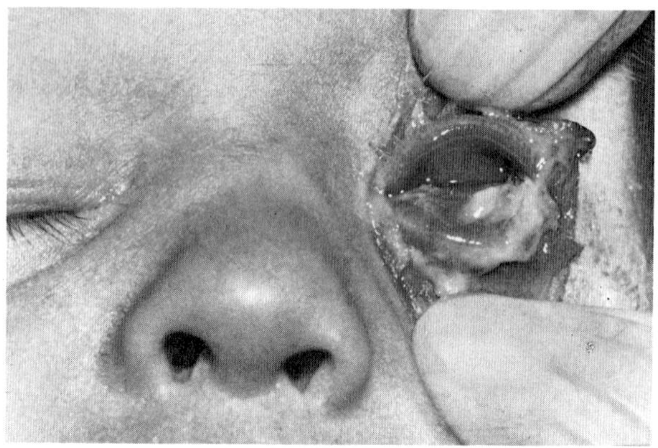

Abb. 36 Gonoblennorrhö. Lider ödematös. Rahmiger Eiter quillt aus dem Lidspalt. Hausgeburt. Credésche Prophylaxe erst 2 Stunden nach Geburt. Einseitiger Befall, da offenbar der Silbernitrattropfen links nicht vollständig in den Bindehautsack (Kneifen beim Einträufeln in das 2. Auge) gelangte (3 Tage ♂)

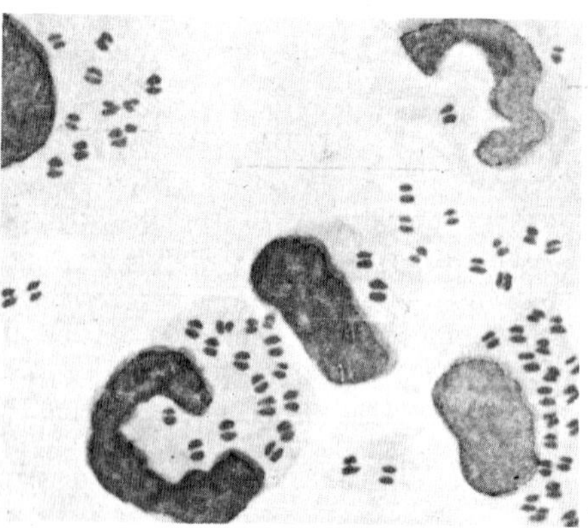

Abb. 37 Gonokokken. Gramnegative semmelförmige, intrazellulär gelegene Doppelkokken

einen Uhrglasverband geschützt. Die Lider werden geöffnet, um eine Stauung des eitrigen Bindehautsekretes zu verhindern. Diese Maßnahme muß mehrstündlich am Tage und in der Nacht durchgeführt werden. Es sei nochmals betont, daß hierbei Arzt und Pflegepersonal gut abschließende Brillen tragen müssen! Der Bindehautsack wird durch Spülen mit lauwarmer Gentamycinlösung 0,3% gesäubert, anschließend alle 10 Minuten 1 Tropfen Penicillin G 100 000 E/ml eingeträufelt. Bis zum Aufhören der eitrigen Sekretion, meist bereits nach 24 Stunden, muß das Einträufeln 2- bis 3stündlich 1–2 Tropfen am 1. Tage und in der 1. Nacht fortgesetzt werden.

Neben der örtlichen Behandlung ist eine Allgemeinbehandlung mit Depot-Penicillin i. m. (200 000 IE) indiziert.

Conjunctivitis epidemica (Abb. 38; Tafel II, Abb. 3 u. 4)

Diese Viruserkrankung beginnt im Stadium 1 mit der Erkrankung zunächst eines Auges, mit Schwellung und Rötung von Bindehaut, Plika und Karunkel. Das auffallendste Kennzeichen ist die hochrote Schwellung von Karunkel und Plica semilunaris. Schwellung der Follikel der Übergangsfalte. Bindehautblutungen je nach Ausmaß der virusbedingten Gefäßwandschädigung. Die Sekretion ist wäßrig. Der vor dem Ohr gelegene Lymphknoten sowie die Kieferwinkellymphknoten sind regelmäßig geschwollen. Allgemeines Unwohlsein.

Im Stadium 2 findet man bei früheren Epidemien häufiger, heute jedoch nur noch selten, den Befall der Hornhaut (*Kerato*conjunctivitis epidemica): Nach 10- bis 14tägigem Bestehen und bereits beginnendem Abklingen der akuten Bindehautentzündung treten feinste, über die ganze Hornhautoberfläche verteilte subepithelial gelegene Infiltrate von Stecknadelkopfgröße (Keratitis punctata superficialis) oder in Scheibenform (K. nummularis) auf, die in schneeflockenartige Trübungen übergehen, sich langsam zurückbilden oder – seltener – als geringfügig störende Narben bleiben können.

Das zweite Auge erkrankt, wenn nach 8–10 Tagen die akuten Erscheinungen am ersten abzuklingen beginnen. Grippeähnliche Allgemeinsymptome mit subfebrilen Temperaturen. Starke Ansteckungsgefahr, familiäres Auftreten, Haus-, (Handtücher etc.) Klinikinfektion.

Nach Diagnosestellung in der Praxis nur Rezeptaushändigung, keine Behandlung aus Tropffläschchen und Salbenkruken, da Gefahr der Ansteckung für nachfolgende Patienten besteht! Keine Augendruckmessung zu Epidemiezeiten!

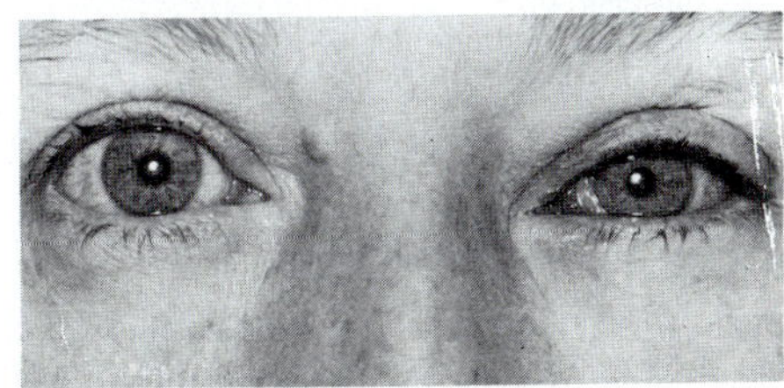

Abb. 38 Conjunctivitis epidemica. Linkes Auge: Vollbild mit Pseudoptose, Schwellung von Plika und Karunkel im inneren Lidwinkel. Rötung und Chemose der Bindehaut. Rechtes Auge: Anfangsstadium (39 J. ♀)

Einschlußkonjunktivitis der Neugeborenen (Einschlußkörperblennorrhö)

Bei Genitalerkrankung der Mutter (Chlamydia oculogenitalis) wird bei der Geburt der Erreger von der Mutter auf das Kind übertragen.

Im Gegensatz zur Gonoblennorrhö (2–4 Tage) tritt die Augenerkrankung später, 6–10 Tage nach der Geburt, auf. Im Abstrich findet man eosinophil- und basophil-gefärbte Einschlußkörperchen im Zytoplasma wie beim Trachom. Das Neugeborene weist eine Lidschwellung mit stark flockig-eitriger Sekretion der ödematösen Bindehaut auf, die leicht zur Verwechslung mit der Gonoblennorrhö führen kann.

Beim Erwachsenen verursacht der gleiche Erreger (Chlamydia oculogenitalis) die „Schwimmbadkonjunktivitis".

Einschlußkörperchen-Konjunktivitis der Erwachsenen (Schwimmbadkonjunktivitis) (Abb. 39)

Die Erkrankung wird durch verunreinigtes Wasser in Hallenbädern übertragen. Epidemieartiges Auftreten. Die gerötete und geschwollene Bindehaut des Tarsus und der Übergangsfalten zeigt eine reichlich gleichmäßige Follikelbildung. Die Schwellung der Übergangsfalte kann hahnenkammartige Ausmaße annehmen. Schwellung der regionären Lymphknoten, unterschiedlich starke schleimig-wäßrige Sekretion, gutartiger Verlauf, mit erheblichem lokalen Fremdkörpergefühl. Störung des Allgemeinbefindens.

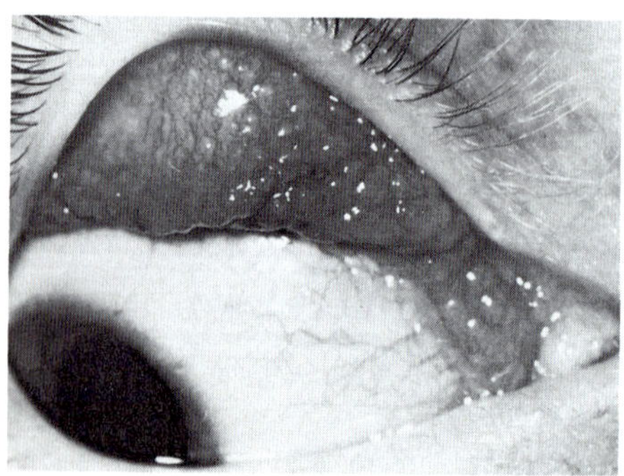

Abb. 39 Schwimmbadkonjunktivitis. Hahnenkammartige Schwellung und Rötung der Bindehaut am Übergang zur Conjunctiva fornicis, Ausbildung zahlreicher Follikel (23 J. ♂)

Conjunctivitis diphtherica

Sie wird verursacht durch den Diphtherie-Erreger (Corynebacterium-Löffler) und geht mit ödematös praller Schwellung der Lider einher.

Die Lidhaut ist bläulich-rot verfärbt, das Oberlid wegen praller Spannung der Lidhaut kaum umstülpbar. Bildung von schmutzig graugelben Membranen auf der hochroten Conjunctiva tarsi (Bindehautkrupp). Die Membranen lassen sich nur unter Blutung abziehen, da sie tief im Gewebe verankert sind. Durch starken Gewebsdruck anfänglich Blässe des Bindehautgewebes, Tendenz zur Nekrose der Bindehaut. Stets ist die Hornhaut gefährdet. Sekretion anfangs wäßrig, später bei Ausheilung der Bindehautschrumpfung serös-eitrig. Patient hat Fieber und weist oft eine Rachen- und Nasendiphtherie mit Drüsenbeteiligung auf. Sofortige Isolation und Behandlung mit Diphtherie-Antitoxin (Fermoserum) erforderlich. Meldepflicht!

Diplobakterienkonjunktivitis (Blepharoconjunctivitis angularis)

Der Erreger ist der Diplobazillus Morax-Axenfeld, ein gramnegatives plumpes Doppelstäbchen.

Die Lidwinkel sind mattrosa verfärbt und enthalten ein weißlich-zähes Sekret. Geringe konjunktivale Injektion. Nässendes Ekzem der Lidhaut, das auf die mazerierten Lidwinkel beschränkt ist. Nicht selten finden sich auch im Mundwinkel und Naseneingang die gleichen Veränderungen. Zinkpräparate wirken spezifisch.

Trachom (Conjunctivitis trachomatosa, ägyptische Körnerkrankheit)

Diese Bindehaut-Hornhaut-Entzündung ist eine weltweit verbreitete, langwierig verlaufende Chlamydieninfektion des Auges. Sie ist in unseren Breiten kaum noch anzutreffen. In Ägypten, Afrika, China, Indien und auch noch in Teilen Osteuropas ist sie jedoch häufig.

Die Übertragung geschieht durch hochinfektiöses erregerhaltiges Bindehautsekret. In den Epithelzellen der Bindehaut finden sich die Halberstädter-Prowazekschen Einschlußkörperchen, die früher für die Erreger gehalten wurden, jedoch auch bei der Einschlußblennorrhö und bei der Schwimmbadkonjunktivitis zu finden sind.

Man unterscheidet 4 Stadien:

Im *1. Stadium der Konjunktivitis* findet sich eine beiderseitige, zumeist subakute Bindehautentzündung mit bläulich-roter Verfärbung, Trübung und Auflockerung des Gewebes.

Im *2. Stadium der Follikelbildung* treten subepithelial gelegene Follikel (Trachomkörner) auf. Es handelt sich um lymphoide Zellhaufen, die glasig durchscheinen. Befall und Aufrauhung der Bindehaut der Lider, der Übergangsfalten, der Karunkel und der Plica semilunaris. Die Bindehaut des Augapfels bleibt frei. Die Hornhaut ist frühzeitig beteiligt, indem vom oberen Hornhautrand her eine graue sulzige

Trübung vorhangartig sich vorschiebt (Pannus trachomatosus), sie besteht aus Zellinfiltraten, in die neugebildete Gefäße einwuchern.

Im *3. und 4. Stadium der Heilung und Vernarbung* leitet das Platzen der Follikel die Heilung ein. Die Narbenbildung setzt ein mit Schrumpfung der austrocknenden Bindehaut der Lider, Verkürzung der Übergangsfalten, kahnförmiger Krümmung des Tarsus mit Ptosis trachomatosa, Entropium cicatriceum und Fehlstellung der Wimpern.

Die Behandlung besteht vorwiegend in der Verabreichung von Sulfonamidsalbe am Auge und Tetracyclin oder Erythromycin per os.

Hornhaut (Kornea)

Allgemeines

Die Hornhaut ist das optische Fenster des Auges. Sie ist uhrglasartig mit seichter Randfurche in die schwächer gekrümmte Lederhaut eingefügt. Das Hornhautgewebe ist von plexiglasartiger Beschaffenheit. Es vereinigt Durchsichtigkeit und Elastizität. Der 5schichtige Aufbau (Epithel, Bowman-Membran, Stroma, Descemet-Membran, Endothel) weist Zellarmut, Gefäß- und Strukturlosigkeit auf.

Bei der *Untersuchung* ist auf Größe, Wölbung, Oberflächenglanz, Durchsichtigkeit und Berührungsempfindlichkeit zu achten. Der normale Horizontaldurchmesser beträgt 11,6 mm. Die extrem seltene angeborene abnorm große Hornhaut („Megalokornea“) erreicht Werte von 13–15 mm. *Buphthalmus* (S. 73f): Fehlanlage im Kammerwinkel beim Kleinkind. Der erhöhte Augeninnendruck verursacht eine krankhafte Vergrößerung des Hornhautdurchmessers (*Buphthalmus* = Kuhauge; *Hydrophthalmus* = Wasserauge).

Die angeborene abnorm kleine *„Mikrokornea“* liegt mit ihren Werten unter 10,5 mm. Kleine Hornhäute finden wir in der Regel bei Übersichtigkeit, die im höheren Alter nicht selten zum Engwinkelglaukom disponiert.

Mit Hilfe des Reflexbildes, das vom Fensterkreuz auf die Hornhaut geworfen wird, läßt sich bei Tageslicht die Krümmung der Hornhaut ebenso wie ihr Glanz beurteilen (vgl. Abb. 144 a u. b). Zur Messung der Hornhautkrümmung und zur Feststellung eines etwa vorhandenen Astigmatismus wird das Ophthalmometer benutzt. Zu den angeborenen Wölbungsanomalien gehören der reguläre *Astigmatismus* bei klarer Hornhaut, zu den erworbenen der irreguläre Astigmatismus bei Narbentrübung und der Keratokonus.

Jede Trübung oder Verletzung der äußersten Schicht der Hornhaut, des Hornhautepithels, läßt das Reflexbild des Fensterkreuzes auf der

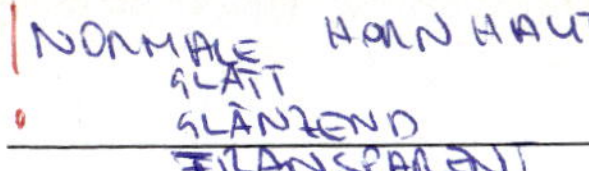

Hornhaut unscharf verwaschen erscheinen (vgl. Abb. 144 a u. b). Substanzverluste des Epithels färben sich mit 2%iger Fluoresceinkaliumlösung leuchtend grün an (Tafel III, Abb. 2). Gleiches gilt für die Epithelrinnen beim Herpes corneae (Tafel III, Abb. 3). In der Tiefe, im Parenchym gelegene Entzündungsprozesse der Hornhaut trüben ebenfalls den Glanz des Epithels. Der Glaukomanfall schließlich führt zum Epithelödem (wässerige Flüssigkeit im Epithel).

Trübungen der Hornhaut erscheinen im auffallenden seitlichen Licht (fokale Beleuchtung) zartgrau bis grauweiß, im durchfallenden Licht (Augenspiegel) schwarz vor dem Hintergrund der rot aufleuchtenden Pupille (vgl. Abb. 145).

Die Hornhaut weist eine hohe Schmerzempfindlichkeit (1. Trigeminusast) bei Berührung oder Abschürfung des Epithels auf. Die Sensibilitätsprüfung – wichtig bei Herpeserkrankung – wird mit zur Spitze ausgezogenem Wattefaden oder in den verschiedenen Quadranten mit genau abgestuften Reizhaaren nach Frey durchgeführt (vgl. Abb. 146 u. 42 a u. b).

Die Brechkraft der Hornhaut beträgt 42–44 Dioptrien. Die Hornhaut ist am Rande etwa 1 mm dick, im Zentrum nur 0,5 mm.

Exogene Hornhauterkrankungen

(Beginn im Hornhautepithel)

Bei den exogenen, d. h. durch einen äußeren Anlaß auftretenden Hornhauterkrankungen handelt es sich um einen die Hornhautoberfläche betreffenden Krankheitsprozeß. In jedem Fall liegt primär ein mit Fluorescein anfärbbarer, schmerzhafter Substanzverlust (*Erosio corneae* = durch Verletzung bedingte Epithelabschürfung) der Hornhautoberfläche vor. Unter den exogenen Hornhauterkrankungen verstehen wir weiterhin die bakteriell bedingten, die virusbedingten, die pilzbedingten und die neurogen bedingten Hornhauterkrankungen.

Bakteriell bedingte Hornhauterkrankungen

Ulcus serpens

(kriechendes Hornhautgeschwür) (Abb. 40 a u. b)

Diese Krankheit befällt fast ausschließlich Erwachsene mittleren Alters, die gelegentlich Verletzungen am Auge ausgesetzt sind und in ihrem Bindehaut- oder Tränensack Pneumokokken-, seltener Diplobakterien aufweisen. Diese Erreger dringen durch das verletzte Epithel und siedeln sich in der Hornhaut an. Das kriechende Hornhautgeschwür beginnt mit einer grauweißen bis graugelben Scheibe in der Hornhautmitte, die von einem zartgrauen Hof umgeben ist. Nach

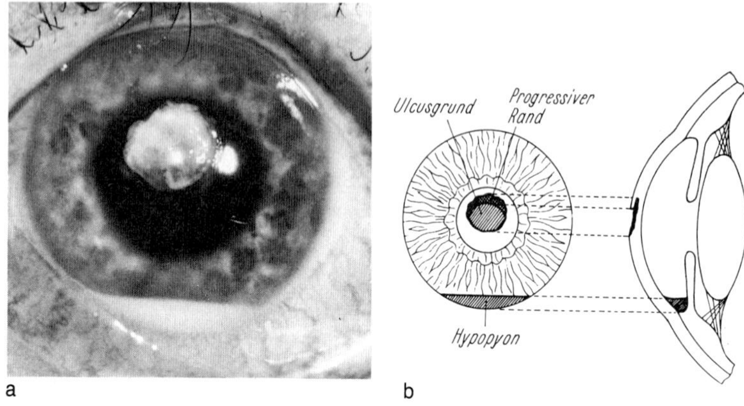

Abb. 40a und b Kriechendes Hornhautgeschwür (Ulcus serpens, Hypopyonkeratitis)
a) Fortschreitender, progressiver Rand von 9 über 12 nach 3 Uhr. 2 mm hoher Eiterspiegel (Hypopyon). Abstrich: Pneumokokken (47 J. ♂)
b) Schematische Wiedergabe

einer Seite hin ist der Rand der Scheibe leicht wallartig aufgeworfen, taschenförmig unterminiert und besonders dicht graugelb getrübt. In der Vorderkammer bildet sich Eiter (Hypopyon) aus sterilen Leukozyten, die aus den Gefäßen der mitgereizten Regenbogenhaut kommend, sich am Boden der Vorderkammer absetzen. Im Abstrich finden sich Pneumokokken, aber auch Staphylokokken und Streptokokken, seltener Diplobakterien. Die *Tränenwege* sind häufig undurchgängig, der Tränensack chronisch entzündet. Hinzu kommen heftige ziliare Injektion, starke Bindehaut- und leichte Lidschwellung. Der Patient klagt über Schmerzen, Lichtscheu, Tränen, Lidkrampf und Herabsetzung des Sehvermögens. Das Hornhautgeschwür ist sehr gefährlich, da es in die Tiefe der Hornhaut fortkriecht und sie zum Einschmelzen bringt. Nur die Sofortbehandlung verhütet den Durchbruch.

Die **Behandlung** besteht in der Verabreichung von antibiotischen Salben, Erweitern und Ruhigstellen der Regenbogenhaut mit Atropin und Kauterisation des sehr hitzeempfindlichen Erregers im Bereich des fortschreitenden Geschwürsrandes. Wiederholte Spülung des Tränensackes; wenn erforderlich, Entfernung desselben, da dieser den Schlupfwinkel der Keime darstellt.

Virusbedingte Hornhauterkrankungen

Herpes corneae (Keratitis dendritica)

(oberflächliche Form der Herpesinfektion) (Tafel III, Abb. 3)

Der Herpes corneae oder die Keratitis dendritica ist gekennzeichnet durch zweigartiges Aufschießen kleiner Herpesbläschen im Epithel der Hornhaut. Zwischen benachbarten Bläschen treten feine subepitheliale Risse auf, die Bläschen platzen und nach Anfärben mit Fluorescein lassen sich astförmig verzweigte Gänge im Epithel gut sichtbar machen. Typisch ist die herabgesetzte Berührungsempfindlichkeit der Hornhaut (!!!). Die Erkrankung verläuft beim Zweitbefall sehr langwierig. In rund 20% treten Rezidive auf. Es besteht eine latente Disposition. 85% der Erwachsenen sind Virusträger.

Die **Behandlung** erfolgt durch Bestreichen der Bläschen und Herpesgänge mit dem Kauter- oder Kältestab sowie durch Virostatika – Trifluorthymidin (TFT) oder Zovirax – (kein Kortison!!).

Keratitis disciformis

(tiefe Form der Herpesinfektion) (Abb. 41)

Wenn die *Herpesviren* in die Tiefe dringen, bildet sich eine scheibenförmige grauweiße Hornhautentzündung in der Grundsubstanz der berührungsunempfindlichen Hornhaut. Die Hornhaut ist im Entzündungsbereich durch Quellung und Infiltration verdickt. Das Hornhautepithel darüber ist hauchig getrübt, jedoch ohne Substanzverlust. Gegen die *Virusantigene* richtet sich die körpereigene Immunabwehr. „Immunpräzipitate“ entstehen auf der Hornhautrückfläche.

Behandlung: Bei *intaktem Epithel (!)* und unter laufender augenärztlicher Kontrolle werden neben Virostatika kortisonhaltige Tropfen und Salben gegeben. Allgemein werden Vitamin B und Neurotrat verordnet.

Zoster ophthalmicus (Gesichtsrose)

(oberflächliche Hautform einer Virusinfektion) (Abb. 42 a u. b)

Es handelt sich um eine streng halbseitige Erkrankung des Ganglion Gasseri, im Versorgungsgebiet des 1. Trigeminusastes, die einhergeht mit Bläschenbildung auf Kopfhaut, Stirn, Oberlid und Nasenwurzel. Bei Unterlidbeteiligung auch Befall des 2. Astes. Der Erreger ist vermutlich mit dem Varizellenvirus identisch. Die Bläschen brechen auf. Die berührungsunempfindliche Bindehaut und Hornhaut kann beteiligt sein in Form einer oberflächlichen Hornhautentzündung, aber auch eine tiefe scheibenförmige Entzündung ist möglich.

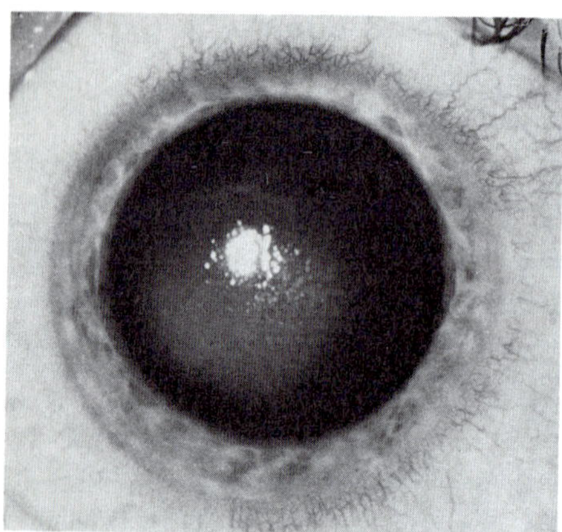

Abb. 41 Keratitis disciformis. Zentrale, durch Parenchymquellung prominente, scheibenförmige Trübung. Hornhautrückfläche: Falten der Membrana Descemeti mit feinen Beschlägen „Immunpräzipitate" (26 J. ♂)

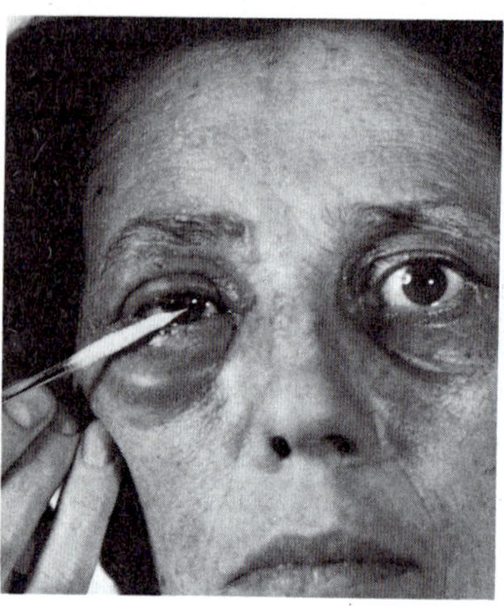

a

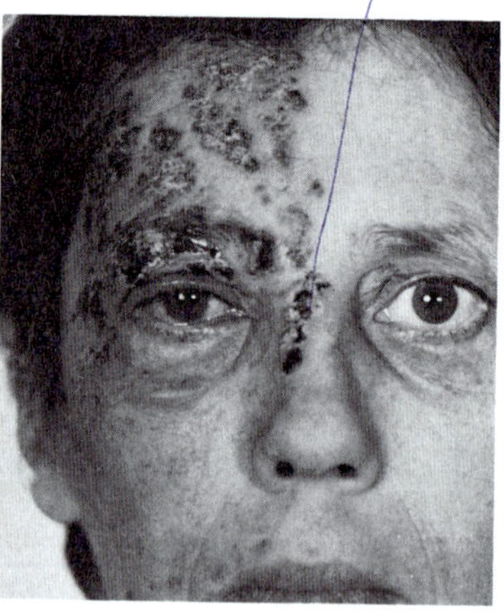

b

Abb. 42a und b Zoster ophthalmicus (Eruptionsstadium der Gesichtsrose)
a) Halbseitiger Befall im Bereich des 1. Trigeminusastes. Glänzende, mit klarer Flüssigkeit gefüllte Bläschen im Stirnbereich (in der Schwarzweißwiedergabe nur angedeutet erkennbar). Ödem der Lider, Pseudoptose. Hornhautsensibilität aufgehoben.
b) Durch Platzen der Bläschen mit nachfolgender Sekundärinfektion entstandene Ulzerationen an Stirn, Schläfe, Oberlid und Nasenwurzel (Narbenstadium) (52 J. ♀)

Die **Behandlung** besteht im prophylaktischen Einträufeln von Chibro-B_{12}-Augentropfen, abends Vitamin-A-Augensalbe. Zusätzlich Vitamin-B-Präparate in hohen Dosen. Bei starken Schmerzen Antineuralgika. Bei Hornhautbefall Virostatika.

Neurogene Hornhauterkrankungen

Keratitis neuroparalytica (Hornhautentzündung nach Verlust der Berührungsempfindlichkeit)

Dieses Krankheitsbild entsteht durch Fortfall der Hornhautsensibilität bei Lähmung des 1. Trigeminusastes durch operative Ausschaltung des Ganglion semilunare (Gasseri) bei Neuralgie, durch Trauma oder Tumoren. Es handelt sich um einen im Lidspaltenbereich gelegenen scheibenförmigen Epitheldefekt. Bei völliger Schmerzfreiheit kann sich ein Ulcus neuroparalyticum entwickeln. Oberflächliche und tiefe Gefäße sprossen ein. Die bei aufgehobener Berührungsempfindlichkeit nicht selten gleichzeitig verminderte Tränensekretion unterstützt die trophisch bedingte Austrocknung der Hornhautmitte.

Die **Behandlung** besteht im wesentlichen im Schutz der Hornhaut gegen Austrocknung, operative Verengung der Lidspalte, Verödung des unteren Tränenpünktchens, Schutzbrille, evtl. Salben oder Uhrglasverband.

Keratitis e lagophthalmo

Hornhautentzündung bei fehlendem Lidschluß. Durch Ausfall der Fazialisinnervation des M. orbicularis, durch Narbenektropium, vorstehendem Augapfel oder Koma trocknet die Hornhaut aus. Beim fehlenden Lidschluß, auch im Schlafe (Narkose!), bleibt die untere Hornhauthälfte ungeschützt. Bei erhaltener Hornhaut-Berührungsempfindlichkeit entwickelt sich ein halbmondförmiger Epitheldefekt am unteren Hornhautrand. Kommt eine Infektion hinzu, so kann es zur Geschwürsbildung und Einsprossung von Gefäßen kommen.

Die **Behandlung** besteht im wesentlichen im Schutz gegen Austrocknung der Hornhaut: Uhrglasverband und Einstreichen von Salbe, operative Verengung der Lidspalte (Tarsorrhaphie).

Endogene Hornhauterkrankungen

(Beginn im Hornhautgrundgewebe)

Bei endogener Entstehung von Hornhauterkrankungen handelt es sich in der Regel um einen intrakorneal entstehenden allergischen Vorgang, der in Form des Infiltrates auch manchmal bis an die unverletzte Hornhautoberfläche heranreichen kann. Den endogen entstehenden Hornhauterkrankungen ist überdies gemeinsam, daß die zugrundeliegende Krankheitsursache in der Regel auch begleitende Allgemeinveränderungen, insbesondere an Haut und Schleimhäuten hervorruft. Zu den endogenen Hornhauterkrankungen, die im Parenchym beginnen, gehören die *lues*bedingten, die *tuberkulotoxisch* bedingten sowie ätiologisch unterschiedliche *allergische* Hornhauterkrankungen.

Hornhauterkrankung (Keratitis, parenchymatosa) bei angeborener Lues

Auftreten im Schulalter, Wassermannsche Reaktion bei Mutter und Kind positiv. Es handelt sich um eine syphilitische Erkrankung, die allergisch, d. h. als immunpathologischer Prozeß verläuft. Durch intrauterine Ansiedlung von Spirochäten in der Hornhaut des Kindes kommt es zur Antigenbildung und dadurch zur Sensibilisierung der Hornhaut. Während der Wachstums- oder sonstigen Belastungsperioden, z. B. Dentition, Pubertät, erfolgt eine vermehrte Neubildung von Antikörpern im Blut. Mitunter wirkt auch eine Fremdkörperverletzung der Hornhaut auslösend.

Augenbefund: Ziliare Injektion, milchig-graue Parenchymtrübung, die breitbasig am Rande beginnt und sich zungenförmig gegen die Hornhautmitte hin vorschiebt. Das Hornhautepithel sieht aus wie mit Fett bestrichen (Tafel IV, Abb. 1). Tiefe besenreiserartige Vaskularisation folgt nach, bis die Hornhaut in ganzer Ausdehnung befallen ist. Allseitige tiefe und hinzutretende oberflächliche Vaskularisation. Später erfolgt Aufhellung vom Rande her. Nach Tagen bis Monaten erkrankt das zweite Auge.

Allgemeinbefund: *Hutchinsonsche Trias:*

Auge: parenchymatöse Keratitis; *Ohr:* labyrinthäre Innenohrschwerhörigkeit; *Zahn:* Tonnenform der Schneidezähne mit konkaven Kauflächen (Schmelzdefekt in Form halbmondförmiger Auskerbungen an den auseinanderstehenden mittleren oberen Schneidezähnen).

Knochenskelett: Sattelnase, zurückliegender Oberkiefer, Verdickung der Tibiakante.

Haut: Rhagaden an den Mundwinkeln (Parrotsche Furchen), blasses Hautkolorit. *Gelenke:* Schwellung der Kniegelenke, indolente Lymphknoten der Ellenbeuge.

Blut: positive Wassermannsche Reaktion. Wenn erforderlich Nelson-Test.

Behandlung: Wirksamste Prophylaxe ist die antiluische Behandlung der Mutter während der ersten Schwangerschaftsmonate. Bei Hornhautbefall des Kindes intensive lokale Kortisontherapie.

Hornhaut-Bindehaut-Entzündung bei Skrofulose

(Keratoconjunctivitis scrofulosa, eccematosa, phlyktaenulosa) (Abb. 43)

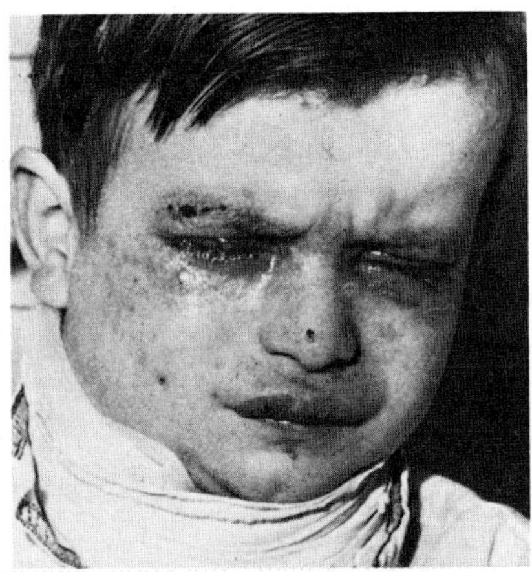

Abb. 43 Facies scrofulosa (Sus scrofa = das Hausschwein). Ekzem von Lidern und Gesichtshaut. Lichtscheu, Lidkrampf, Tränenträufeln, rüsselförmige Auftreibung der Oberlippe, Schwellung der Nase. Rechtsseitiges Halsdrüsenpaket (4 J. ♂)

Es handelt sich um eine Überempfindlichkeitsreaktion nach latenter, unterschwelliger Infektion mit „Mycobacterium tuberculosis". Befallen werden schlecht ernährte, mangelhaft gepflegte Kinder („Pauperismus") im Vorschulalter bis zur Pubertät. Frühjahrsgipfel.

Klinisches Bild: Lichtscheu, Tränen, Lidkrampf, rüsselförmige Auftreibung und Verdickung von Haut und Schleimhaut der Nase und Lippen, Ekzem der Kopf- und Gesichtshaut, Rhinitis, Rhagaden der Mund- und Nasenschleimhaut, adenoide Wucherungen im Nasen- und Rachenraum, exsudative Diathese, heftige Reaktion auf Tuberkulin-Hauttest oder Bindehauttest, nicht selten Kopfläuse.

Augenbefund: Wie Bläschen aussehende Knötchen in der Bindehaut mit gelblicher Kuppe und oberflächlichen Gefäßen. Die Hornhaut ist beteiligt in Form von Randinfiltraten (Sandkornphlyktaenen); selten wandern dieselben vom Hornhautrand zur Mitte hin und ziehen ein Gefäß bandförmig hinter sich her (Wanderphlyktaene).

Schubweiser Verlauf.

Die **Behandlung** besteht in der Verabreichung von kortisonhaltigen Augentropfen, klinischer Pflege, vitaminreicher Kost und Freiluftbehandlung.

Hornhaut-Bindehaut-Entzündung bei Rosazea (Abb. 44)

Bei der Acne rosacea (chronische Dermatose) des Gesichtes findet sich gelegentlich eine Mitbeteiligung des Auges. Bevorzugt sind Frauen im Klimakterium befallen. Die Beteiligung des Auges kann auftreten in Form einer chronischen Blepharokonjunktivitis, einer

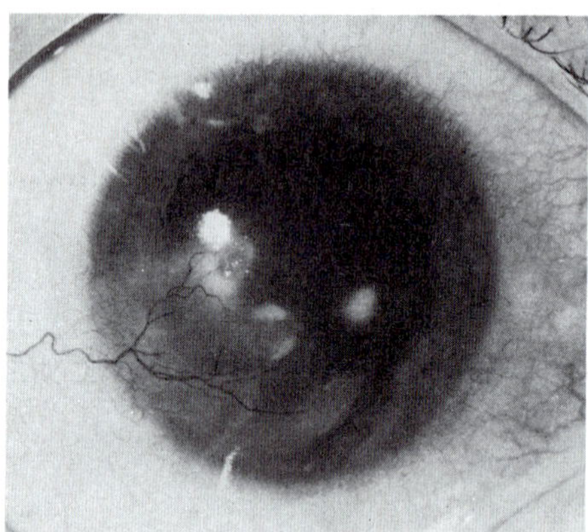

Abb. 44 Rosazea-Keratitis, rechtes Auge (Rezidiv). Flächenhafte Narbentrübung mit inselförmigen Maculae (alte Infiltrate). Bei 9 Uhr neben dem Zentrum frischer gefäßführender Infiltratknoten. Oberflächliche Gefäßeinsprossung (Vaskularisation) durch erweitertes Bindehautgefäß (48 J. ♀)

Episkleritis (Tafel II, Abb. 2) oder einer rezidivierenden Keratitis mit Infiltraten, Geschwüren und von der Bindehaut kommender oberflächlicher Vaskularisation. Rezidive sind häufig, der Verlauf langwierig.

Behandlung: Dermatologische Behandlung. Lokal Kortison, bei Begleitiritis Mydriatika.

Keratitis superficialis punctata

(oberflächliche punktförmige Hornhautentzündung)

Zumeist hervorgerufen durch UV-Schädigung der Hornhaut (Ophthalmia electrica): Höhensonne oder Schweißen, Hochgebirge ohne Schutzbrille. Latenzzeit 5–7 Stunden. Lichtscheu, Tränen, Lidkrampf, Fremdkörpergefühl. Nach Anfärben mit Fluorescein zahlreiche feinste Epitheldefekte sichtbar. Extrem heftige doppelseitige Schmerzen! Die Patienten müssen geführt werden.

Behandlung: Doppelseitiger Salbenverband, schmerzstillende Mittel. Abheilung ohne bleibende Sehstörungen.

Andere Ursachen: Gase, Fehlstellung von Wimpern (Trichiasis). Blepharitis, „trockenes Auge“, abortiver Herpes corneae u. a.

Keratitis sicca (filiformis)

(trockene, fädchenbildende Hornhautentzündung)

Bei verminderter Tränenbildung kommt es zur Trockenheit im Bindehautsack (Schirmer-Probe!) (S. 134). Keine Vermehrung der Tränensekretion durch exogene (Kälte, Wind usw.), kaum durch psychische (Weinen) Reize. Fadenziehendes Sekret im Bindehautsack. Fädchenbildung auf der Hornhaut in Form feinster zusammengerollter Epithelabschürfungen. Anfärbbarkeit des fadenziehenden Bindehautsekretes sowie der Hornhautepithelfetzen durch Rose bengale.

Wenn eine generalisierte sekretorische Störung der Drüsen und Schleimhäute vorliegt und neben der Keratokonjunktivitis eine Rhinitis, Pharyngitis sicca, Xerostomie, Parotis, Achylia gastrica, Vulvovaginitis sicca und chronische Polyarthritis der Finger- und Zehengelenke sowie Dysproteinämie und erhöhte Blutsenkung vorliegt, spricht man vom Vollbild des **Sjögren-Syndroms,** das besonders bei Frauen im und nach dem Klimakterium vorkommt (Abb. 45 u. 46).

Behandlung: Physiologische Kochsalzlösung, künstliche Tränenflüssigkeit. Abends Actovegin-Augensalbe. Im Endzustand: Verödung der Tränenpünktchen.

Allgemein: Internistische Behandlung.

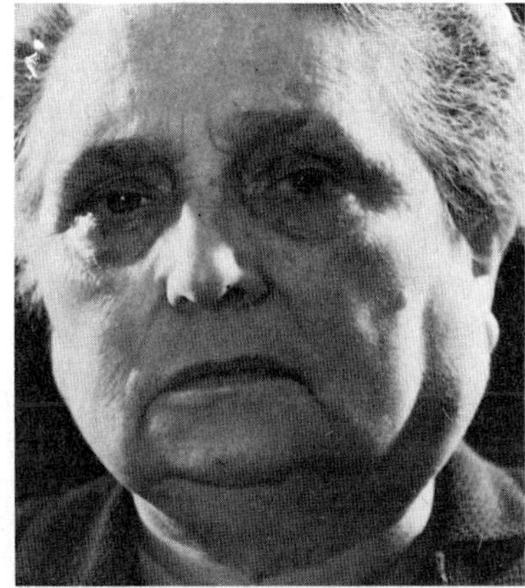

Abb. 45 Sjögren-Syndrom. Trokkene Hornhautentzündung (Keratitis sicca). (Augenbefund s. Abb. 46.) Chronische Speicheldrüsenentzündung. Die seitlichen Halspartien sind hamstertaschenartig vorgewölbt und aufgetrieben. Derbe Infiltration (62 J. ♀)

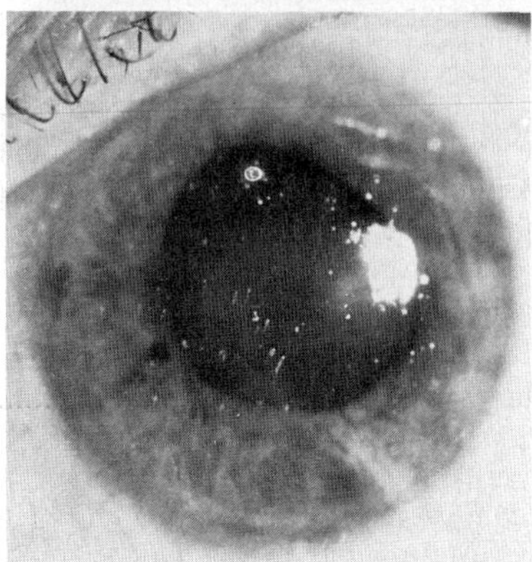

Abb. 46 Keratitis filiformis beim Sjögren-Syndrom. Senkrecht stehende, kommaartig eingerollte Epithelfetzen, durch ständigen Lidschlag abgerissen (62 J. ♀)

Degenerative Hornhautleiden

Arcus senilis corneae (Greisenbogen) (Abb. 47)

Schmaler grauweißer Ring, der vom Hornhautrand (Limbus corneae) durch eine klare Randzone getrennt ist. Diese Veränderung kommt vorwiegend bei älteren, selten bei jüngeren Patienten mit gestörtem Fettstoffwechsel vor. Die Hornhautsensibilität ist im Trübungsbezirk herabgesetzt. Neigung zu Randgeschwüren.

Diese degenerative Veränderung erfordert keine Behandlung.

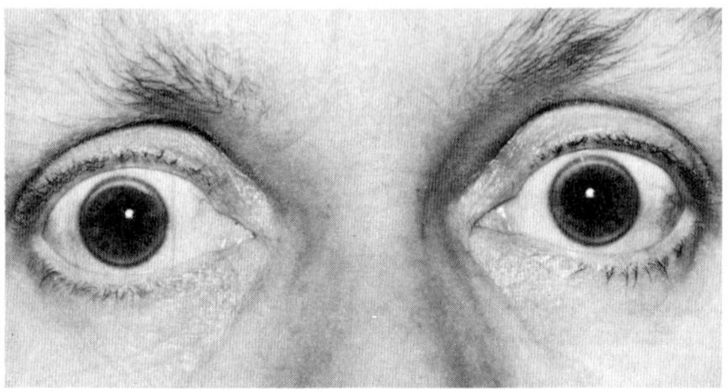

Abb. 47 Greisenbogen (Arcus senilis). Ringförmige Trübung der Hornhaut, vom Limbus durch eine schmale klare Zone getrennt (66 J. ♂)

Wölbungsanomalien

Keratokonus (Abb. 48 a u. b)

Kegelförmige Vorwölbung der Hornhautmitte bei gleichzeitiger Verdünnung der Hornhaut im Bereich der Kegelspitze. Die Erkrankung tritt nach der Pubertät auf und bevorzugt das 2. und 3. Lebensjahrzehnt. Durch spontane Einrisse der Hornhautrückfläche (Descemetsche Membran) und Eindringen von Kammerwasser in das Hornhautstroma kann innerhalb von Stunden plötzlich ein „akuter Keratokonus" auftreten. 85% beidseitig. Schwächere Ausbildung am anderen Auge.

Behandlung: Korrektur des irregulären Astigmatismus mittels Kontaktlinse, die neben der sehverbessernden Wirkung gleichzeitig als Verband wirkt und die Kegelspitze zurückdrängt. Im fortgeschrittenen Stadium verhindert nur eine Hornhautübertragung (Keratoplastik) die Perforation und bessert das Sehvermögen.

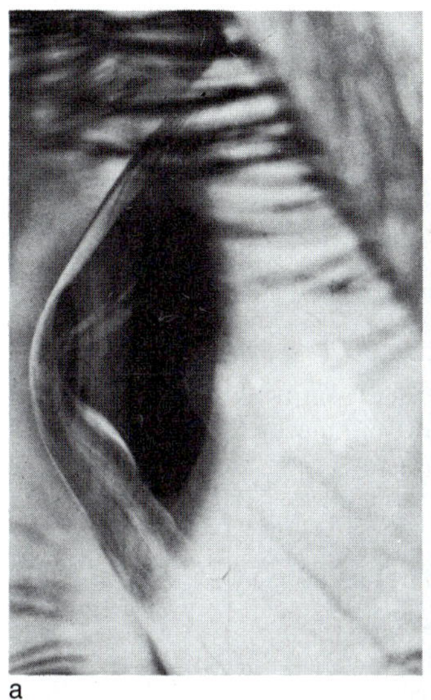

a

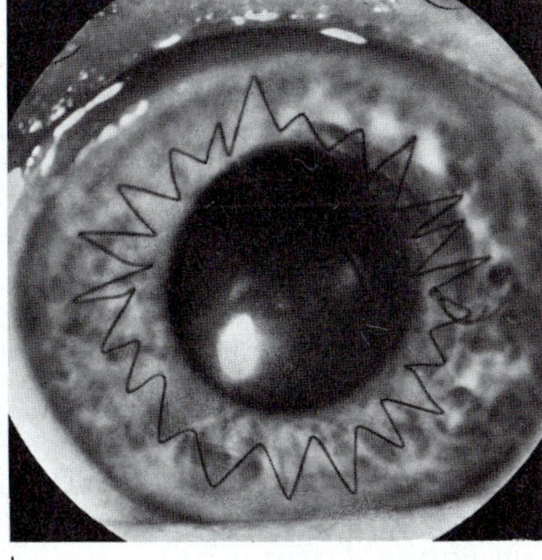

b

Abb. 48a und b Keratokonus
a) Kegelförmige Wölbung mit Verdünnung des Hornhautzentrums. Irregulärer Astigmatismus
b) Zustand nach Keratoplastik mit noch liegenden Fäden

Keratoglobus

Kugelförmige Vorwölbung der *gesamten* klaren Hornhaut und nicht nur der Hornhautmitte, wie beim Keratokonus. Selten.

Regenbogenhaut (Iris)

(Abb. 1 u. 2; Uvea S. 2)

Der vorderste Teil der Gefäßhaut ist die Regenbogenhaut (Iris). Sie dient als Blende des Auges und bildet in ihrer Mitte das Sehloch, die Pupille. Die Regenbogenhaut bestimmt, wie bereits erwähnt, die Farbe des Auges. Regenbogenhaut, Strahlenkörper und Aderhaut bilden zusammen die Uvea, die auch wegen ihres Gefäßreichtums als Gefäßhaut (Tunica vasculosa) bezeichnet wird. Im Strahlenkörper (Corpus ciliare) befindet sich die Akkommodationsmuskulatur und die Bildungsstätte des Kammerwassers (Ziliardrüse). Die Aderhaut dient der Ernährung der Stäbchen- und Zapfenschicht der Netzhaut. Die selten isoliert auftretende Entzündung des Ziliarkörpers wird als

„Zyklitis“, jene der Aderhaut (S. 76) als *„Choriodiltis“* (hintere Uveitis) bezeichnet.

Erkrankungen der Regenbogenhaut

Einteilung der Iritis, Iridozyklitis

Vorbemerkung. Die Uvea stellt mit ihren 3 Abschnitten entwicklungsgeschichtlich und anatomisch eine Einheit dar. Nach klinischer Erfahrung ist jedoch eine Teilung in vordere Uvea (Iris und Ziliarkörper) und hintere Uvea (Chorioidea = Aderhaut) sinnvoll. Der Grund liegt trotz vorhandener Anastomosen in der unterschiedlichen Gefäßversorgung: Die 4 vorderen Ziliararterien versorgen mit den 2 hinteren langen den vorderen, die 20 hinteren kurzen den hinteren Abschnitt (vgl. Abb. 4, S. 4).

Einteilung. Die heute übliche Klassifikation unterscheidet:

- Vordere Uveitis (Iritis, Iridozyklitis, Zyklitis),
- intermediäre Uveitis (früher „Pars planitis“),
- hintere Uveitis (Chorioiditis, Chorioretinitis, Retinochorioiditis, Neurouveitis),
- Panuveitis.

Iritis, Iridozyklitis (vordere Uveitis)

Verlauf in Form der Iritis, d. h. Entzündung der Regenbogenhaut allein, oder in Form der Iridozyklitis unter Mitbeteiligung des Strahlenkörpers mit Exsudation in den Glaskörper.

Ursache: Die Entzündungen der Regenbogenhaut sind in der Regel *allergischer* Natur. Selten sind *direkte* (primäre) **exogene** Entzündungen (z. B. nach durchbohrender Augenverletzung, Operationsfäden, Raupenhaare) oder **endogene** eitrige Entzündungen über den *Blutweg, indirekt* (sekundär), fortgeleitet von einem Primärleiden (z. B. Furunkulose, Osteomyelitis, Wochenbettfieber). Häufiger *allergisch* nach Infektionskrankheiten durch Antigene von Viren, Rickettsien, Spirochäten, Protozoen, Bakterien, Pilze und Stoffwechselstörungen (Gicht, Diabetes mellitus). Seltene Ursachen sind Tuberkulose, Lues, Fokalinfektion, entzündlicher Rheumatismus. Für den Verlauf spielen unspezifische Reaktionen des erregergeschwächten *Immunsystems,* das lokal nicht mehr erregerspezifisch, sondern nur noch *allergisch* reagiert sowie immungenetische Faktoren (HLA-System = human leucocyte antigen system) eine Rolle.

Klinisches Bild der Iritis (Tafel IV, Abb. 2; Tafel V, Abb. 1 u. 2)

1. Geringe Schwellung des Oberlides, wodurch der Lidspalt der betroffenen Seite kleiner wird (Pseudoptose);
2. Rötung des Auges (gemischte Injektion, Tafel I);
3. Ausschwitzung von Entzündungszellen der Regenbogenhaut in die Vorderkammer, die sich bei chronischem Verlauf an der Hornhautrückfläche als Präzipitate niederschlagen (Abb. 49);
4. Verengung der Pupille (Reizmiosis) durch Anschwellung der sich schmutzig graugrün verfärbenden Regenbogenhaut;
5. Stellenweise Verklebung des Pupillarsaumes mit der Linsenkapsel (hintere Synechien).

Bei Iridozyklitis treten hinzu: Glaskörpertrübungen, d. h.

6. „Ausschwitzungen" von Entzündungszellen (Lymphozyten) des Strahlenkörpers in den Glaskörperraum;
7. begleitende Mitentzündung des Sehnerven (15%).

Regenbogenhaut und Strahlenkörper haben sensible Nerven, daher ist ihre Erkrankung häufig schmerzhaft. Daneben klagt der Patient über Lichtscheu und – wegen der Trübung des Kammerwassers – über Sehverschlechterung. Durch Verklebung der Regenbogenhautrückfläche (Pigmentblatt) mit der Linsenvorderfläche (hintere Synechien) kann es zu Entrundung und stellenweiser Aufhebung der Pupillenreaktionen kommen. Im späteren Stadium kann dadurch der Übertritt des Kammerwassers aus der hinteren in die vordere Augenkammer behindert sein, wodurch sekundäre Drucksteigerung im Augapfel auftritt. Ferner kann eine chronische Iridozyklitis zu Linsentrübungen führen.

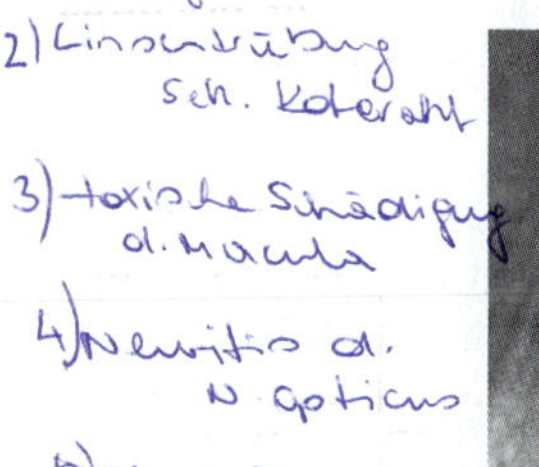

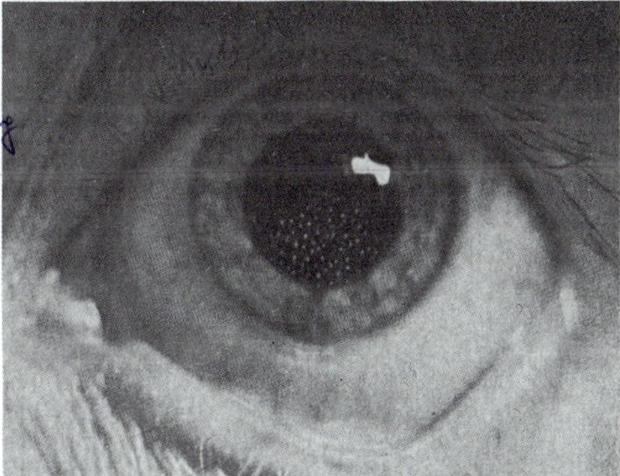

Abb. 49 Präzipitate auf der Hornhautrückfläche (Membrana Descemeti). In Dreiecksform angeordnete, der Größe nach unten zunehmende, speckige Beschläge, die sich auf der HH-Rückfläche niederschlagen

Tabelle 5 Differentialdiagnose: akute Iritis – akutes Glaukom – akute Konjunktivitis

	Akute Iritis	Akutes Glaukom	Akute Konjunktivitis
Beginn	langsam (Tage!)	schlagartig (Stunden!)	langsam (Tage!)
Injektion	gemischt („Entzündungshyperämie“)	kongestiv („Stauungshyperämie“)	konjunktivale Hyperämie
Hornhaut	Epithel glatt, spiegelnd, Parenchym durchsichtig klar, Sensibilität intakt	Epithel matt, gestippt (Epithelödem!). Stromaquellung, Sensibilität herabgesetzt	Epithel, Stroma, Sensibilität regelrecht
Vorderkammer	normal tief (weiter Kammerwinkel)	abgeflacht (enger Kammerwinkel)	normal tief (weiter Kammerwinkel)
Pupille	verengt („Reizmiosis“), träge Reaktion	erweitert („Druckmydriasis“), reaktionslos	Weite und Reaktion regelrecht
Visus	Sehverschlechterung	praktische Erblindung	regelrecht
Tension	palpatorisch unauffällig	palpatorisch steinhart	palpatorisch regelrecht
Schmerz	erträglich, lokalisiert, nimmt zu beim Lesen	unerträglich, ausstrahlend (in Schläfe, Hinterhaupt, Zähne)	lokalisiertes Fremdkörpergefühl durch Schwellung
Befinden	kaum gestört	bis zum Erbrechen gestört	regelrecht

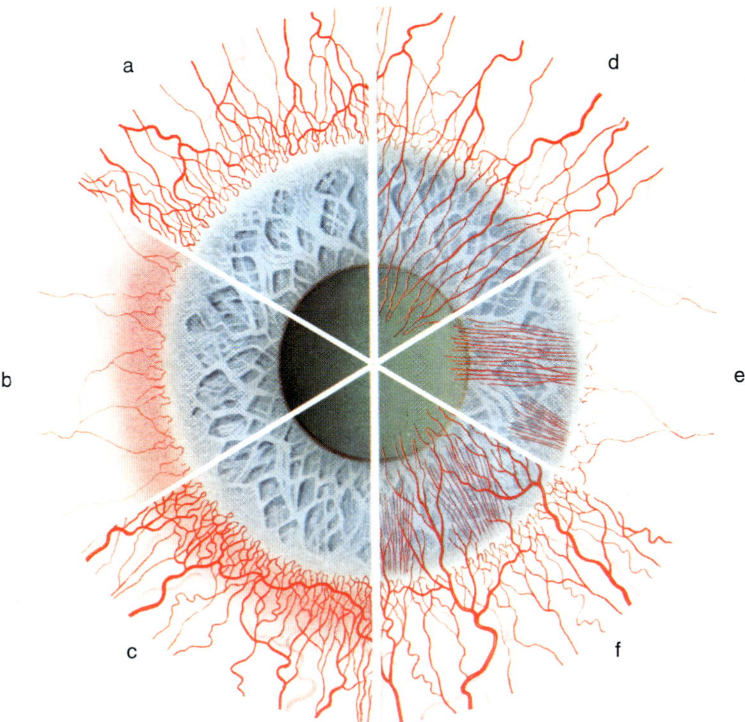

Abb. 1 a–f Verhalten der Bindehautgefäße bei den verschiedenen Erkrankungen des Augapfels (Konjunktivitis, Keratitis, Iritis).

- a *Konjunktivale Injektion.* Ziegelrote, mit der Bindehaut verschiebliche Gefäße. Das einzelne Gefäß ist mit seinen Verzweigungen deutlich erkennbar (Konjunktivitis)
- b *Ziliare Injektion.* Bläulichrote diffuse Verfärbung, entsprechend der Lage des *Randschlingennetzes,* am deutlichsten am Hornhautrande. Bindehautgefäße über der bläulichroten Verfärbung der Hornhaut frei verschieblich (Iritis, Iridozyklitis)
- c *Gemischte, konjunktivale und ziliare Injektion.* Sichtbare Bindehautgefäße. Darunter bläulichrote Verfärbung der Lederhaut am Hornhautrand (Iritis, Iridozyklitis)
- d *Oberflächliche Hornhautvaskularisation (Pannus).* Oberflächliche hellrote, in Windungen verlaufende Gefäße, die sich baumförmig aufsplittern und Anastomosen bilden. Da sie aus den Bindehautgefäßen entspringen, ziehen sie ohne Unterbrechung zur Hornhautoberfläche hinüber (Trachom, Keratitis scrofulosa)
- e *Tiefe Hornhautvaskularisation.* Dunkelrote, besenreiserförmig im Hornhautgrundgewebe angeordnete Gefäße, die sich stets dichotomisch, d. h. zu gleichen Teilen, verzweigen. Sie entstammen aus dem Randschlingennetz und stehen in keiner Verbindung zu den Bindehautgefäßen (Keratitis parenchymatosa, 2. Stadium)
- f *Gemischte, oberflächliche und tiefe Vaskularisation.* Aus den Bindehautgefäßen (oberflächlich!) und aus dem Randschlingennetz (tief!) sprossen Gefäße in die Hornhaut ein (Keratitis parenchymatosa, 3. Stadium).

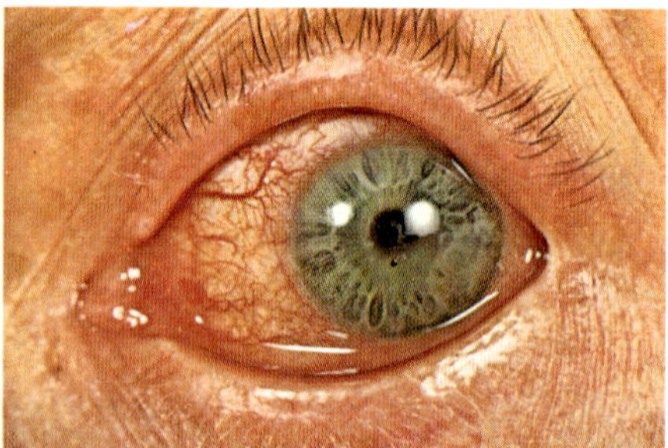

Abb. 1 Gemischte Injektion: Seit 4 Tagen parazentral, am unteren Pupillenrand gelegener Hornhautfremdkörper. Reizmiosis und Abwehrtrias (Tränensee, Lichtscheu, Blepharospasmus) (63 J, r. ♂)

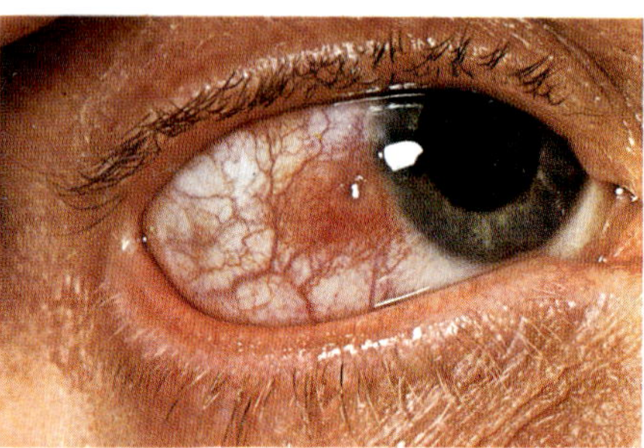

Abb. 2 Episkleritis am temporalen Hornhautrand: umschriebene diffuse Rötung und sulzige Schwellung des subkonjunktivalen Gewebes mit starker Infektion der oberflächlichen konjunktivalen und tiefen episkleralen Gefäße. In der Mitte deutliche Vorwölbung (48 J. ♂)

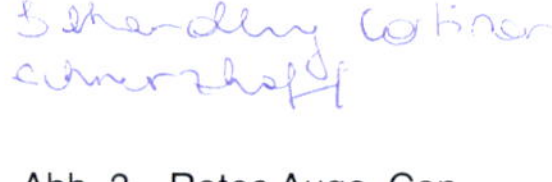

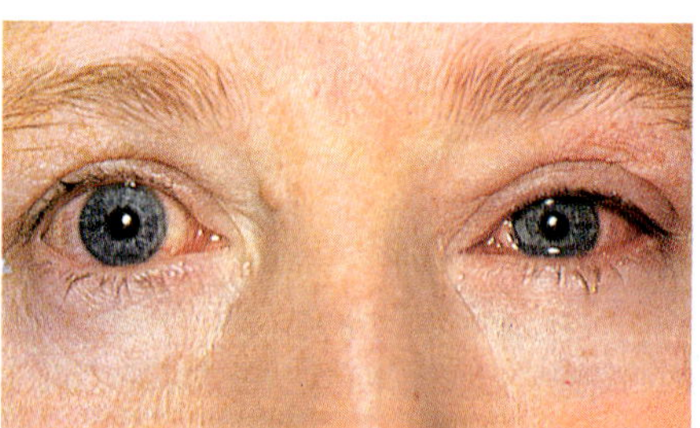

Abb. 3 Rotes Auge, Conjunctivitis epidemica, linkes Auge: Vollbild mit Pseudoptose, Schwellung von Plika und Karunkel, Rötung und Chemose der Bindehaut. Rechtes Auge: Initialstadium (39 J. ♀)

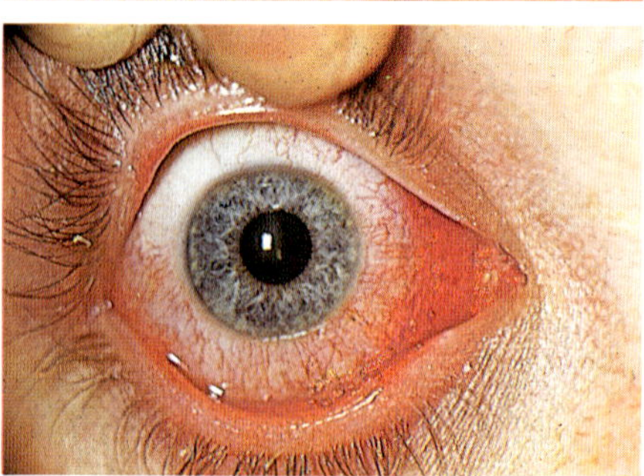

Abb. 4 Rotes Auge – Augenausschnitt rechts – gleiche Patientin wie Abb. 3: Schwellung von Plika und Karunkel sowie der Bindehaut im Bereich der unteren Übergangsfalte (Conj. fornicis) (39 J. ♀)

Abb. 1 Akute Bindehautentzündung (Konjunktivitis) (rechtes Auge). Hyperämie und Schwellung aller 3 Abschnitte der Bindehaut (7 J. ♀)

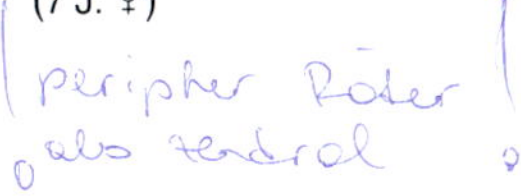

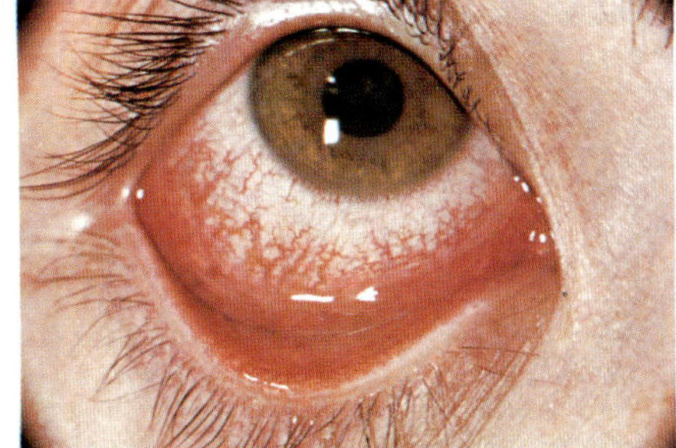

Abb. 2 Erosio corneae. Flächenhafte Epithelabschürfung im oberen Hornhautbereich. Grünfärbung durch Fluorescein. Angrenzende perikorneale bzw. ziliare Injektion (49 J. ♂)

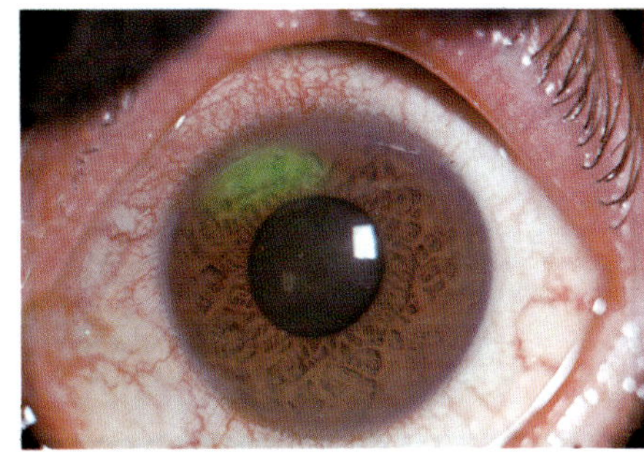

Abb. 3 Herpes corneae (Keratitis dendritica). Astförmig verzweigte Herpesrinne im Hornhautepithel. Grünfärbung durch Fluorescein (42 J. ♂)

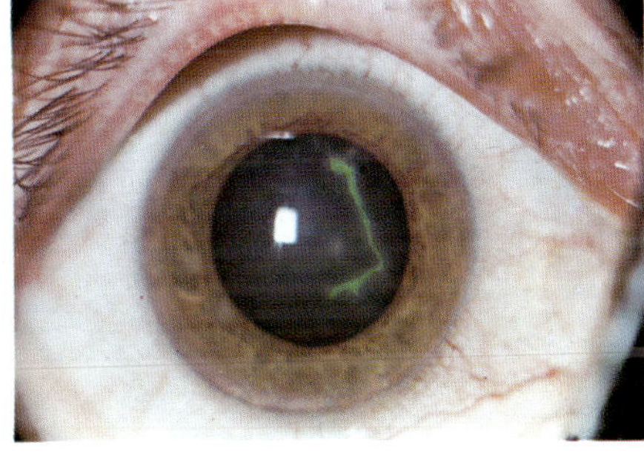

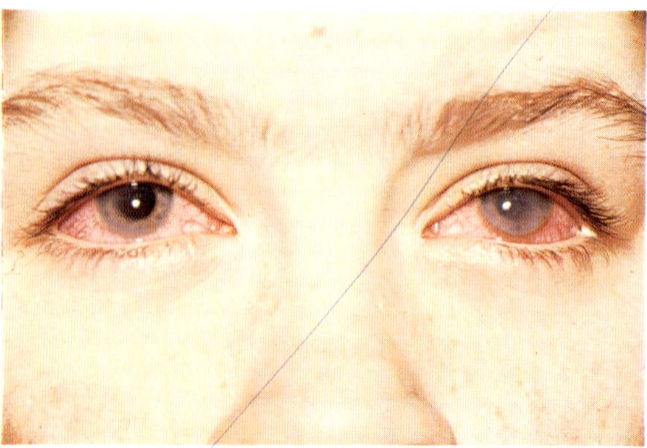

Abb. 1 Keratitis parenchymatosa. Rechtes Auge: zungenförmige Eintrübung der Hornhaut von schläfenwärts. Mäßige gemischte Injektion (1. Stadium). Linkes Auge: Matte Trübung der ganzen Hornhaut, „wie mit Fett bestrichen". Besenreiserartige, tiefe Gefäßeinsprossung. Gemischte Injektion (2. Stadium). Angeborene Lues bis dahin unbekannt. Wa-R bei Mutter und Kind positiv. Sattelnase, blasses Hautkolorit, Mundwinkelrhagaden, Tonnenzähne (11 J. ♀)

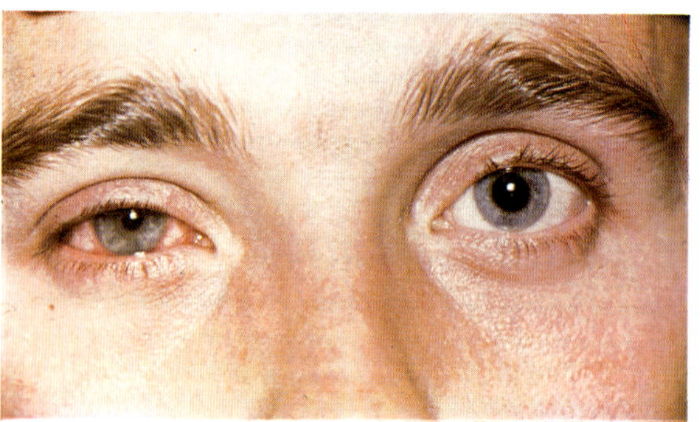

Abb. 2 Akute Regenbogenhautentzündung (Iritis). Rechtes Auge: entzündliche Pseudoptose, gemischte Injektion, Reizmiose, d. h. durch den Entzündungsreiz verengte Pupille, verwaschene Irisfarbe. Linkes Auge: blaß, reizfrei. Lidspalt und Pupille normal weit. Prompte Pupillenreaktion (21 J. ♂)

typische Iritis

Sämtliche Farbabbildungen der Tafeln I–VIII aus F. Hollwich: „Augenheilkunde", 11. Aufl. Thieme, Stuttgart 1988.

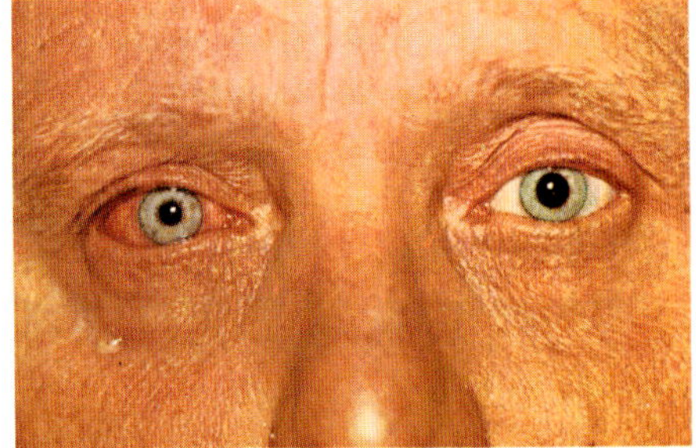

Abb. 1 Rotes Auge, akute Iritis, rechtes Auge: entzündliche Pseudoptose (enger Lidspalt), gemischte Injektion. Reizmiosis, verwaschene Irisfarbe. Augapfel palpatorisch (vgl. Abb. 147) eindrückbar (wie links). Linkes Auge: blaß reizfreie Lidspalte und Pupille normal weit (50 J. ♀)

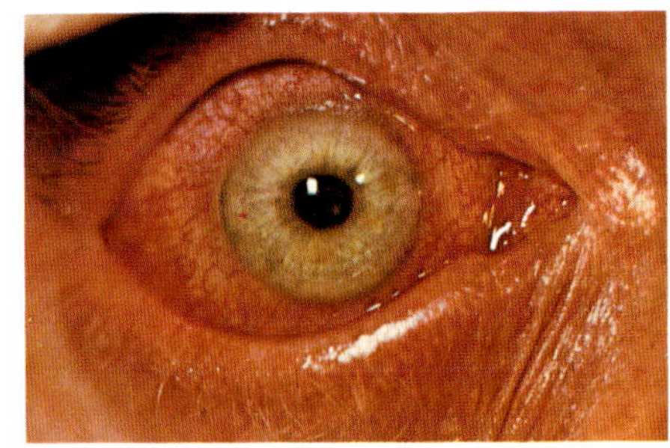

Abb. 2 Rotes Auge: Augenausschnitt – gleicher Patient wie Abb. 1: gemischte Injektion, Reizmiosis, leicht durch Ödem verwaschene Irisfarbe (50 J. ♀)

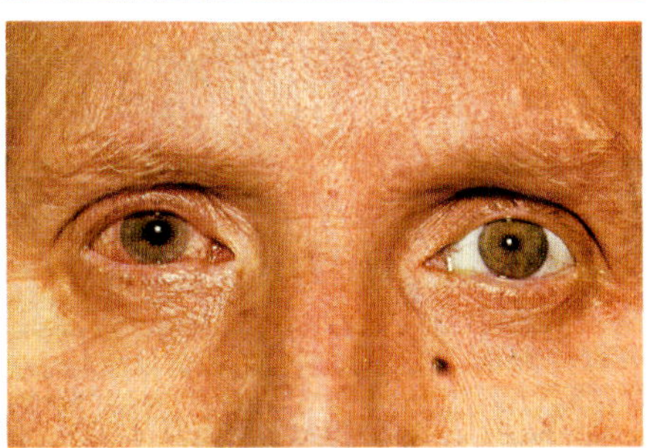

Abb. 3 Rotes Auge, akuter Glaukomanfall, rechtes Auge: kongestive Hyperämie, Hornhautepithelödem. Kleiner Hornhautdurchmesser 10,8 mm. Pupille weit („Druckmydriasis"), reaktionslos, leicht ovalär entrundet. Tension 64 mmHg. Augapfel „steinhart". Linkes Auge: blaß, reizlos, Pupille reagiert prompt auf Licht. Tension 18 mmHg (63 J. ♀)

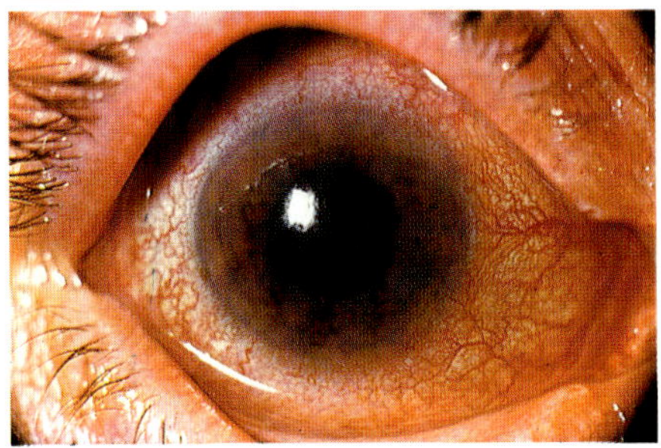

Abb. 4 Rotes Auge: Augenausschnitt – gleiche Patientin wie Abb. 3: kongestive Hyperämie. Epithelödem der Hornhaut. Pupille weit („Druckmydriasis"), ovalär entrundet, reaktionslos (63 J. ♀)

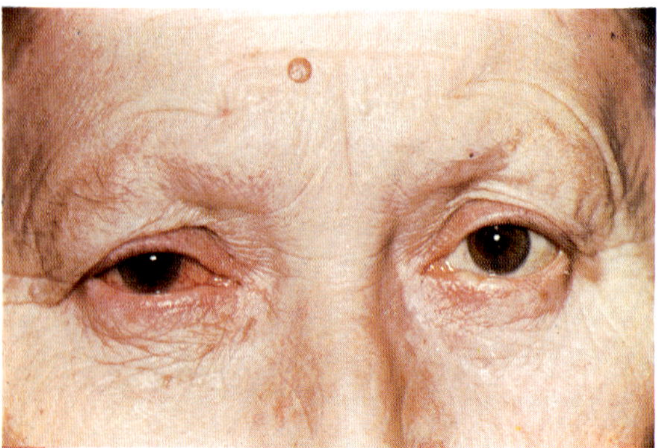

Abb. 1 *Akuter Glaukomanfall* rechts. Verschluß des Kammerwinkels durch die Regenbogenhautwurzel (**akutes** Winkelblockglaukom). Rechtes Auge: Pseudoptose, Stauungshyperämie des Augapfels, hauchiges Epithelödem. Pupille erweitert, ovalär entrundet, lichtstarr. Augeninnendruck: 80 mmHg. Sehvermögen: Fingerzählen. Linkes Auge: blaß reizlos, Hornhaut klar. Pupille untermittelweit, auf Licht und Naheinstellung reagierend. Augeninnendruck: 18 mmHg (63 J. ♀)

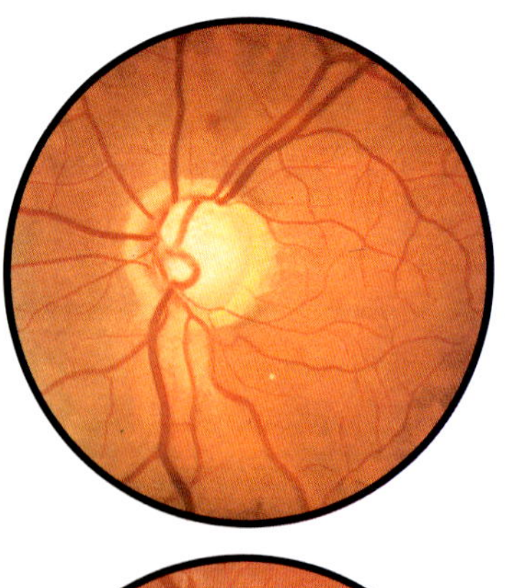

Abb. 2 *Glaukomatöse Optikusatrophie* beim *nicht* anfallsbedingten **chronischen** *Glaucoma simplex* mit offenem Kammerwinkel (linkes Auge, Photo). Papille schläfenwärts randständig (Gewebsschwund) nasenwärts bis auf sichelförmigen Rest ausgehöhlt (exkaviert). Gefäßstamm nach nasenwärts verschoben. Gefäße am Papillenrand bajonettförmig abgeknickt (Halo glaucomatosus). Augeninnendruck: 30 mmHg, Sehvermögen: 5/4. Gesichtsfeld: Bjerrum-Skotom mit nasalem Sprung (57 J. ♂)

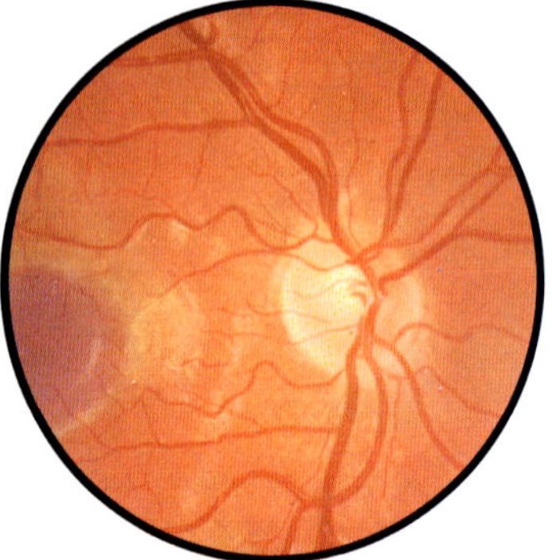

Abb. 3 Normaler Augenhintergrund (rechtes Auge, Photo). Scharf begrenzte, physiologischerweise nasenwärts stärker durchblutete Sehnervenscheibe. Schläfenwärts, d. h. außen heller Rand- oder Wallreflex der Makula. In dessen Mitte, dicht am Bildrand, liegt der sichelförmige Zentral- oder Fovealreflex

Arterielle Gefäßverschlüsse sind erfahrungsgemäß eine Erkrankung des höheren Lebensalters. Nachstehend sind jedoch 3 Beispiele von *jüngeren* Patientinnen (!) aufgeführt, bei denen zweifellos der gefäßschädigende, vasokonstriktive Nikotinabusus eine Rolle gespielt hat. In diesem Zusammenhang ist auch auf die vasoaktive Wirkung zu hoch dosierter Ovulationshemmer hinzuweisen, die bei gleichzeitigem Nikotinabusus verstärkt zu Durchblutungsstörungen Anlaß geben können.

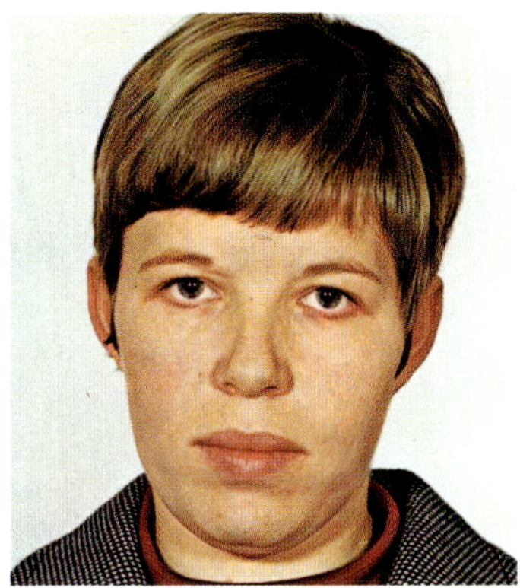

Abb. 1

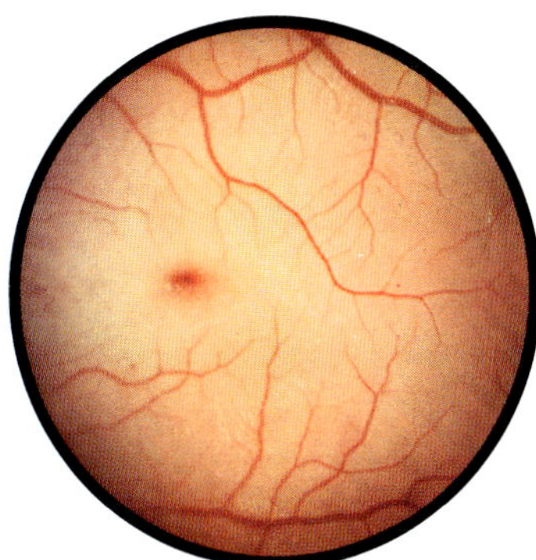

Abb. 2

Abb. 1 Zentralarterienverschluß. 5 Tage alt. Nikotinabusus bei juveniler Hypertonie. RR 140/90 (19 J. ♀)

Abb. 2 Fundus der gleichen Patientin: Milchig weißes Ödem der Netzhautmitte mit kirschrotem Fleck in der Makula. Arterien auffällig verdünnt. Reduzierte, z. T. körnige Strömung (19 J. ♀)

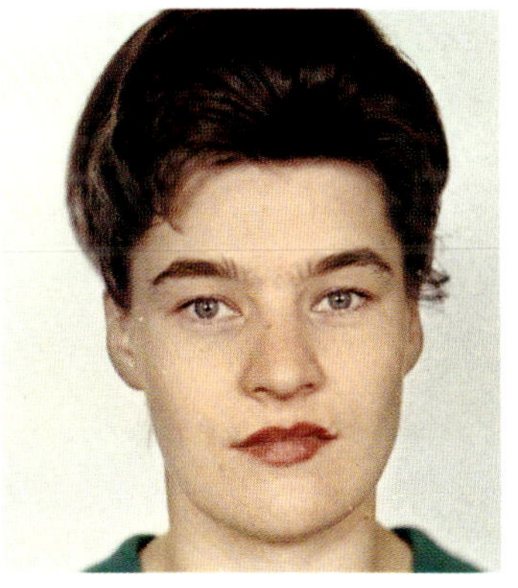

Abb. 3

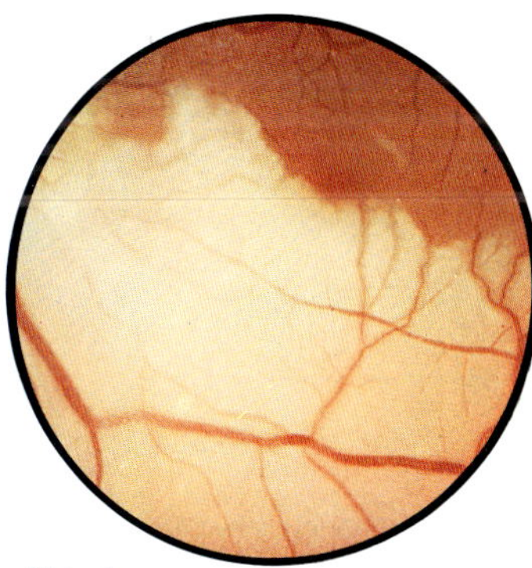

Abb. 4

Abb. 3 Frischer Arterienastverschluß (24 J. ♀). Blasses Hautkolorit. Nikotinabusus bei juveniler Hypertonie (RR 150/95)

Abb. 4 Fundus derselben Patientin: Embolie (Verschluß) der A. temporalis inferior. Milchig-weißes, bis zur Makula reichendes Ödem der Netzhaut (24 J. ♀)

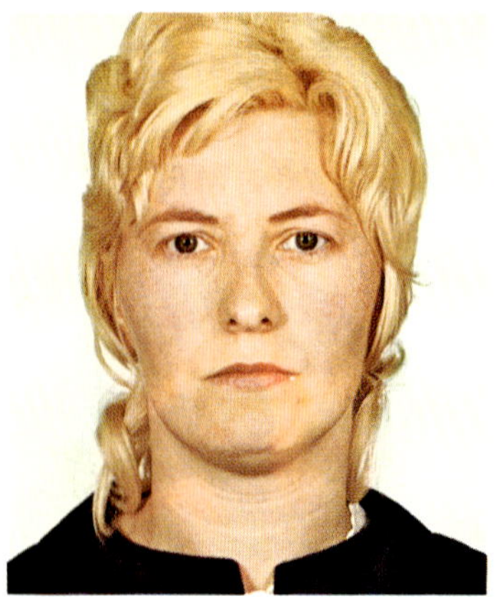

Abb. 1

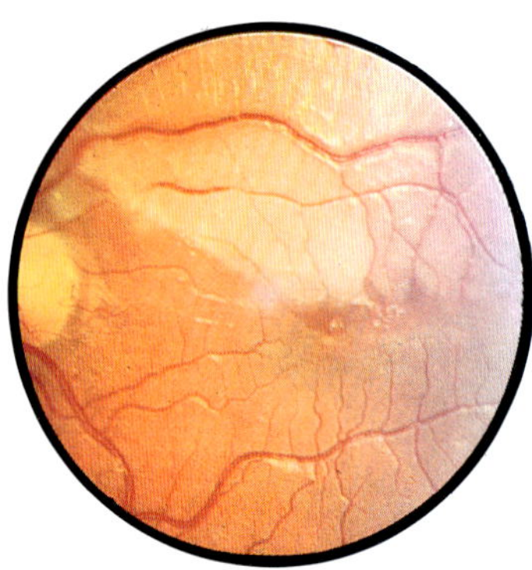

Abb. 2

Abb. 1 Älterer Arterienastverschluß (34 J. ♀). Blasses Hautkolorit. Nikotinabusus bei juveniler Hypertonie (RR 160/100)

Abb. 2 Fundus derselben Patientin: Astverschluß (Spasmus?) der A. temporalis superior. Milchigweißes, bis zur Makula reichendes Ödem der Netzhaut (34 J. ♀)

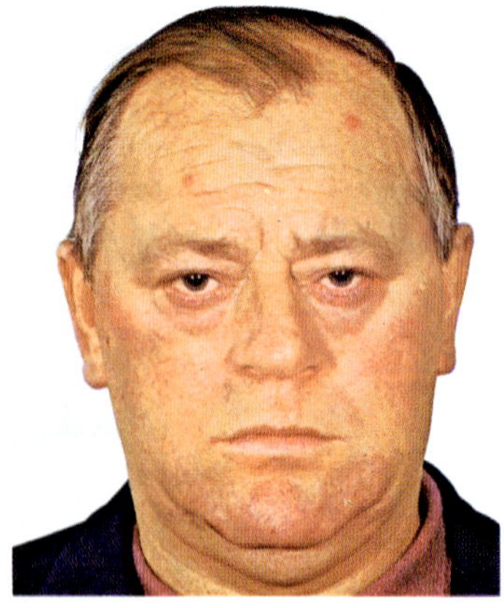

Abb. 3

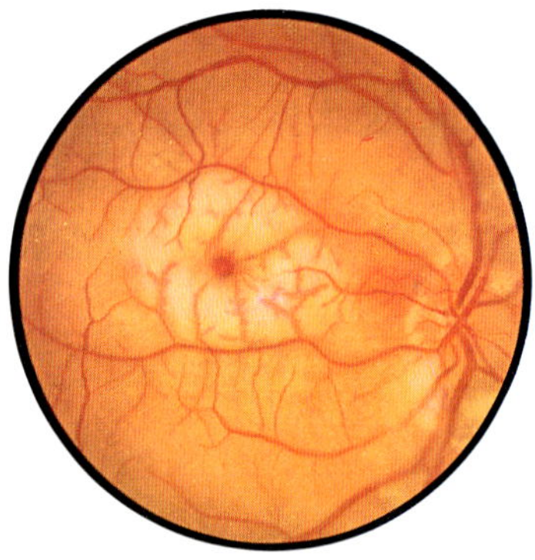

Abb. 4

Abb. 3 Zentralarterienembolie (51 J. ♂). Nikotinabusus bei manifester Hypertonie (RR 180/100) eines Pyknikers

Abb. 4 Fundus desselben Patienten nach Behandlung (vgl. S. 79): kirschroter Fleck in der Makula: Rückbildung des Ödems im übrigen Netzhautbereich. Körnige Strömung in den Arterien. Visus: Handbewegungen (51 J. ♂)

Differentialdiagnose: Die akute Regenbogenhautentzündung kann leicht vom Ungeübten mit einem akuten Glaukomanfall verwechselt werden. Im Vergleich mit dem akuten Glaukom ist zu achten auf den Augeninnendruck (palpatorisch weich), die Pupillenweite (eng), das glatte, klare Hornhautepithel, das nur geringgradig herabgesetzte Sehvermögen und das gute Allgemeinbefinden des Patienten (s. Tab. 5).

Behandlung: Ruhigstellung des Auges: *innere* Ruhigstellung durch Erweiterung der Pupille mit Atropin oder Scopolamin, *äußere* Ruhigstellung durch Verband. Lokal entzündungshemmende Medikamente (Cortison AT, AS). Allgemein: Behandlung des Grundleidens, das jedoch nur in 20% der Fälle mit Sicherheit ermittelt werden kann.

Linse (Lens cristallina)

Die 0,3 g schwere Linse ist bikonvex glasklar (Kristallinse), von epithelialer Abkunft, ohne Nerven oder Gefäße. Sie besteht aus Kapsel, Rinde und Kern. Die Rückfläche ist stärker gekrümmt als die Vorderfläche.

Durch das Aufhängeband (Zonulafasern, die am Ziliarkörper entspringen) gehalten, liegt sie in der hinteren Augenkammer zwischen Irisrückfläche und vorderer Glaskörpergrenzschicht (Abb. 50).

Als epitheliales Organ wächst die Linse ebenso wie die Haut, die Nägel und die Haare während des ganzen Lebens. Für die neugebildeten Linsenfasern wird durch Wasserabgabe Platz geschaffen. Auf diese Weise erhöht die Linse laufend ihr spezifisches und ihr absolutes Gewicht. Mit dem Alter nimmt die Verdichtung und Verhärtung des Linseninneren („Sklerosierung“) zu, die verformbare weiche Rinde ab, der Kern wird größer, wodurch die Akkommodationsfähigkeit, d. h. die Verformbarkeit der Linse nachläßt. Mit ca. 45 Jahren benötigt deshalb der Normalsichtige seine erste Lesebrille (Altersbrille).

Die Linse ist darüber hinaus ein Teil des dioptrischen Apparates des Auges. Dieser besitzt eine Gesamtbrechkraft von 65 Dioptrien. Davon entfallen auf die Linse 23 Dioptrien, auf die Hornhaut 42 Dioptrien. Die wichtigste *Funktion* der Linse ist die scharfe Bildeinstellung mit Hilfe der *Akkommodation*. An diesem Vorgang sind Linse, Zonula und Ziliarmuskel beteiligt (Abb. 51). Das Ausmaß der Akkommodation ist abhängig von der Fähigkeit, die Linsengestalt zu verändern, d. h. die Linsenellipse (Ferneinstellung) zur Linsenkugel (Naheinstellung) umzuformen. Die höchste Akkommodationsfähigkeit, d. h. die Brechkraft am stärksten zu steigern, besitzt die Linse jedoch nur im jugendlichen Alter. Die Brechkraft nimmt bei Kontraktion des Ziliar-

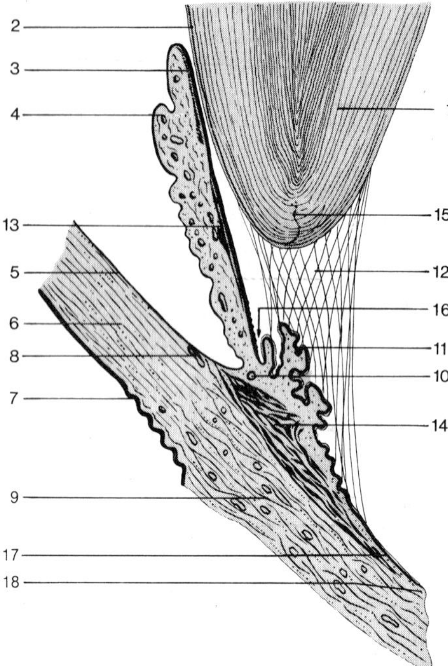

Abb. 50 Augenvorderabschnitt. 1 Linse, 2 Linsenepithel, 3 Schließmuskel (M. sphincter pupillae), 4 Iriskrause mit Circulus arteriosus iridis minor, 5 Hornhautrückfläche (Membrana Descemeti und Endothel), 6 Hornhaut (Stroma), 7 Limbus corneae, 8 Schlemm-Kanal, 9 Sklera, 10 Circulus arteriosus iridis major, 11 Ziliarfortsätze, 12 Zonulafasern, 13 M. dilatator pupillae (dicht vor dem Pigmentblatt der Iris), 14 M. ciliaris (Akkommodationsmuskel), 15 Becker-Kernbogen (Kernschleife) am Äquator, 16 Sulcus ciliaris zum Einsetzen der Kunstlinse in das linsenlose (aphake) Auge, 17 Pars plana, vormals Einstichstelle für die Starnadel, heute Zugang zur Glaskörperchirurgie, 18 Ora serrata (vorderes Ende und Anheftungsstelle der Netzhaut)

muskels um so mehr zu, je verformbarer die Rinde und je weniger starr der Kern der Linse ist. Mit dem Alter erfolgt eine Sklerosierung der Linse, mit Nachlassen ihrer Krümmungsfähigkeit. Diese Abnahme verläuft nahezu gesetzmäßig. Alle 5 Jahre nimmt die Akkommodationsfähigkeit der Linse um ¾ Dioptrien ab. Der 40jährige besitzt noch eine Akkommodation von 4 Dioptrien, d. h. er kann bei Normalsichtigkeit noch feinste Schrift in 25 cm vor dem Auge lesen. Der 45jährige besitzt noch 3,25 Dioptrien, der 50jährige 2,5 Dioptrien. Beim 60jährigen erlischt allmählich die Akkommodation.

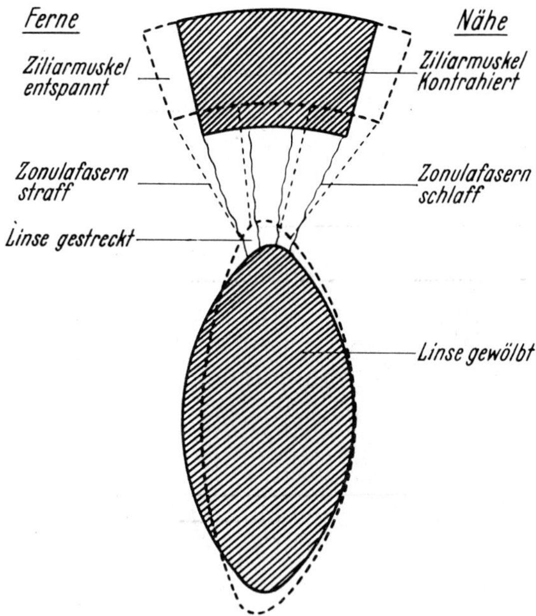

Abb. 51 Akkommodationsvorgang an Ziliarmuskel und Linse
Schraffiert: Naheinstellung (Ziliarmuskel kontrahiert (schraffiert), Aufhängeband der Linse [Zonulafasern] erschlafft, Linsenkapsel entspannt, Linse kugelig gekrümmt (schraffiert) = Zunahme der Brechkraft). Gestrichelt: *Ferneinstellung* (Ziliarmuskel erschlafft, Zonulafasern und Linsenkapsel gespannt, Linse elliptisch gestrafft = Abnahme der Brechkraft)

Trübungsformen der Linse (Katarakt)

Jede Trübung des Linsengewebes wird als grauer Star (Katarakt) bezeichnet. Wir unterscheiden angeborene und erworbene Katarakte.

Angeborene Stare

Totalstar (Cataracta congenita totalis) (Abb. 52 u. 53)

Die Linse ist beidseitig gleichmäßig getrübt. Diese Starform kann vererbt sein und mit oder ohne weitere Anomalien der Augen oder des Organismus vorkommen. Nicht selten liegt dem angeborenen Star jedoch eine embryonale Schädigung durch Erkrankung der Mutter in der Frühzeit der Schwangerschaft zugrunde. Die Linse wird in der 5. bis 8. Schwangerschaftswoche angelegt. Da die schützende Kapsel noch nicht gebildet ist, können Viren direkt das Linsengewebe befal-

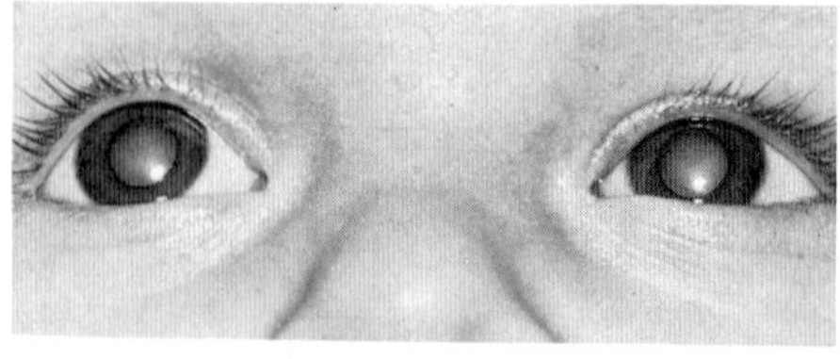

Abb. 52 Cataracta congenita totalis. Rubeolenembryopathie. Röteln der Mutter im 1. Schwangerschaftsdrittel. Beiderseits dichte, grauweiße Trübung aller Linsenschichten (5 Mon. ♂)

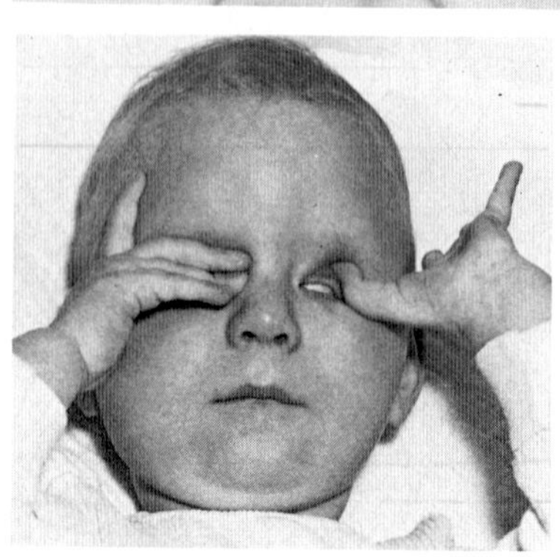

Abb. 53 Okulodigitales Phänomen: Durch Hineinbohren der Finger in die Augenhöhle und den damit verbundenen Druck auf den Augapfel nehmen Kinder, die an beidseitiger angeborener Katarakt erblindet sind, für sie interessante Lichtblitze wahr. (Allgemein bekannt ist es, beim Schlag gegen das Auge „Sterne zu sehen")

len und trüben. In Frage kommen Röteln, die in 15% zur Virusembryopathie (oder zum Abort) mit Gregg-Syndrom (Linsentrübung, Herzfehler, Innenohrschwerhörigkeit) führen. Auch Varizellen, Mumps, Hepatitis epidemica, Poliomyelitis und andere Erkrankungen der werdenden Mutter verursachen eine Embryopathie*. In der 2. Hälfte der Schwangerschaft können Infektionen der Mutter über eine Entzündung der Gefäßhaut (Uveitis) des Fetus noch Linsentrübungen hervorrufen. Linsentrübungen kommen vor bei Trisomie 21 (*Down-Syndrom* oder Mongolismus) sowie bei der Enzymkrankheit *Galaktosämie.*

Schichtstar (Cataracta zonularis) (Abb. 54–56)

Es handelt sich um die schalenförmige Trübung einer Rindenschicht, die Kern und Randzone klar läßt. Der Schichtstar entwickelt sich in den ersten Lebensjahren; er ist doppelseitig, meist angeboren (meist

* Auch Rauchen der Mutter in der Schwangerschaft schädigt nachweislich die embryonale Entwicklung. Frühgeburt und Untergewichtigkeit, später erhöhte Infektanfälligkeit des Kindes sind die Folgen. Nikotin geht auch in die Muttermilch über.

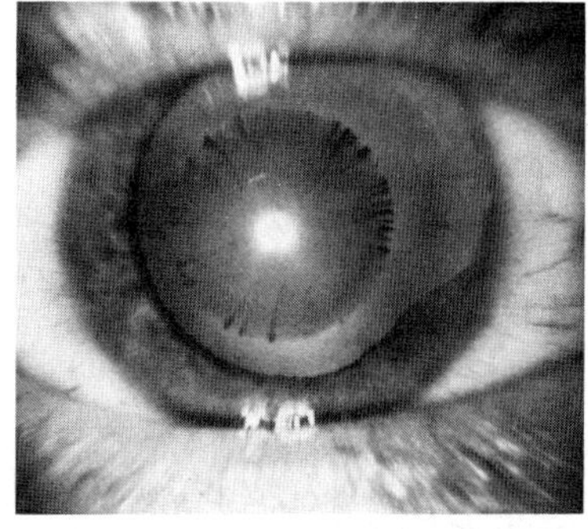

Abb. 54 Cataracta zonularis. Schichtstar mit „Reiterchen“. Im durchfallenden Licht sieht man feine dunkle Spangen über den Rand der scheibenförmigen Trübung laufen. Klare Linsenperipherie. Optische Iridektomie, d. h. ausgeschnittene Regenbogenhaut, um besser an der Trübungszone vorbeisehen zu können (36 J. ♂)

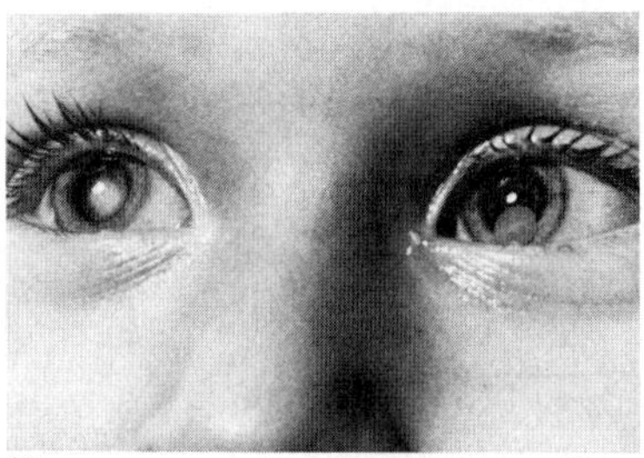

Abb. 55 Cataracta zonularis beider Augen. Links: Nach Einschneiden der Linsenkapsel (Diszision) und wenige Tage später erfolgter Absaugung von lockeren Linsenmassen, nach kleinem schläfenwärtigem Einschnitt, mit Saug-Spülkanüle, liegt der Rest der gequollenen Trübungsschale in der Vorderkammer, wo er sich spontan weiter auflöst und durch das Kammerwasser resorbiert wird (5 Tage postoperativ; 1½ J. ♂)

Linse einschneiden u. ausspülen

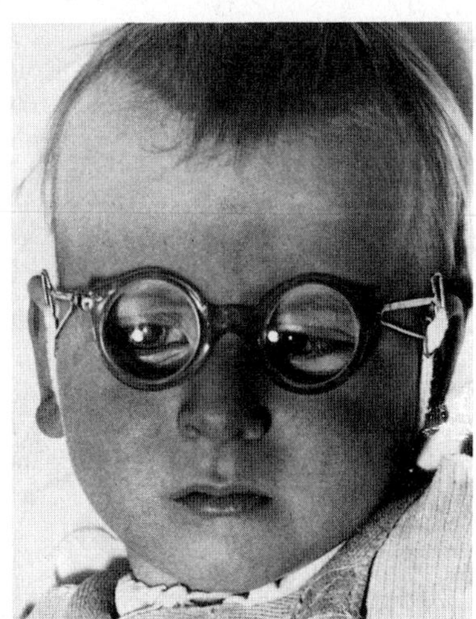

Abb. 56 Gleicher Patient wie Abb. 55 mit Starbrille. Links: Pupillargebiet frei, gequollene Linsenreste resorbiert (4 Wochen postoperativ). Fixation mit dem linken operierten Auge: Hornhautreflexbild exakt in der Pupillenmitte

dominante Vererbung!), seltener durch Rachitis, Tetanie oder Spasmophilie erworben.

Linsenverlagerung (Ectopia lentis)

Bei dieser erblichen (hereditären) Anomalie, die meist familiär als Systemerkrankung des Stützapparates, in der Regel als Marfan-Syndrom mit Langwuchs und Spinnenfingrigkeit auftritt, sind auch die Zonulafasern (Aufhängeband der Linse) defekt und können einreißen. Dadurch kann sich die Linse spontan verlagern. Auch bei Druck oder Stoß auf das Auge entstehen Sehstörungen sowie Linsenmyopie durch stärkere Wölbung der Linse als Folge des Einrisses eines Teiles des Haltebandes (Zonulafasern) und Irisschlottern, da die Regenbogenhaut nicht mehr vollständig auf der stützenden Linsenvorderfläche liegt. Auch das rezessiv auftretende *Marchesani*-Syndrom (Breitwuchs, Kurzfingrigkeit) führt zur Linsenverlagerung. Durch die verlagerte Linse kann es zur Behinderung des Kammerwasserabflusses kommen mit sekundärer Drucksteigerung.

Erworbene Stare

Wundstar (Cataracta traumatica) (Abb. 57 a u. b)

Wird die Linsenkapsel durch Prellung (Kontusion) geschädigt und durchlässig (porös) oder durch Perforation eröffnet, so dringt Kammerwasser ein, was zur Quellung und Trübung der Linsenfasern führt.

Strahlenstar

Spätschädigung der Linse nach Röntgenbestrahlen durch Strahlendosen ab 400 R. Bei Jugendlichen treten schon innerhalb von 2 Jahren, bei Älteren später, nach der Bestrahlung Linsentrübungen auf. Ähnliche Linsentrübungen findet man auch nach Radiumbestrahlung (Gammastrahlen) und bei atomarem Kernzerfall (Neutronenstrahlen).

Stare bei Allgemeinleiden

Auch Allgemeinerkrankungen wie Diabetes und Tetanie, Galaktosämie sowie auch Trisomie 21 (*Down*-Syndrom oder Mongolismus) können Linsentrübungen hervorrufen ebenso wie myotonische Dystrophie und einige Hautleiden wie Neurodermitis, Sklerodermie, Poikilodermie und chronisches Ekzem.

Zuckerstar (Cataracta diabetica)

Beim jugendlichen Diabetiker treten nach anhaltenden oder intervallweise stärkeren Stoffwechselentgleisungen (Anstieg des Blutzuckers

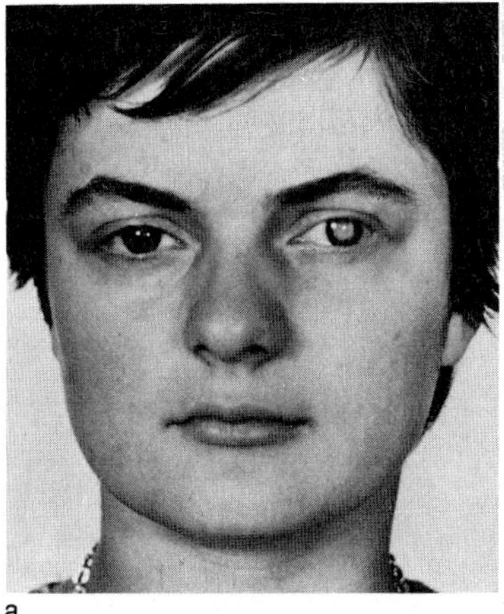

a

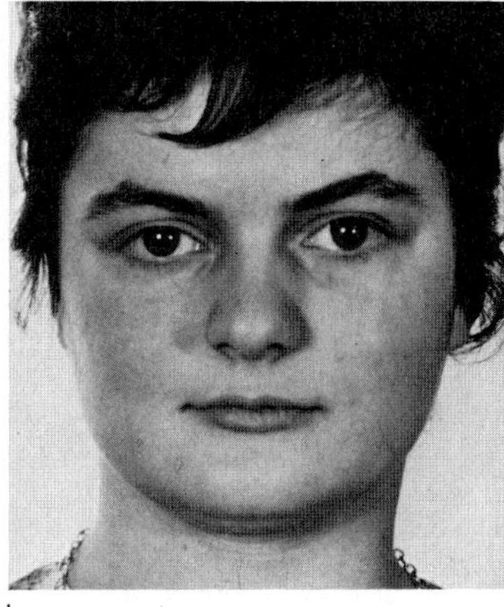

b

Abb. 57a und b Cataracta traumatica links nach durchbohrender Augenverletzung
a) Linkes Auge in Außenschielstellung. Dichte, grauweiße Trübung im Pupillargebiet. Pupille in Mydriase. Sehvermögen 2/50 exzentrisch (19 J.)
b) Zustand nach Linsenablassung mit Fuchsscher Zweiwege-Spritze. Linkes Auge mit Kontaktlinse in Orthostellung. Pupille tiefschwarz. Sehvermögen mit Kontaktlinse 5/10. Räumliches Sehen (Binokularsehen)

über 300 mg%) typische schneeflockenartige Trübungen der Linsenrinde auf. Beim älteren Diabetiker jenseits des 60. Lebensjahres begünstigt die Zuckerkrankheit das Eintreten der Alterskatarakt.

Tetaniestar (Cataracta tetanica)

Das kalkarme Kammerwasser stört die Ernährung der Linse und trübt sie. Auftreten nach Strumaoperation sowie durch spontane oder kindlich-spasmophile Dysfunktion der Nebenschilddrüse.

Starbildung bei Hautleiden (Cataracta dermatogenes)

Zu Beginn radiär gestellte, zarte, fleckförmige, weißliche Trübungen in vorderer und hinterer Rinde. Im Vollbild vordere schildförmige Verdichtung der vorgewölbten Kapselmitte mit radiären, ins Linsenniveau hinabsteigenden Kapselfalten.

Altersstar (Cataracta senilis) (Abb. 58)

Dies ist die häufigste Form des grauen Stars. In der Regel treten die ersten Linsentrübungen (inzipiente Katarakt) um das 60. Lebensjahr vorwiegend in der hinteren Rinde (subkapsuläre hintere Rindentrü-

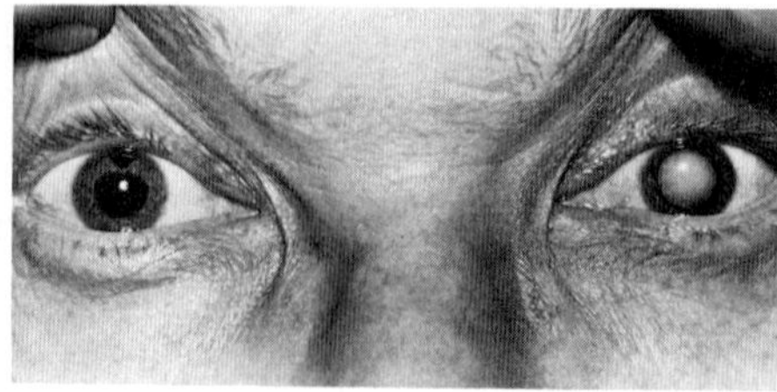

Abb. 58 Altersstar (Cataracta senilis). Links: mature Katarakt, dichte grauweiße Trübung aller Schichten. Rechts: Linsenlosigkeit (Aphakie) nach intrakapsulärer Staroperation mit peripherer Regenbogenhautausschneidung (Iridektomie) (63 J. ♂)

bung), seltener im Kern auf. Die reife (mature) Katarakt ist gekennzeichnet durch dichte, grauweiße Trübung aller Schichten, so daß auch im durchfallenden Licht des Augenspiegels die Pupille nicht mehr aufleuchtet. Die *beginnende* Katarakt weist meist eine das Sehvermögen kaum beeinträchtigende periphere Rindentrübung (Wasserspalten, Speichen) bzw. Kerntrübung auf. Erst die *fortgeschrittene* Katarakt (Cataracta provecta) stört bereits das Sehen, sei es, daß die Kerntrübung zugenommen hat, sei es, daß die peripheren Speichen bis in die Mitte des Pupillargebietes reichen.

Operation weicher Stare. Das operative Vorgehen richtet sich nach dem Alter des Patienten bzw. nach der Größe des Linsenkernes und der Festigkeit der Zonulafasern. Bei kindlichen und jugendlichen Staren mit weichem Kern aber festen Zonulafasern hat man *früher* 2zeitig operiert: 1) Einschneidung (Diszision) der vorderen Linsenkapsel, 2) wenige Tage später, nach Quellung der Linse, Absaugen der lockeren Linsenmassen (Abb. 55 u. 56). *Heute* wird nach kleinem Schnitt (Abb. 58) die vordere Linsenkapsel umschnitten und mit den Linsenmassen, einschließlich des weichen Kerngebietes, sofort mit Saug-Spülgerät abgesaugt. – Bei beidseitiger angeborener Katarakt (Cataracta congenita) Frühoperation in den ersten 3 Lebensmonaten zur Verhütung der *Deprivations*-(Ausschaltungs-)Amblyopie mit Nystagmus durch fehlende Ausbildung des Fixationsreflexes. Korrektion mit weicher Kontaktlinse.

Operation harter Stare. Bei hartem Alterskern wird die Vorderkammer mit dem Graefe-Messer durch Bogenschnitt oder von außen (ab externo), mit Lanze (Abb. 59 a) oder gerader Klinge eröffnet und mit Schere (Abb. 59 c) unter Bildung eines kleinen Bindehautläppchens erweitert. Die **intrakapsuläre** Entbindung der Linse erfolgt als Ganzes *mit* der Linsenkapsel. Die vordere Linsenkapsel wird mit glatter Pinzette entweder bei 6 Uhr oder bei 12 Uhr gefaßt oder – heute routinemäßig – mit dem Kryostab angeeist und mit der Linse als Ganzes aus dem leicht einreißbaren Zonulaverband gelöst (Abb. 59 a–c u. 60 a–c). Bei der **extrakapsulären** Extraktion (Schnittlänge 8–10 mm) wird die Linsenvorderkapsel eingeschnitten oder aufgerissen

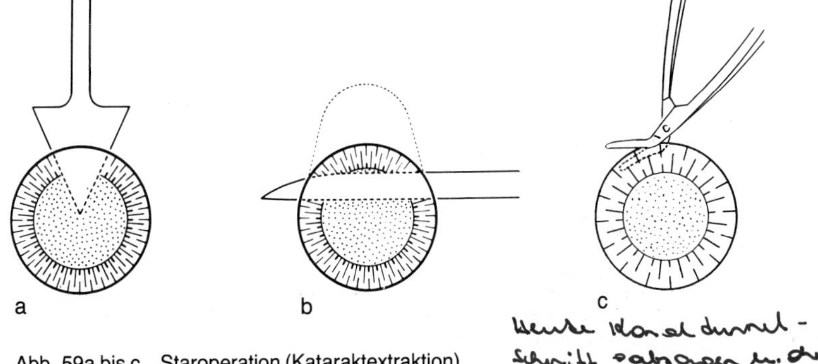

Abb. 59a bis c Staroperation (Kataraktextraktion)
a) Linearextraktion. Eröffnung der Vorderkammer mit Lanzenschnitt
b) Lappenextraktion. Eröffnung der Vorderkammer mit Graefe-Messer (ab interno) und Bildung eines Bindehautläppchens (punktiert)
c) Lappenextraktion. Eröffnung der Vorderkammer mit Schere (ab externo) nach vorheriger Bildung eines hornhautrandständigen Bindehautläppchens. Anmerkung: Schnittlänge bei Phakoemulsifikation 4 mm, bei extrakapsulärer Katarakt 8–10 mm, bei intrakapsulärer 12 mm

und entfernt. Der harte Kern wird ausgepreßt und die weiche Linsenrinde abgesaugt. Bei der *Phakoemulsifikation* (Schnittlänge 4 mm) wird der harte Kern durch Ultraschall zertrümmert und einschließlich der weichen Linsenrinde mit Aspirations-Irrigationstechnik abgesaugt. In beiden Fällen bleibt die vor Glaskörperaustritt schützende hintere Linsenkapsel mit ihren Zonulafasern erhalten. Zurückbleibende Linsenzellen aus dem Becker-Kernbogen (Abb. 50) können später regenerieren und zum Nachstar führen. Bildet sich eine Nachstarmembran, so kann dieselbe eingeschnitten (diszidiert) oder mit Yaglaser durchtrennt werden.

Die geglückte Operation verhilft bei beidseitiger kongenitaler oder seniler Linsentrübung nicht nur zum Sehen, sie vermittelt auch über den „energetischen Anteil" der Sehbahn *(Hollwich)* eine belebende (vitalisierende) Lichtreizwirkung *(Neubauer)* auf das Zwischenhirnhypophysensystem und damit auf Stoffwechsel und innere Sekretion.

Optische Korrektion des linsenlosen (aphaken) Auges: Die Brechkraft der Linse *im* Auge beträgt etwa 25 Dioptrien; sie kann durch ein *vor* dem Auge getragenes Sammelglas von + 11 bis + 12 Dioptrien ersetzt werden. Das Netzhautbild vergrößert sich dadurch um ⅓. Ist nur ein Auge staroperiert, so besteht deshalb Unverträglichkeit in der Bildgröße (Aniseikonie) gegenüber dem 2., noch linsenhaltigen Auge. Bei einseitiger Aphakie Älterer schaltete man früher das weniger sehtüchtige Auge durch Mattglas aus. Bei *einseitiger* Linsenlosigkeit jüngerer, noch berufstätiger oder vitaler Patienten hilft man sich heute durch

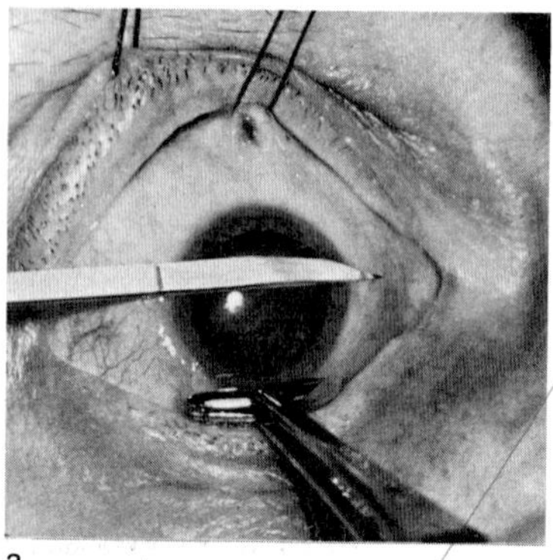

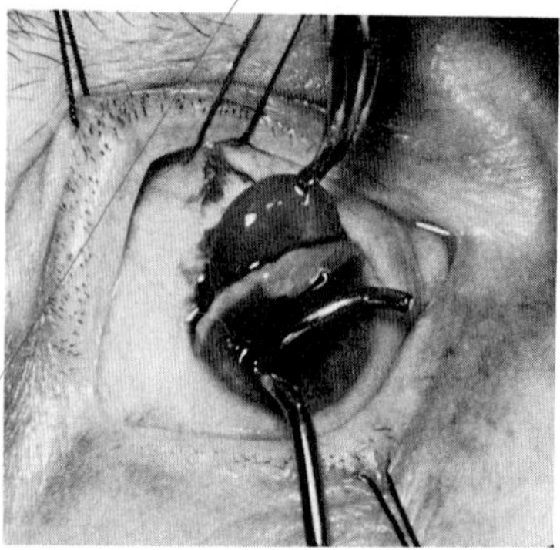

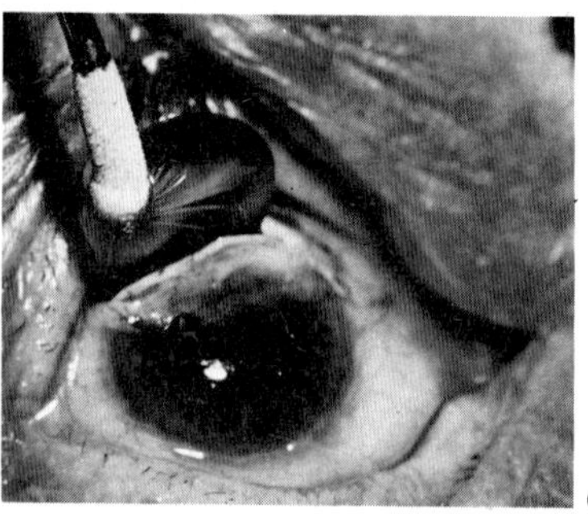

Abb. 60a bis c Intrakapsuläre Kataraktextraktion
a) Eröffnung der Vorderkammer durch Hornhaut-Bindehaut-Schnitt (Lappenschnitt) nach Ruhigstellung des Augapfels mit Zügelnaht bei 12 Uhr durch den M. rectus superior und Fixation mit Faßpinzette bei 6 Uhr am Hornhautrand
b) Rechtläufige Entbindung der Linse mit Pinzette. Die Linsenkapsel ist bei 12 Uhr mit Pinzette nach Fanta gefaßt. Der Linsenschieber drückt von unten gegen den Äquator der Linse. Entbindung unter Zug und Druck
c) Rechtläufige Entbindung der Linse mit Kryostab. Die bereits entbundene Linse ist bei 12 Uhr mit Kryostab angefroren. Es entsteht ein „Eisball“ aus Linsenkapsel, Linsenrinde und Linsenkern, der das Einreißen der Linsenkapsel verhindert

Anpassung einer **Kontaktlinse,** die auf der Hornhaut des operierten Auges im Tränenflüssigkeitsfilm „schwimmt“ (Abb. 61 a u. b).

Intraokulare Kunststofflinsen (IOL).

Drei Möglichkeiten:

1) *Vorderkammer*linse (Abb. 62) nach Absaugung eines „weichen“ Stars (z. B. traumatische Katarakt bei Jüngeren oder nach intrakapsulärer Extraktion bei älteren Patienten.
2) *Sulkusfixierte* Linse (Abb. 63, vgl. Abb. 50, S. 56) nach extrakapsulärer Extraktion.
3) *Kapselsackfixierte* Linse (Abb. 64) nach extrakapsulärer Extraktion.

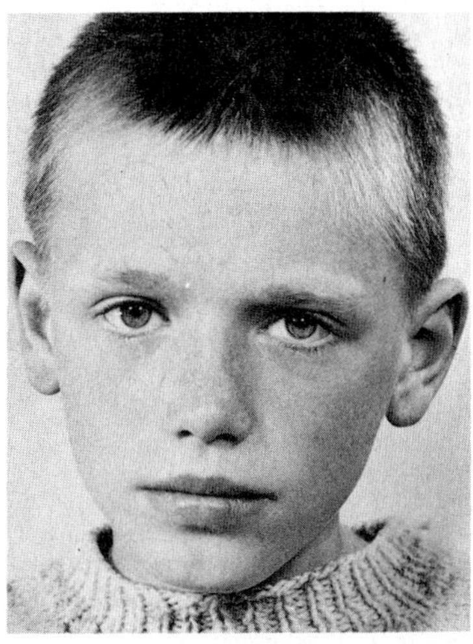

Abb. 61 a) Zustand nach durchbohrender Augenverletzung mit Trübung der Linse (Wundstar). Nach Absaugung, Korretkion des linsenlosen (aphaken) *linken* Auges durch eine Kontaktlinse (6 J. ♂)

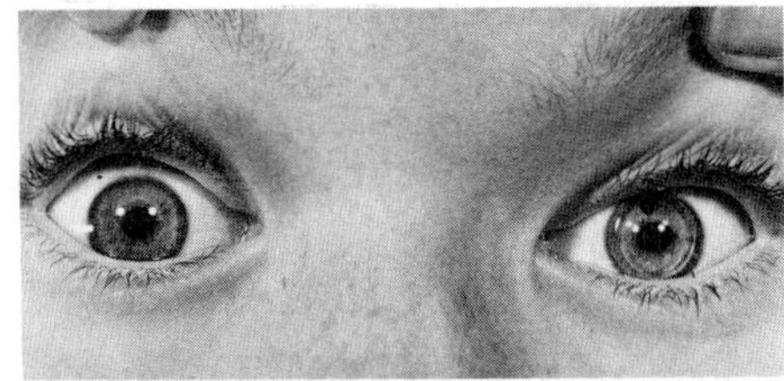

b) Ausschnitt aus Abb. 61a. Die reizlos vertragene harte Kontaktlinse schwimmt, von Tränenflüssigkeit benetzt, auf der Hornhautoberfläche des linsenlosen *linken* Auges.

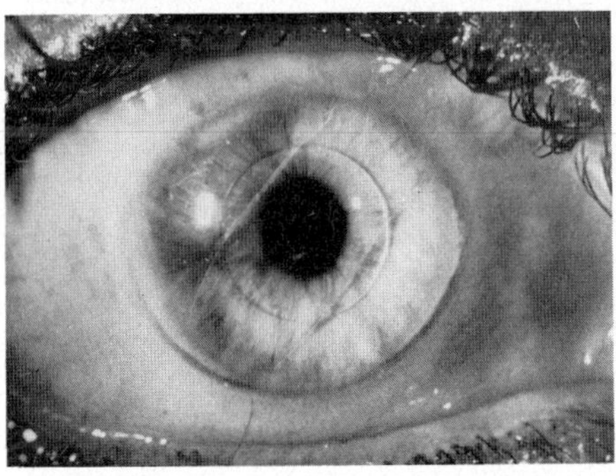

Abb. 62 Vorderkammerlinse
Nach perforierender Verletzung rechts wurde bei der damals 17jährigen Patientin die getrübte Linse abgesaugt. In einer Zweitoperation vor 40 Jahren wurde eine Vorderkammerlinse mit 2 elastischen Schlingen eingesetzt. Die Plexiglaslinse (Gewicht 10 mg) liegt genau zentriert vor der tiefschwarzen Pupille. Die beiden in die Linse eingelassenen Halteschlingen durchziehen von schläfenwärts unten nach nasal oben schräg die Vorderkammer und stützen sich bei 8 und 14 Uhr im Kammerwinkel ab. Visus R 0,3, L 1,0. Binokularer Sehakt (Alter bei Photo 57 J. ♀)

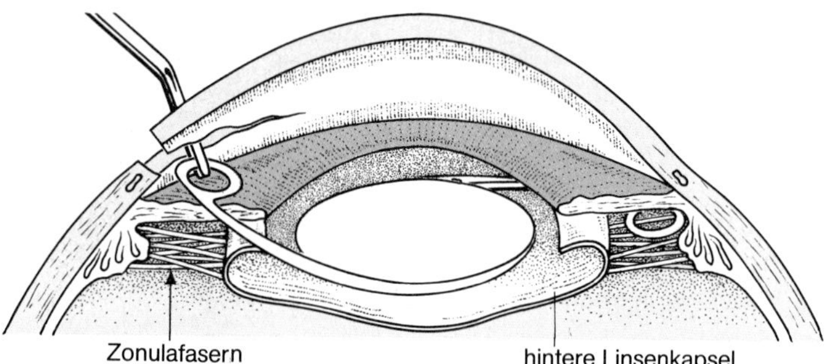

Abb. 63 *Sulkusfixierte* Linse. Die Plexiglaslinse liegt *hinter* der Pupille. Eine Halteschlinge ist bereits im Sulcus ciliaris verankert (rechts im Bild). Die zweite Schlinge ist mit einer Pinzette gefaßt, so daß sie ebenfalls in den Sulkus eingeschoben werden kann. Die hintere Linsenkapsel (Hinweislinie) ist mit ihren Zonulafasern (Hinweislinie) nach *extrakapsulärer* Operation erhalten

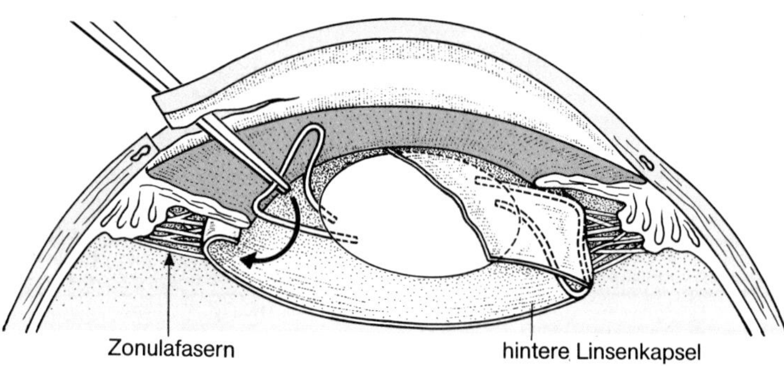

Abb. 64 *Kapselsackfixierte* Linse. Die Plexiglaslinse liegt *hinter* der Pupille. Eine Halteschlinge ist bereits in den Kapselsack eingeführt (rechts im Bild, gestrichelt). Die zweite Schlinge ist mit einer Pinzette gefaßt (links), so daß sie ebenfalls in den Kapselsack geschoben werden kann. Die hintere Linsenkapsel ist nach *extrakapsulärer* Kataraktoperation erhalten. Ebenfalls ist die vordere Linsenkapsel (rechts) noch teilweise erhalten und bedeckt die Vorderfläche der Kunststofflinse

Anmerkung: Die Pupillarlinse („Iriscliplinse“) wird wegen späterer Irisatrophie kaum noch implantiert.

Optischer Vorteil der Kunststofflinse: Keine Aniseikonie (unterschiedliche Bildgröße) bei *einseitiger* Implantation. Binokularer Sehakt. Mögliche Spätkomplikationen: Hornhautdystrophie (Vorderkammerlinse!), zystoides Makuloödem, Subluxation durch Trauma.

Lederhaut (Sklera)

Die nerven- und gefäßarme Lederhaut ist eine weiße derbe Bindegewebskapsel, und ihrer Bauweise einem Netz vergleichbar, das durch den intraokularen Druck in ballonartig stabiler Form gehalten wird. Die in der Lederhaut verlaufenden Ziliarnerven können lokalen Entzündungsschmerz (Episkleritis, Tafel II, Abb. 2) oder ausstrahlenden Spannungsschmerz (Akutes Glaukom) vermitteln. In Höhe des Äquators ziehen die 4 Vortexvenen schräg durch die Lederhaut und führen das Blut aus der Aderhaut in die Orbitalvenen ab.

Die **Entzündung** des oberflächlichen Lederhautgewebes verläuft überwiegend in Form flüchtiger, oberflächlicher, wechselseitiger Infiltrate, jene des tieferen unter Bildung größerer, unverschieblicher Knoten. Bei der Entzündung des tiefer gelegenen Lederhautgewebes sind die Knoten flacher, die Injektion ist violett bis blaurot, bei der Entzündung des oberflächlichen Lederhautgewebes hellrot bis violett.

Von einer Bindehautentzündung unterscheidet sich die vorwiegend einseitige Lederhautentzündung (*Episkleritis,* bzw. *Skleritis*) durch die schärfer lokalisierte Infiltration, die Nichtbeteiligung der Bindehaut der Lider sowie den ausgesprochen lokalen Druckschmerz.

Behandlung. Therapie des Grundleidens. Wärme, Pupillenerweiterung zur inneren Ruhigstellung, Verband und Cortisonsalbe.

Grüner Star (Glaukom) *

Im gesunden Auge halten sich die Kammerwasserbildung durch die Ziliardrüse und der Kammerwasserabfluß über den Schlemm-Kanal im Gleichgewicht. Beim grünen Star (Glaukom) ist dieses Gleichgewicht gestört: Es besteht ein Mißverhältnis zwischen Kammerwasserzufluß und -abfluß. Folglich steigt der Augeninnendruck über den normalen *oberen* Grenzwert von 22 mmHg an. Wir sprechen vom primären Glaukom (akut oder chronisch), wenn sich eine Abflußstörung ohne sonstige erkennbare Ursache bildet. Das primäre Glaukom findet sich bei etwa 4% der Bevölkerung jenseits des 5. Lebensjahrzehnts.

Einteilung des Glaukoms

I. *Primäres Glaukom*
   1. Primäres Engwinkelglaukom (akutes Glaukom)
   2. Primäres chronisches Engwinkelglaukom
   3. Primäres Weitwinkelglaukom (Glaucoma chronicum simplex)

* Untersuchung beim Glaukom s. S. 146.

II. *Sekundärglaukom*
(nach vorderer Uveitis, bei Diabetes (74), Heterochromia complicata; Pigmentglaukom, traumatisches Glaukom, Kapselhäutchenglaukom, Linsenektopieglaukom, Aphakieglaukom usw.)
III. *Kongenitales Glaukom* (Buphthalmus, Hydrophthalmus)
IV. *Absolutes Glaukom* (durch erhöhten Augendruck, gleich welcher Ursache) Erblindung

Akutes primäres Engwinkelglaukom

Das akute Glaukom wird an den Anfang gestellt, da es häufig verkannt wird. Innerhalb von Stunden bis Tagen entwickelt sich eine *anfalls-*

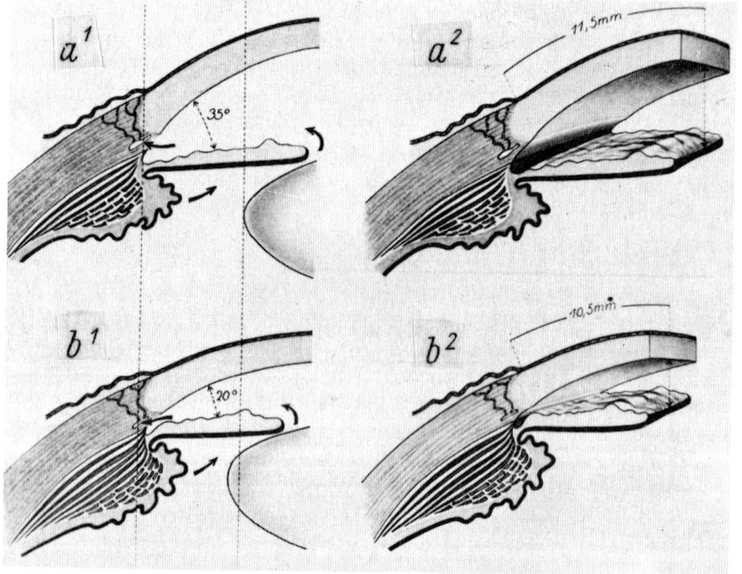

Abb. 65 Glaukomdisposition, Kammerwinkel
a[1]) Abflußweg des Kammerwassers (Pfeil) beim emmetropen Auge mit normal *weitem* Kammerwinkel (35 Grad)
b[1]) Abflußweg des Kammerwassers (Pfeil) beim hyperopen Kurzbau mit *engem* Kammerwinkel (20 Grad)
a[2]) *Weiter* Kammerwinkel beim emmetropen Auge mit normalem Hornhautdurchmesser (11,5 mm). Zugang zum Schlemm-Kanal weit offen
b[2]) *Enger* Kammerwinkel beim hyperopen Auge mit kleinem Hornhautdurchmesser (10,5 mm). Zugang zum Schlemm-Kanal spaltförmig verengt. Verschlußgefahr (*Winkelblockglaukom"*) bei Pupillenerweiterung (psychisch, medikamentös)

weise Erhöhung des intraokularen Druckes um das 3- bis 5fache der Norm.

Disposition: In der Regel sind Augen mit anatomischem Kurzbau zum akuten Anfall disponiert: Die Hornhaut ist klein, die Vorderkammer flach, der **Kammerwinkel** dadurch eng (Abb. 65). Bei engem Kammerwinkel liegt die Regenbogenhaut ringförmig dichter auf der Linsenvorderkapsel. Dadurch wird schon normalerweise der Übertritt des Kammerwassers aus der Hinterkammer durch die Pupille hindurch in die Vorderkammer erschwert (physiologischer *Pupillarblock*). Erhöht sich der Druck in der Hinterkammer, wird die periphere Iris nach vorn gedrückt und legt sich vor die Abflußmaschen **(Trabekelwerk)** des Kammerwinkels (vgl. Abb. 50, S. 62 und Abb. 65). Die Brechkraft des kurzgebauten Auges ist in der Regel übersichtig (hyperop).

Subjektive Störungen: Schon **vor** dem Anfall – oft Tage vorher – werden von dem Betroffenen vorübergehendes Nebelsehen oder das Erscheinen von Farbringen um Lichtquellen angegeben. Diese Sehstö-

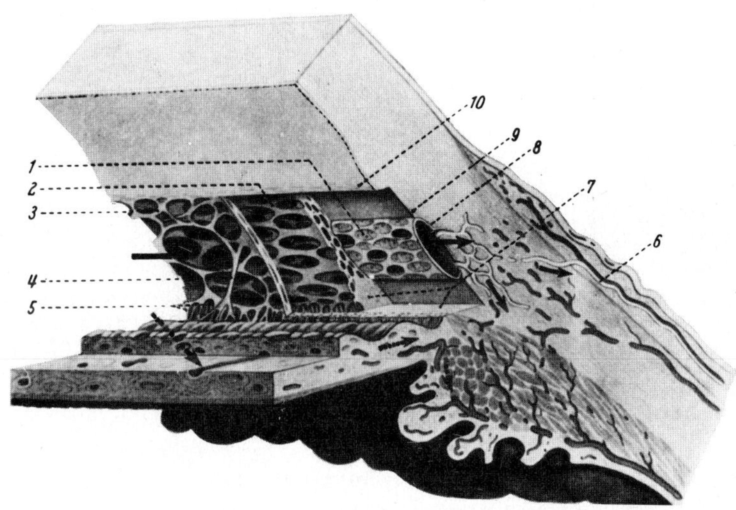

Abb. 66 Bildungsort, Abflußwege und Zirkulation des Kammerwassers. Stufenschnitt durch die Kammerbucht mit Kammerwinkel (halbschematisch). Farbige Darstellung s. Tafel V, Abb. 1

1 Trabeculum cribriforme, 2 Trabeculum corneosclerale, 3 Trabeculum uveale, 4 Iristrabekel, 5 Sehnen des M. ciliaris, 6 Kammerwasservene, 7 Skleralsporn, 8 Schlemm-Kanal, 9 Skleralseptum, 10 Vorderer Schwalbescher Grenzring

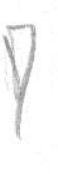

rungen werden ausgelöst durch kurzdauernde geringere Druckanstiege mit leichter Trübung des Hornhautepithels (Ödem!).

Auslösende Faktoren: Erfahrungsgemäß spielt bei vorhandener Disposition (enger Kammerwinkel!) die Pupillenweite eine gewisse Rolle. Ist die Pupille z. B. durch Dunkelaufenthalt (Theater, Film, Fernsehen, psychischen Anlaß oder medikamentös) erweitert, so kann Kammerwasserabflußsperre eintreten und den akuten Glaukomanfall auslösen. In diesem Falle legt sich die Iriswurzel vor die Abflußstelle im Kammerwinkel und *blockiert* den Abfluß (akuter Anfall von Winkel*block*glaukom). Unter den auslösenden Faktoren unterscheidet man: örtlich wirkende Faktoren (Mydriatika) und allgemein wirkende Faktoren (Allgemeinkrankheiten, körperliche Anstrengung, Operationen, Unfall, seelische Erregung z. B. Schreck (Abb. 67), toxische Wirkungen wie Alkohol und Coffein im Übermaß.

Klinisches Bild: Allgemeinsymptome: Kopfschmerzen, Übelkeit, Brechreiz können so überwiegen, daß die Lokalsymptome (plötzliche Abnahme des Sehvermögens, Lichtscheu, Tränen) vom Patienten unbeachtet bleiben. Der erhöhte intraokulare (i. o.) Druck löst über

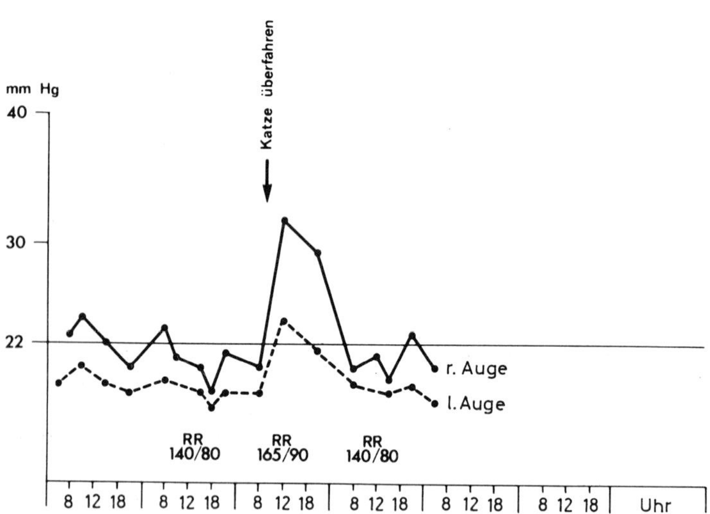

Abb. 67 Akuter Druckanstieg rechts (eigene Zufallsbeobachtung!): Durch psychische Erregung (Überfahren einer Katze auf dem Weg zum Augenarzt) kam es während der bereits begonnenen Aufzeichnung des Tagesprofils am rechten Auge zu einem Druckanstieg über 30 mmHg. Gleichzeitig stieg der Blutdruck von 140/80 auf 165/90

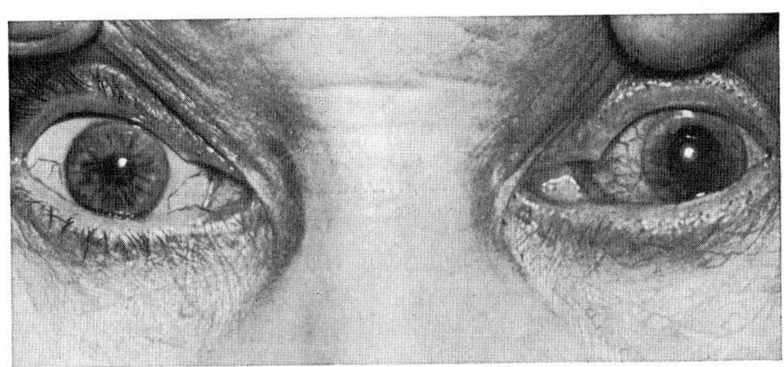

Abb. 68 Akuter Glaukomanfall (Primäres Engwinkelglaukom) *links:* kongestive Hyperämie (sichtbar erweiterte und gestaute Bindehautgefäße). Lid- und Epithelödem. Hornhautdurchmesser unter 11 mm; enger Kammerwinkel. Pupille: 7 mm weit, ovalär entrundet, reaktionslos. Augapfel palpatorisch steinhart: Augeninnendruck 77 mmHg. *Rechtes* Auge: blaß, reizlos. Pupille: 3 mm weit, rund reagiert prompt auf Licht und Naheinstellung. Augapfel palpatorisch weich, eindrückbar: Augeninnendruck 19 mmHg (70 J. ♀)

die Hornhaut (sensible Fasern des 1. Trigeminusastes) einen intensiven dumpfen Schmerz aus. Dieser kann über die 3 Trigeminusäste in die Schläfe, in den Hinterkopf sowie in den Ober- und Unterkiefer ausstrahlen. Sehr häufig wird deshalb das akute Glaukom verkannt und lediglich mit Kopfschmerzmitteln behandelt.

Lokalsymptome: hochrotes Auge, geschwollenes Lid (Tafel IV, Abb. 1). Die Hornhaut ist durch den hohen Druck ernährungsgestört und trübe (Epithelödem!). Weite und reaktionslose Pupille (Tafel V, Abb. 3 u. 4). Das Sehvermögen ist auf Erkennen von Handbewegungen herabgesetzt. Der Augapfel fühlt sich bei der **Palpation** mit den Fingerspitzen steinhart an (Vergleich mit dem zweiten gesunden Auge!) (Abb. 147, S. 146).

Behandlung: *allgemein* drucksenkend wirkende Hyperosmotika, z. B. Glycerin, Mannit und Harnstoff und durch *lokal* pupillenverengende (z. B. Pilocarpin) Mittel. Zusätzlich Diamox, das die Bildung des Kammerwassers drosselt. In der Regel wird die **Operation:** Ausschneidung der Regenbogenhaut (periphere, nur noch selten totale Iridektomie; Laser-Iridektomie) zur Freilegung des blockierten Kammerwinkels, nicht zu umgehen sein. Durch die *kombinierte* Anwendung der genannten Medikamente gelingt es nahezu in allen Fällen, konservativ den i. o. Druck soweit zu senken, daß die Operation nicht mehr im akuten Anfall, sondern bei erniedrigtem Druck, d. h. bei reizlosem blaßen Auge, im anfallsfreien Intervall, erfolgen kann. Die intra- und postoperativen *Komplikationen* (Vorderkammerblutung, hintere Synechien, Linsentrübung) sind seither selten geworden.

Primäres chronisches Engwinkelglaukom

Vorbemerkung: Auch als chronisches Winkelblockglaukom, früher als chronisch-kongestives Glaukom bezeichnet, verläuft es sehr variationsreich. Es kann unmerklich chronisch beginnen und in die akute Verlaufsform übergehen. Durch „schleichenden Kammerwinkelverschluß“ kann ein akuter Anfall (akutes „Winkelblockglaukom“) entstehen. Zum anderen kann ein akutes Glaukom, nach medikamentös oder operativ beseitigtem Anfall in die chronische Form übergehen und wie ein Simplex-Glaukom weiterlaufen.

Ätiologie: Kleinbau des Auges: Kleiner Hornhautdurchmesser. Kammerwinkel untermittelweit bis eng. Refraktion zumeist hyperop. Durch wiederholte *subakute* Druckanstiege entstehen im Kammerwinkel hintere Synechien (Anheftung der Regenbogenhautwurzel an den Ziliarkörper), die zum akuten Anfall disponieren.

Verlauf: Es besteht vor bzw. nach dem Anfall das gleiche Papillen- und Gesichtsfeldverhalten wie beim Glaucoma simplex. Die Druckschwankungen sind jedoch größer, mit oft monatelangen druckfreien Intervallen.

Behandlung: Wie akutes bzw. einfaches Glaukom, je nach Stadium.

Primäres Weitwinkelglaukom (Glaucoma chronicum simplex)

Das sog. *einfache Glaukom (Glaucoma simplex)* mit stets offenem weitem Kammerwinkel („Offenwinkelglaukom“), verläuft ohne äußere Zeichen am Augapfel. Es bestehen nie Schmerzen, die Hornhaut bleibt klar, das zentrale Sehen sehr lange erhalten. Durch den nie sehr hohen, aber ständig erhöhten Augeninnendruck, der Werte zwischen 22 und 50 mmHg aufweist (Druckkurven S. 151, 152), wird der Sehnerv (Tafel VI, Abb. 2) im Laufe von Jahren ausgehöhlt („steter Tropfen höhlt den Stein“). Zuerst entsteht ein kleiner Gesichtsfeldausfall (Skotom) zumeist nasal und oberhalb des blinden Fleckes, entsprechend der Aushöhlung der Sehnervenscheibe (*Papillenexkavation,* vgl. S. 151). Sodann fließt dieser bzw. diese feinsten Ausfälle mit dem blinden Fleck zusammen (Abb. 69). Schließlich entsteht ein bogenförmig nach nasal ziehender Gesichtsfeldausfall, der sich zunehmend vergrößert. Zuletzt schwindet auch das bis dahin gute zentrale Sehen.

Da nie Beschwerden bestehen und bei beidäugigem Sehen der zunächst nur einseitige Ausfall lange Zeit hindurch verborgen bleiben

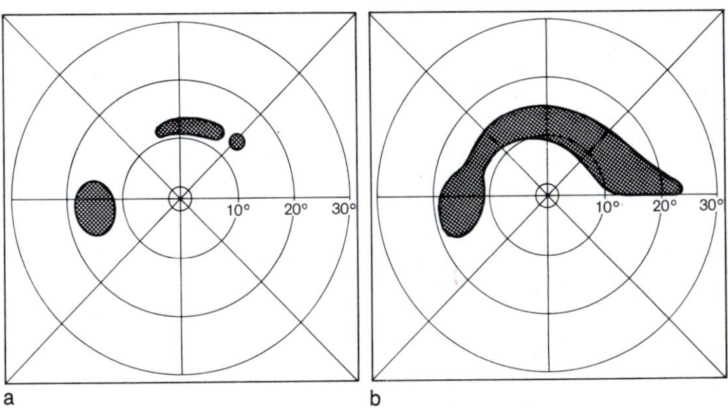

Abb. 69a und b Skotome

a) Nasal punkt- und fleckförmige Skotome noch ohne Anschluß an den blinden Fleck beim Glaucoma simplex. Bjerrum-Schirm

b) Bjerrum-Skotom. Bogenförmiger Ausfall durch zusammenfließen der Einzelskotome mit dem sich vergrößernden blinden Fleck

kann, wird diese Glaukomform häufig zu spät erkannt. Es ist deshalb ratsam, bei der Verordnung der sog. Altersbrille, d. h. vom 45. Lebensjahr an, in regelmäßigen Abständen den Augeninnendruck zu messen (**Tonometrie,** S. 146) und die Papille zu spiegeln.

Behandlung. *Lokal:* Betablocker (Timolol, Metipranolol, Bupranol usw.), Adrenalinderivate (Dipivefrin usw.), Miotika (Pilocarpin, Carbachol). *Operativ.* Bei zunehmendem Gesichtsfeldausfall: Fistulierende Operation (Gedeckter Elliot nach Fronimopoulos, Trabekulektomie, Laser-Trabekuloplastik).

Okuläre Hypertension. Erhöhter Augeninnendruck (22–35 mmHg) ohne Gesichtsfeldausfall oder Papillenexkavation, vorwiegend bei Hypertonikern ab 55 J. Tagesdruckkurve, Familienanamnese, Risikofaktoren (z. B. Diabetes) entscheiden die Behandlung.

Frühkindliches Glaukom (Hydrophthalmus = Wasserauge, Buphthalmus = Kuhauge) (Abb. 70 a u. b)

Durch Entwicklungsstörung bleiben Trabelwerk sowie Schlemm-Kanal ein- oder beidseitig von unreifem (embryonalen) Gewebe bedeckt. Dadurch ist der Abfluß des Kammerwassers gestört. Der i. o. Druck steigt an und das noch wachsende Auge vergrößert sich.

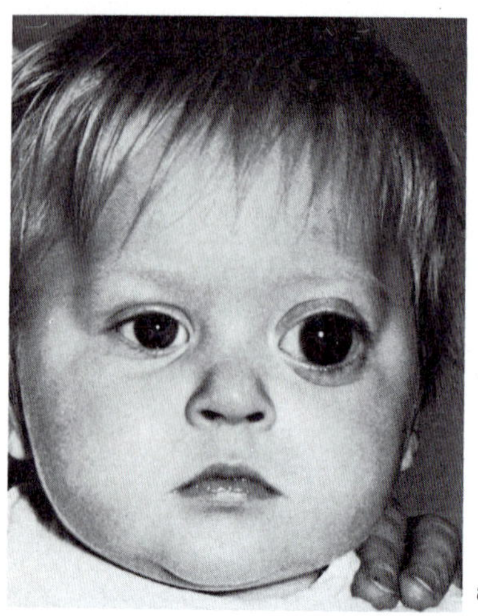

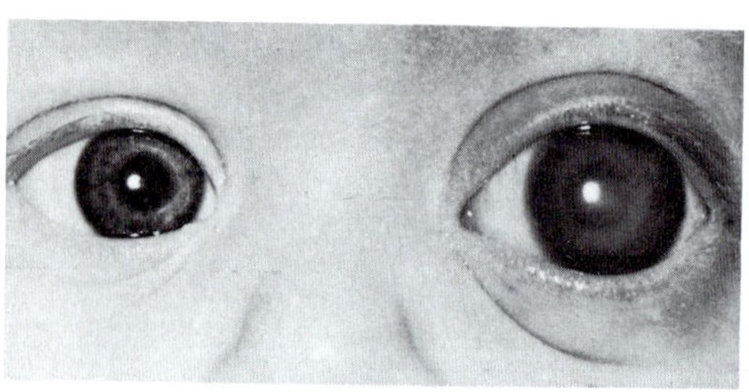

Abb. 70a und b Linksseitiger Buphthalmus congenitus (Kuhauge)
a) Klaffende Lidspalte, vergrößerter, vorstehender Augapfel. Hornhautrand verbreitert – Durchmesser: 17 mm (10 Monate ♂)
b) Vergrößerter Ausschnitt: Hornhaut matt, Epithelödem, leistenartige Verdickung der Descemetschen Membran (Haabsche Linien). Augapfel palpatorisch steinhart (60 mmHg). Rechts: regelrecht (10 Monate ♂)

Lokalsymptome: Sichtbare Vergrößerung eines, häufiger beider Augen, zumeist schon in den ersten 3 Lebensmonaten. Tränenfluß, Lichtscheu, feine Hornhauttrübung (Epithelödem an der Spaltlampe). Hornhautdurchmesser bei Geburt 10 mm, vergrößert sich rasch auf 13 mm und mehr. Häufig: zu späte Erkennung!

Frühoperation: Einschneiden des bei Geburt nicht zurückgebildeten persistierenden unreifen Gewebes im Kammerwinkel in Höhe des Schlemm-Kanal (Goniotomie) (Abb. 71–73). Bei trüber Hornhaut, Eröffnen des Schlemm-Kanals von außen nach innen mit Sonde (Trabekulotomie).

Sekundärglaukom. Intraokulare Entzündungen, perforierende Verletzungen, Gefäßerkrankungen (Diabetes, Zentralvenenthrombose = hämorrhagisches Sekundärglaukom), intraokulare Tumoren, retrolentale Fibroplagie, Kapselhäutchenglaukom, Cortisonglaukom usw.

Abb. 71 *Goniotomie:* Aufsetzen der Gonioskopielinse, die etwas kleiner gezeichnet ist, um das in die Vorderkammer eingeführte Goniotomiemesserchen besser darstellen zu können

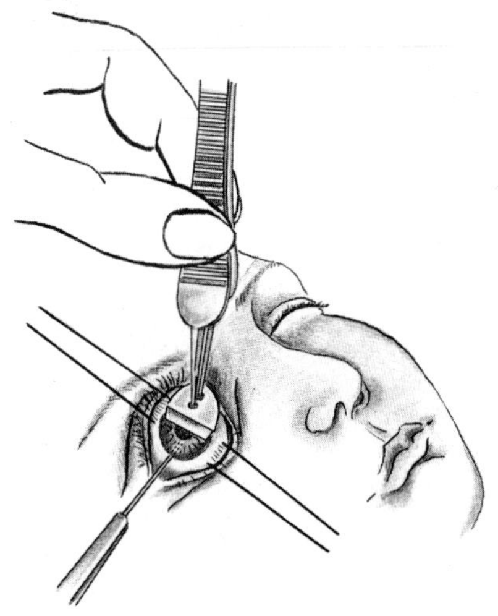

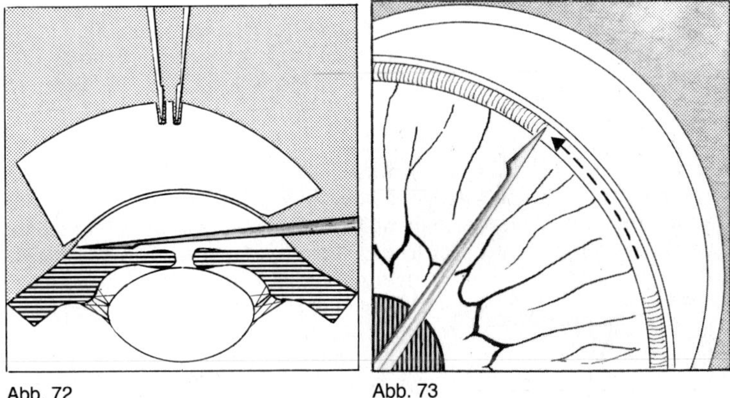

Abb. 72

Abb. 73

Abb. 72 Die Gonioskopielinse vermittelt den Einblick in den Kammerwinkel. Durch Pinzette gehalten, wird sie auf die Hornhaut aufgesetzt. Das speerförmige Goniotomiemesserchen wird am Limbus in die Vorderkammer eingeführt

Abb. 73 Einblick in den Kammerwinkel beim Buphthalmus. Das Goniotomiemesserchen durchschneidet die Barkansche Membran. Zurücksinken der Iriswurzel, die mit hochgezogen war, auf das normale Niveau

Aderhaut (Uvea = Gefäßhaut des Auges)

Entzündungen der Aderhaut (Uveitis posterior)

Die Aderhaut (hintere Uvea) ist neben dem Strahlenkörper und der Regenbogenhaut (vordere Uvea) ein Teil der Uvea, der mittleren Schicht des Augapfels. Die Aderhaut hat keine sensiblen Nerven. Bei Erkrankungen der Aderhaut treten also nur Schmerzen auf, wenn der Ziliarkörper beteiligt ist. Die Kapillarschicht der Aderhaut ernährt das Sinnesepithel der Netzhaut, so daß diese bei Aderhautentzündungen fast immer beteiligt ist und Sehstörungen auftreten können. **Entzündungen der Aderhaut.** *Infektiös:* Nur selten gelangen Erreger (Bakterien, Pilze, Viren) *direkt* über die Blutbahn in die Aderhaut. Ebenso selten ist der Erregernachweis (10%). Die infektiöse Erkrankung verläuft schleichend (histologisch granulomatös). *Nichtinfektiös:* Aus einem nur vermutbaren, zumeist unbekannt bleibenden (30%) Entzündungs- bzw. Reaktionsort im Organismus gelangen Antigene, d. h. eiweißartige Stoffe (Glykoproteine), auch entartete körpereigene Stoffe, die als *körperfremd* empfunden werden, in die Aderhaut. Auslösung einer Immunabwehr (Antigen-Antikörperreaktion), die überwiegend *allergisch-akut* (histologisch nichtgranulomatös) verläuft. *Ätiologie:* Systemerkrankungen (Sarkoidose, Tbc, Lues, rheumatischer Formenkreis usw.) aber auch unterschwellige, unspezifisch verlaufende Entzündungen durch nicht nachweisbare Erreger kommen in Frage.

Klinisches Bild: Die Herde treten zumeist über den ganzen Augenhintergrund verstreut (Chorioiditis disseminata), seltener isoliert auf. Sie verlaufen unbemerkt, solange die Netzhautmitte nicht beteiligt ist. Es handelt sich um oft zusammenfließende runde bis ovale, unscharf begrenzte prominente Herdchen; die oberflächlich liegenden sind mehr grauweiß, die tieferen mehr graugrün. *Hauptsymptom:* Glaskörpertrübungen. Im Narbenstadium entstehen durch Pigmentschwund kleinere und größere, vom Pigment entblößte hellweiße Stellen (sichtbar gewordene Lederhaut!). Diese sind von tiefschwarzen Pigmentresten eingerahmt. Rezidivierendes beidseitiges Auftreten.

Behandlung: In erster Linie Behandlung des Grundleidens, daneben Ruhigstellung des befallenen Auges durch Pupillenerweiterung und Verband. Entsprechend der überwiegend allergisch-hyperergischen Natur ist die lokale und fallweise allgemeine Cortisonanwendung angezeigt.

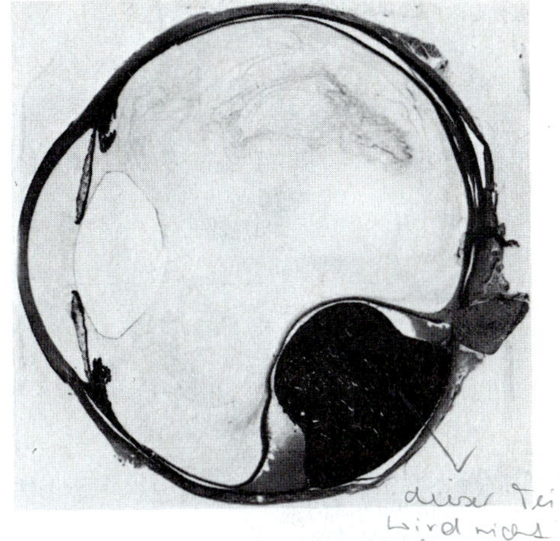

Abb. 74 Melanom der Aderhaut (histologischer Schnitt). Pilzförmig glaskörperwärts wachsender Tumor mit taillenförmiger Einschnürung (Durchbruchstelle der Bruchschen Membran). Angrenzende sekundäre exsudative Netzhautablösung (Amotio)

Tumoren der Uvea

Gutartige Geschwülste: Nävi, Angiome, Neurofibrome und Neurinome, Leiomyome. *Bösartige Geschwülste:* Das maligne Melanom (Melanosarkom). Diese bösartigste Geschwulst am Auge (Abb. 74) wächst pilzförmig, glaskörperwärts, sitzt in der Regel am hinteren Augenpol und wölbt die Netzhaut vor sich her. Melanome kommen bereits im 4. Lebensjahrzehnt vor. Wesentlich seltener sind die metastatischen Tumoren, z. B. beim Mammakarzinom.

Behandlung: Bei den bösartigen *größeren* Tumoren und einseitigem Befall kommt die Enukleation in Frage. Gute Ergebnisse mit Betastrahlen. Bei den sehr seltenen beidseitigen Tumoren: Lichtkoagulation des kleineren Tumors, Strahlentherapie mit Kobaltschalen oder radioaktiven Isotopen sowie Chorioidektomie (Ausschneidung).

Kolobome der Aderhaut

Es handelt sich um angeborene Anomalien. Die grubenförmig vertieften Defekte liegen unterhalb der Papille. Kombination mit anderen Mißbildungen wie Sehnerven-, Iris- und Linsenkolobom kommt vor.

Netzhaut (Tafel VI, Abb. 3 u. Abb. 75)

Die Netzhaut ist ein dünnes Häutchen (Dicke in der Ora serrata 0,1 mm, am hinteren Augenpol 0,23 mm) von cellophanartiger Durchsichtigkeit. Die Netzhautgefäße ernähren nur die oberflächliche

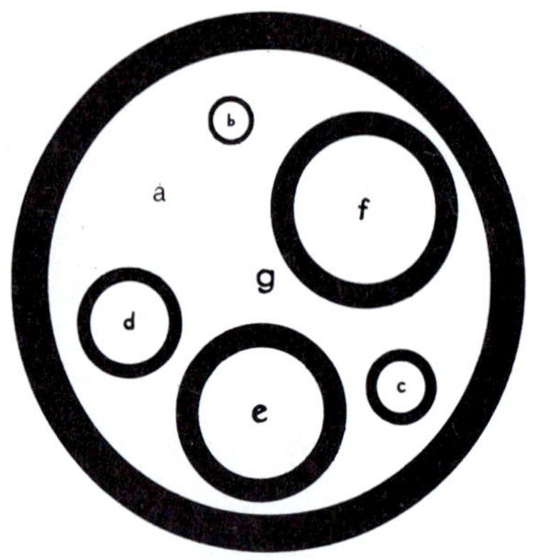

a) Zentralarterie der Netzhaut (A. centralis retinae),
b) Augenarterie (A. ophthalmica), 1. Ast der A. carotis interna,
c) Speichenarterie (A. radialis),
d) Armarterie (A. brachialis),
e) Oberschenkelarterie (A. femoralis),
f) Halsschlagader (A. carotis),
g) Körperschlagader (Aorta) = dikker Außenkreis

Abb. 75 Zentralarterie der Netzhaut (A. centralis retinae) in ihrer Größenbeziehung zu den Körperarterien (nach *Amsler*)
Beachte die Winzigkeit der Zentral-„Arterie“, die eine verschwindend kleine Arteriole mit einem Durchmesser von 0,1 mm darstellt!

Gehirnschicht, während die tieferliegende Sinnesepithelschicht mit ihren Stäbchen und Zapfen von den Gefäßen der Aderhaut ernährt wird. Normalerweise wird durch das gleichmäßig dichte Pigmentepithel der Netzhaut das darunterliegende Aderhautgefäßnetz unsichtbar. Bei blonden und stärker noch bei albinotischen Personen ist das Pigmentepithel des Augenhintergrundes verdünnt. Das Weiß der Lederhaut und die Aderhautgefäße scheinen durch. Der altersveränderte Augenhintergrund zeigt wandverdickte, der Augenhintergrund bei Kurzsichtigen dünne, gestreckte und bei Weitsichtigen dickere geschlängelte Gefäße.

Erkrankungen der Netzhaut

Verschluß der Zentralarterie (Embolie) (Tafel VII u. VIII)

Bei älteren Patienten ist eine *plötzliche* Sehstörung mit sofortigem Sehausfall stets ein alarmierendes Zeichen, das auf den möglichen Verschluß der Zentralarterie der Netzhaut hinweist. Vorwiegend handelt es sich hierbei um Patienten mit Hochdruck, Arteriosklerose; bei juveniler Hypertonie stets Verbindung mit Nikotinabusus (Tafel VII, Abb. 1–4 u. Tafel VIII, Abb. 1–4). Seltener sind hypotone Blutverteilungsstörung, Migräneanfall oder Einnahme von Ovulationshemmern bei gleichzeitigem Nikotinabusus. Die Embolie der Zentralarterie ergibt das charakteristische Bild des Infarktes der Netzhaut mit der ischämischen (blutleeren) milchigweißen Netzhauttrübung und dem kirschroten Fleck in der Makula. Bei Arterienastembolie sektorenförmige, milchigweiße Netzhauttrübungen im Versorgungsbereich.

Behandlung: Die Wiederbelebungszeit der völlig blutleeren menschlichen Netzhaut beträgt nach neueren Untersuchungen 10–120 Minuten. Echte Embolien sind jedoch selten. Bei durch Gefäßspasmus (Gefäßkrampf) bedingten Fällen mit erhaltener minimaler Zirkulation hat die lokale und allgemeine gefäßerweiternde Therapie oft noch nach Tagen überraschend gute Ergebnisse. Die Behandlung erfolgt in den ersten 2 Stunden mit Parazentese der Vorderkammer (Ablassen von Kammerwasser zur Druckverminderung), ersatzweise Bulbusmassage sowie mit gefäßerweiternden Mitteln, Priscol (1 ml) oder 2 ml Ronicol (retrobulbär). Allgemein: Heparin (1 ml i. v.), Hämodilution (Dextran).

Verschluß der Zentralvene (Thrombose) (Abb. 76)

Die Thrombose der Zentralvene ist weitaus häufiger als die Embolie, setzt aber weniger plötzlich ein. Der Sehausfall ist nicht vollständig (Sehrest etwa 1/60). Venenverschlüsse bei Gefäßsklerose, Hypertonie, Diabetes, Blutverteilungs- und Gerinnungsstörungen, allergisch-hyperergische Störungen, bei Tuberkulose oder Lues. Auch übermäßige körperliche Anstrengung und einseitige Ernährungsweise spielen eine Rolle. In den letzten Jahren haben sie – wie alle Gefäßleiden – erheblich zugenommen. Bei der Erhebung der Anamnese ist auf Nikotinabusus und die Einnahme von Ovulationshemmern zu achten.

Die Thrombose der Zentralvene, auch Apoplexia retinae genannt, zeigt charakteristischerweise neben der hämorrhagisch verfärbten Papille und dem makularen Ödem vor allem Blutungen, die bis in die äußerste Peripherie reichen. Gefürchtete Komplikation: hämorrhagisches Sekundärglaukom mit Rubeosis iridis.

Behandlung: An erster Stelle steht die Behandlung des Grundleidens. Allgemein: Colfarit, Streptase, Trental 400. Antikoagulantientherapie am Auge selten erfolgreich und nur unter internistischer Führung!

Arteriosklerose („Gefäßwandverkalkung")

Die Sklerose der Netzhautgefäße ist gekennzeichnet durch die unregelmäßige, harte Wandverdickung, die den Blutstrom einengt. Bei hochgradig arteriosklerotischen Durchblutungsstörungen entsteht die Retinitis circinata, mit Einlagerung weißer Degenerationsherdchen, die gürtel- bzw. girlandenartig am hinteren Pol verteilt sind. Nicht selten geht diese der scheibenförmigen Entartung der Netzhautmitte voraus.

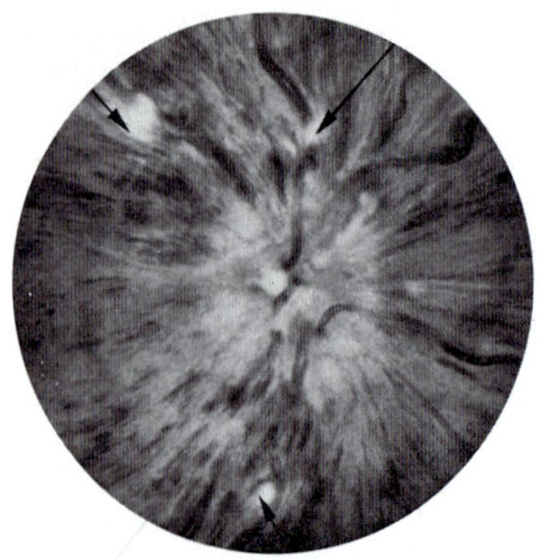

Abb. 76 Zentralvenenthrombose (5 Wochen). Sehnervenscheibe (Papille) blutig verfärbt, hochgradig ödematös. Radiärstreifige und fleckförmige Netzhautblutungen bis in die äußerste Peripherie (Apoplexia retinae). Venen gestaut und geschlängelt. Arterien nahezu unsichtbar. Vereinzelt baumwollflockenartige (Cotton-wool-)Herde (Pfeile). Nikotinabusus und zu hoch dosierte „Pille" RR 240/120 (41 J. ♀)

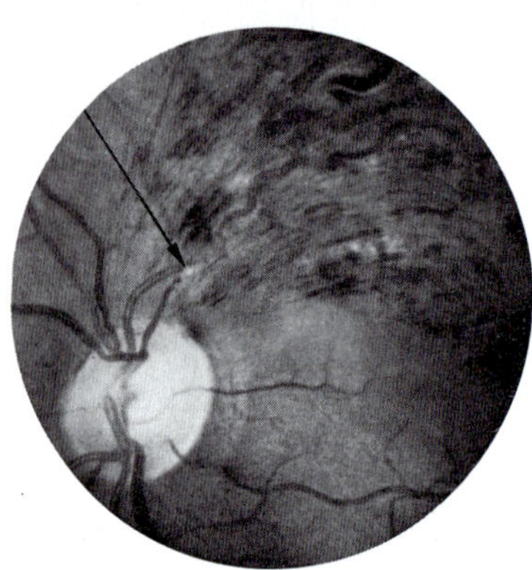

Abb. 77 Astvenenthrombose. Keilförmige, flammenzungenartige Blutung, ausgehend von der Kreuzungsstelle (Pfeil), der oberen Temporalarterie mit der peripher gestauten und geschlängelten, papillenwärts kollabierten Vene. Schläfenwärts führt horizontal eine zilioretinale Arterie Blut aus dem Ziliarkreislauf zur Netzhautmitte. RR 180/90 (72 J. ♀)

Arteriitis temporalis (Entzündung der Schläfenarterie)

Im höheren Alter kann es zur gefürchteten Arteriitis temporalis, einer akut verlaufenden Gefäßwanderkrankung (Abb. 77–79), kommen. In etwa der Hälfte der Fälle sind die Augen seitengleich beteiligt mit Verlust des Sehvermögens. Das Krankheitsbild ist gekennzeichnet durch Übelsein, heftigen Schläfenkopfschmerz, Temperaturerhöhung, hohe Blutsenkungsgeschwindigkeit, infektanämische Veränderungen des Blutbildes. Die Temporalarterie tritt an der Schläfe als geschlängelter, pulslos tastbarer, verhärteter Strang sichtbar hervor.

Behandlung: Sofortige beidseitige Resektion der Schläfenarterie (A. temporalis) zur Unterbrechung des Circulus vitiosus. Allgemeine hochdosierte Cortisontherapie (Wollensak). Behandlung des Kreislaufes.

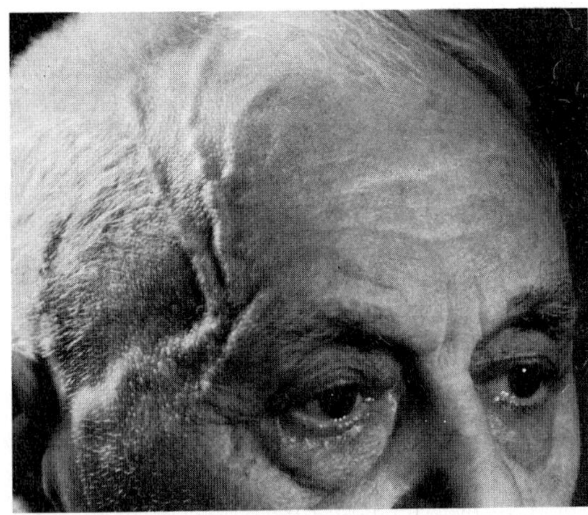

Abb. 78 Arteriitis temporalis. Rechte Schläfenarterie mit ihren zur Stirn aufsteigenden 3 Ästen geschlängelt, verdickt, pulslos und druckschmerzhaft. Histologischer Befund: Riesenzellarteriitis. RR 185/110. BSG 91/135 (79 J. ♂)

Abb. 79 Rechter Fundus zu *Arteriitis temporalis,* Abb. 78. Ischämisches Papillenödem als Folge der arteriellen Mangeldurchblutung. Streifige Randblutungen (Pfeile). Arterien hochgradig wandverdickt, streckenweise bis zur Fadendünne verengt. Über Nacht erblindet

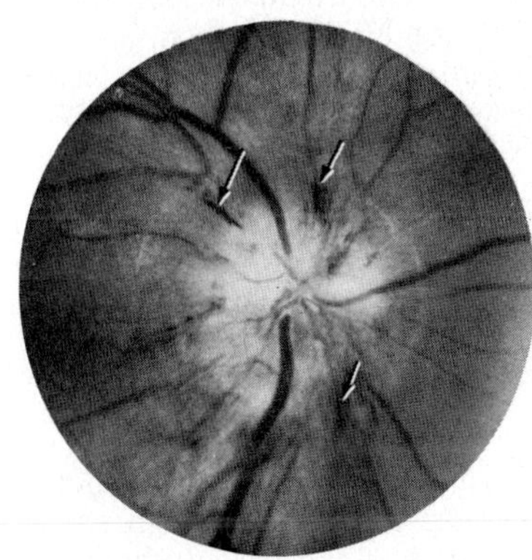

Netzhautveränderungen beim Hochdruck

Roter Hochdruck (benigne Hypertonie)

Dieser findet sich, wenn konstant die Zeichen erhöhten Blutdruckes ohne erkennbare organische Krankheitszeichen bestehen. Wichtig für die allgemeinärztliche Beurteilung ist das Bild des gutartigen *Fundus hypertonicus* mit seinen 2 Stadien (Stadium I und II) sowie das Bild der krankhaften *Retinopathia hypertensiva* (angiopastica) mit ihren beiden Stadien (Stadium III und IV).

Fundus hypertonicus

1. *Gutartiges Frühstadium:* Kupferdrahtreflex durch erhöhte Reflexion der stark gespannten Gefäßwand. An den Kreuzungsstellen sind die Venen den darüberziehenden Arterien angelagert; sie sind wie eingeschnürt, verengt: Gunn-Kreuzungszeichen (Stadium I).
2. *Gutartiges Spätstadium:* zusätzlich unregelmäßige Wandverdickung durch altersmäßig hinzutretende Arteriosklerose und enger gestellte Arterien, kleinere Blutungen und fettige Degenerationsherde (Stadium II).

Blasser Hochdruck (maligne Hypertonie)

Grundleiden: 1. primäre, essentielle Hypertonie (Übergang!). 2. *Sekundäre* renale, kardiovaskuläre, endokrine, neurogene Hypertonie: Wenn eine akute Nierenerkrankung nicht abzuheilen pflegt und in die Form der chronischen Nephritis übergeht, treten Veränderungen am Auge dann auf, wenn gleichzeitig die Blutdrucksteigerung weiter besteht. In solchen Fällen finden sich sehr früh am Augenhintergrund Zeichen der Mangeldurchblutung (Ischämie) als Ausdruck einer abschnittsweisen angiospastischen Gefäßkontraktion. Erstaunlich ist, daß die Veränderungen am Augenhintergrund als Frühsymptom bereits zu einem Zeitpunkt auftreten können, in dem die klinische Prüfung der Nierenfunktion noch keine Störung erkennen läßt. Am Augenhintergrund finden sich beim blassen Hochdruck die nachstehenden Zeichen.

Retinopathia hypertensiva (angiospastica)

1. *Frühstadium:* stellenweise Silberdrahtarterien, d. h. durch Vasokonstriktion dünne Gefäße mit schmalem, hart und hellglänzendem Reflex. Hauchig-ödematöse, ischämische (mangeldurchblutete) Papille, fettige Degenerationsherde und Cotton-wool-Herde als vereinzelt unscharf begrenzte, hellweiße, flockig-wolkige, wie Baumwollflocken aussehende Netzhautherde (Stadium III).
2. *Spätstadium:* Silberdrahtarterien. Ischämisch-blasser Augenhintergrund mit Papillenödem, flächenhaftem Ödem der Netzhaut und Blutaustritten. Cotton-wool-Herde, Sternfigur am hinteren Pol (Stadium IV).

Auch in der *Schwangerschaft* kann das Netzhautgefäßsystem in Form der *Retinopathia eclamptica gravidarum* entgleisen. Meist als Pfropfgestose bei vorgeschädigter Niere auftretend, ist die Engstellung der Arterien das wichtigste Merkmal. Hinzu kommen im Anfall peristaltikartige Kaliberschwankungen von der Papille zur Peripherie hin sowie abschnittsweise Spasmen mit ischämischen Netzhautveränderungen: Auftreten von Blutungen, Cotton-wool-Herde und milchigweiße, ödematöse Bezirke als Zeichen der Mangeldurchblutung.

Die bedrohliche Gesamtsituation mit extremer Blutdrucksteigerung findet ihre Erklärung darin, daß sich im Zustand der Eklampsie in Gehirn und Niere der Schwangeren gleiche Gefäßveränderungen wie am Augenhintergrund abspielen. **Raucherinnen** haben eine schlechtere Prognose!

Netzhautveränderungen beim Diabetes

Retinopathia diabetica

Für den Diabetiker ist nach 5- bis 10jähriger Dauer die Retinopathia diabetica in ihrer *nicht proliferativen* juvenilen oder senilen Form charakteristisch. Bei jüngeren Patienten mit Diabetes findet man Hypertrophie und algenartiges Aufsprossen von Netzhautvenolen mit Wundernetzbildungen, sackförmige Ausweitungen von Venenästen und Kapillaraneurysmen (sog. Blutpunkte), sowie umschriebene helle anämische Bezirke. Beim Altersdiabetes kommen hinzu Kaliberschwankungen der wandverdickten Gefäße. Im Frühstadium sichert im Zweifelsfalle die Fluoreszenz-Angiographie die Diagnose.

Klinische Einteilung (vereinfacht):

1. **Hintergrundretinopathie** (nichtproliferative), d. h. die diabetischen Veränderungen liegen *innerhalb* der Netzhaut.
2. **Proliferative Retinopathie** („neovaskuläre“), d. h. die diabetischen Veränderungen (Neubildung von Gefäßen [Neovaskularisation], Blutungen in den Glaskörpern, Bildung von Netzhaut-Glaskörpersträngen, Traktionsamotio) überschreiten das Niveau der Netzhaut und liegen deshalb *außerhalb* (glaskörperwärts) derselben. Die proliferative, neovaskuläre Form ist als maligne Form zu bezeichnen. Der Diabetes mellitus ist eine *Erbkrankheit* und heute die häufigste Erblindungsursache. *Nikotinabusus* erhöht den Insulinbedarf und begünstigt den frühen Eintritt der proliferativen Form.

Behandlung: Rechtzeitige panretinale Photokoagulation (Meyer-Schwickerath, Spitznas, Wessing).

Toxoplasmose (Parasiteninfektion)

2 Formen: 1. *Angeborene Augentoxoplasmose.* Durch Infektion der Mutter in den ersten 3 Monaten der Schwangerschaft. *Rosettenherd* in der Makula. 2. *Erworbene Augentoxoplasmose. Papillennaher Einzelherd* (Retinochorioiditis juxtapapillaris Jensen). Rauchweißer, ödematöser Herd mit Glaskörperinfiltration. Rezidivierend (Satellitenherde). Sabin-Feldman- sowie Fluoreszenzantikörpertest.

Anmerkung: Wenn Kinder mit **Erbleiden** wie Zuckerkrankheit, Retinoblastom „dank der Fortschritte der ärztlichen Kunst ‚geheilt' und ins fortpflanzungsfähige Alter gebracht werden können, so leisten wir damit dem Kranken zwar einen großen Dienst, hemmen aber nicht die Ausbreitung und Vermehrung dieses Erbleidens, was auch Aufgabe des Arztes ist, sondern fördern sie noch . . . Die früher unterbliebene Fortpflanzung des Erkrankten muß naturnotwendig zu deren Zunahme von Generation zu Generation führen. Die einzige Möglichkeit, die verlorengegangene natürliche Auslese bei den Erbkranken auszugleichen, ist der freiwillige Verzicht auf Nachkommenschaft" (Nachtsheim).

Geschwülste der Netzhaut (Abb. 80 u. 86 a, b)

Das in 40% doppelseitige *Retinoblastom* entsteht überwiegend in den ersten Lebensjahren aus der Wucherung embryonaler Netzhautzellen. Im Vollbild scheint ein graugelber Reflex aus der Pupille (amaurotisches Katzenauge). Bei bestimmter Größe des Tumors fällt den Eltern ein graugelber Reflex in der Pupille auf und führt sie zum Arzt. Oft steht das sonst normalentwickelte Auge mit regelrechter Vorderkammertiefe in leichter Divergenzstellung und scheint blind zu sein. Bei etwa 6% familiäre Vererbung. Häufig zu späte Erkennung!

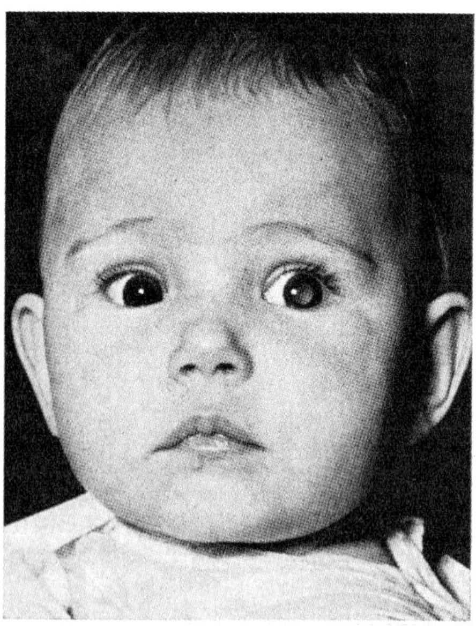

Abb. 80 Retinoblastom (Glioma retinae). Graugelber bis weißer Reflex der linken Pupille (Leukokorie). Amaurotisches Katzenauge (8 Mon. ♀)

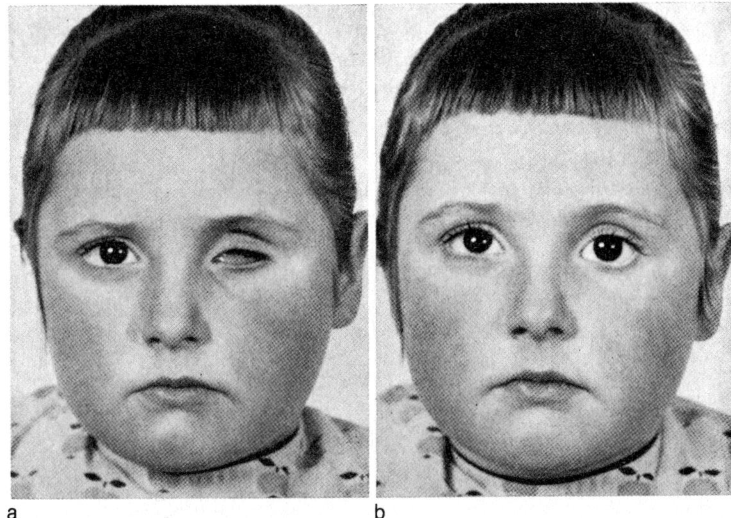

Abb. 81a und b Retinoblastom (Glioma retinae)
a) Zustand nach Entfernung des Augapfels
b) Mit Augenprothese

Behandlung: Bei einseitigem großen Tumor Enukleation. Bei beidseitigem Befall (40%), Enukleation des weiter fortgeschrittenen Auges und Lichtkoagulation oder Kryokoagulation des zweiten Auges.

Netzhautablösung (Ablatio, Amotio)

Primäre Netzhautablösung (rhegmatogene = riß- oder lochbedingte). Drei Faktoren disponieren: *Kurzsichtigkeit, Alter* und *Linsenlosigkeit.* Im kurzsichtigen Auge tritt schon frühzeitig, im senilen entsprechend später, eine kolloid-chemisch bedingte *Destruktion* und *Verflüssigung* des Glaskörpers ein. Durch Abnahme des Wasserbindungsvermögens treten Zerfall des Gerüstwerkes, teilweise Verflüssigung und hintere Abhebung des Glaskörpers ein. Dadurch verliert der Glaskörper seine Gelstruktur und Formkonstanz. Er büßt den Charakter eines die Netzhaut gleichmäßig an die Aderhaut andrückenden Schutzorgans ein. Bei raschen Blickbewegungen schleudert er und zerrt durch feine fädige Verbindungen an degenerativen Netzhautarealen (Abb. 82). Beim aphaken Augen schließlich besteht zusätzlich die Möglichkeit größerer Schleuderbewegungen des Glaskörpers durch Fehlen der Linse, die zur Vorderkammer hin abschließt. Ist die Netzhaut eingeris-

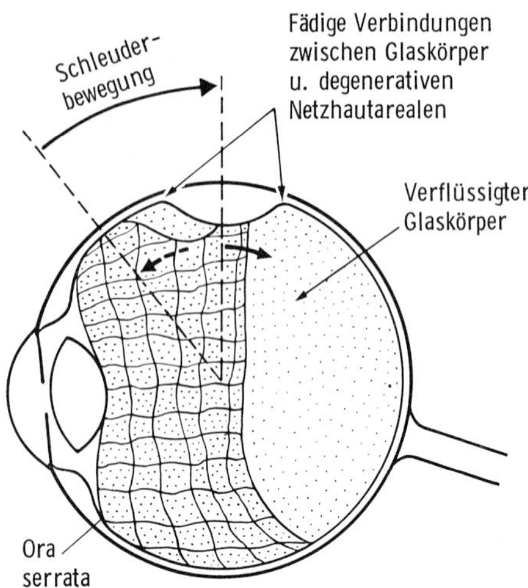

Abb. 82 Bei raschen Blickbewegungen kommt es in myopen, senilen und aphaken Augen durch Schleuderbewegungen des verflüssigten Glaskörpers zu Zerrungen seiner feinen fädigen Verbindungen an degenerativ veränderten Netzhautarealen (Gitterlinien, Palisaden, Schneckenspuren, Zysten). Gefahr des Netzhautrisses (feine Pfeile) mit anschließender Netzhautablösung!

sen, so tritt Glaskörperflüssigkeit durch das Loch hindurch und trennt die Sinnesepithelschicht, d. h. die Zapfen und Stäbchen der Netzhaut, von ihrer ernährenden Unterlage, der Aderhaut mit zugehörigem Pigmentepithel (Abb. 83). Bei Jugendlichen: traumatische *Ora-serrata-Risse* (Abb. 82) häufig!

Bemerkenswert ist die spontane und ohne Schmerzen eintretende Sehstörung. Der Sehausfall bessert sich anfänglich durch die Nachtruhe. Der Kranke beobachtet einen dunklen Schleier oder Schatten vor dem Auge. Die Netzhaut verliert ihr leuchtendes Rot, die blasig hohe Abhebung ist durch ihre graue Farbe sowie die dunkel erscheinenden Netzhautgefäße mit ihren gewundenen und am Ablösungsrande geknickten Verlauf (Abb. 83) gekennzeichnet. Typischer Gesichtsfeldausfall (Abb. 84) und Nachweis eines Netzhautrisses sichern die Diagnose. In über der Hälfte der Fälle hat der Einriß der Netzhaut Hufeisenform.

Nicht selten verbirgt sich hinter Glaskörperblutungen eine Netzhautablösung, die durch den Einriß eines Netzhautgefäßes entstanden ist, das über den Lochrand zieht.

Behandlung: Die operative Heilung ist nur möglich, wenn es gelingt, die durch den Einriß abgelöste Netzhaut durch Verschluß des Netz-

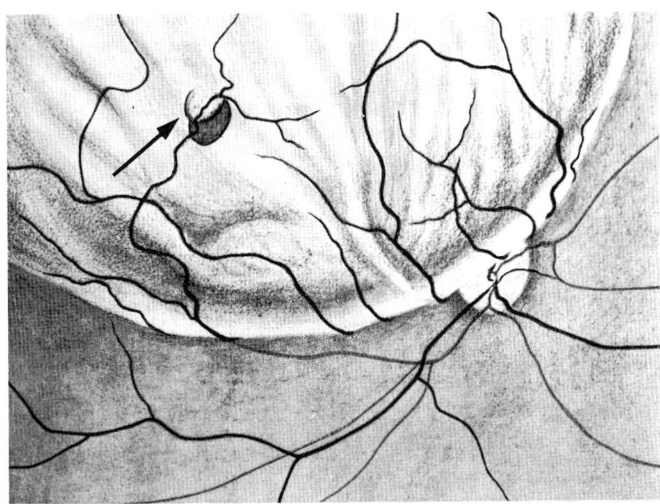

Abb. 83 Netzhautablösung (Ablatio retinae). Hochblasige, über den Papillenrand hängende, abgehobene Netzhaut. Gefäße am Rand der Ablösung „geknickt". Lochriß (Foramen) mit aufgestelltem Deckel (Pfeil), über den eine Gefäßbrücke läuft. Durch das Loch hindurch sieht man auf das dunkle Pigmentepithel mit dem durchleuchtenden Rot der Aderhaut

Abb. 84 Gesichtsfeld bei Netzhautablösung. Ausfall der schläfenwärtigen Gesichtsfeldhälfte bei hochblasiger nasaler Abhebung

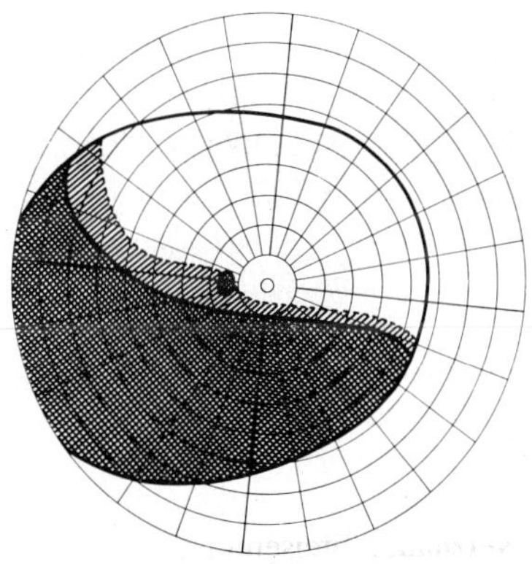

hautrisses zum Anlegen zu bringen. Das Ziel der operativen Behandlung ist der Verschluß des Risses durch die Bildung einer festen Narbe zwischen Netzhaut und Aderhaut. Es ist jedoch erforderlich, vorher die abgelöste Netzhaut, d. h. die Sinnesepithelschicht wieder dem

Pigmentepithel der Aderhaut zu nähern. Dies geschieht einmal durch Eindellung der Lederhaut und damit der Aderhaut an der Stelle des Risses, z. B. mit Hilfe einer Plombe, so daß keine Glaskörperflüssigkeit mehr durch das Loch hinter die abgelöste Netzhaut fließen kann. Zur Eindellung der Lederhaut eignen sich Kunststoffplomben (Custodis), zirkuläre Umschnürung (Cerclage) Polyäthylenfäden oder -röhrchen (Arruga, Schepens), durchgreifende oder lamelläre Skleraresektion (Lindner, Paufique u. a.), Ballon-Tamponade (Lincoff-Kreissig). Zum narbigen Verschluß des Risses bei bereits operativ wieder zum Anliegen gebrachter Netzhaut: Kryokoagulation (Böke, Lincoff), Diathermie, Laser- bzw. Lichtkoagulation.

Anmerkung: Entgegen der in Laienkreisen verbreiteten Meinung kann eine bereits abgelöste Netzhaut nicht durch Lichtkoagulation „angeschweißt" werden. Erfolgreich können nur Netzhautlöcher bei noch oder bereits operativ wieder anliegender Netzhaut bzw. weitgehender Annäherung der Netzhaut an das Pigmentepithel koaguliert werden.

Sekundäre Netzhautablösung (ohne Lochbildung entstanden):

1. *Traktionsablatio* durch perforierende Verletzung oder diabetische proliferative Retinopathie.
2. *Exsudative* Netzhautablösung (seröse Amotio) durch Tumoren, Aderhautabhebung oder exsudative Aderhautentzündung.

Papille

Sehnervenscheibe (Papille) und Sehnerv

Die Papille (Durchmesser 1,5 mm) entsteht durch das Zusammenfließen der Nervenfasern aus der Netzhaut, die sich zum austretenden Sehnerven bündeln (Abb. 1, S. 1).

Bei zahlreichen Augen- und Allgemeinleiden kommt der Beurteilung der Papille entscheidende Bedeutung zu. Bei der Untersuchung ist auf die folgenden 5 Kriterien zu achten: Größe und Form, Grenzen, Farbe, Gefäßtrichter und Niveau.

Stauungspapille (Abb. 85 a u. b)

In zwei Dritteln der Fälle liegt die Ursache der *beidseitigen* Stauungspapille in einem raumfordernden Prozeß im Schädelinneren. – Die ersten Zeichen, d. h. Hyperämie und glasige Schwellung durch Stauungsödem, zeigen sich zuerst in der schmäleren nasalen Papillenhälfte. Erst später folgt die temporale Papillenhälfte nach. Im Vollbild klet-

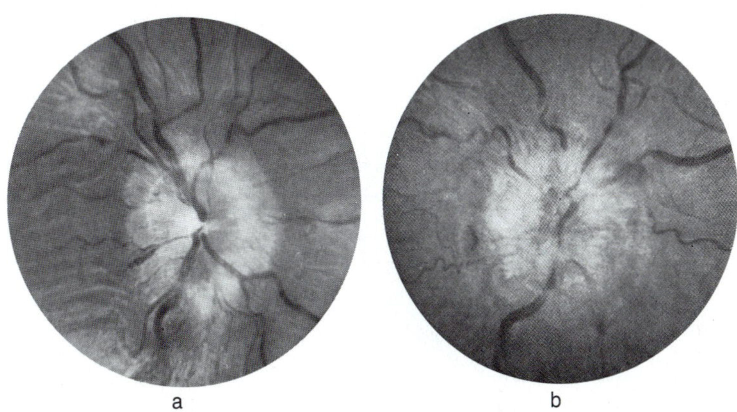

Abb. 85a und b Stauungspapille beim Hirntumor
a) Frühstadium. Rechtes Auge. Papille durch Schwellung der Nervenfasern ödematös verbreitert, nasal 3 Dioptrien (1 mm), temporal 1 Dioptrie vorgewölbt (Nierenform). Gefäßtrichter offen. Kleinhirn-Brückenwinkel-Tumor. Sehvermögen: 5/4 (38 J. ♀)
b) Vollbild. Linkes Auge. Papille im Längs- und Querdurchmesser verbreitert, unscharf begrenzt. Pilzförmige Schwellung, 4 Dioptrien Vorwölbung. Gefäße am ödematös verbreiterten Papillenrand bogenförmig abgeknickt. Gefäßtrichter spaltförmig verengt. Frontalhirntumor. Sehvermögen: 5/4 (43 J. ♀)

tern die Arterien zur pilzförmig in den Glaskörper ragenden Papille hoch, während die prallgestauten Venen zum Gefäßtrichter hinab ziehen. Der unscharf gewordene Papillenrand ist allseits ödematös verbreitert und überragt den Rand des Lederhautloches (Siebplatte) wie ein Fluß, der über seine Ufer getreten ist. Der Gefäßtrichter verengt sich zwar spaltförmig, schließt sich jedoch erst spät. Die *Sehfunktion* bleibt bemerkenswerterweise über lange Zeit erhalten (wesentlich gegenüber der weniger prominenten Papillenschwellung durch Sehnervenentzündung mit Visusabfall).

Sehnervenentzündung

Die Sehnervenentzündung kann in 2 Formen auftreten: als entzündliche Schwellung des Sehnervenkopfes **(Papillitis)** oder als Entzündung des Sehnervenstammes **(Retrobulbäre Neuritis).**

Die **Papillitis** ist gekennzeichnet durch das peripapilläre Ödem des Sehnervenkopfes, das Exsudat im Gefäßtrichter und die Stauung im Kapillarnetz. Im Gegensatz zur Stauungspapille, sofortiger hochgradi-

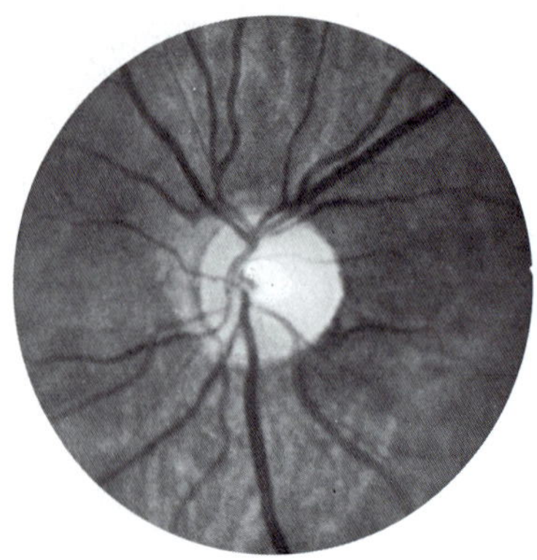

Abb. 86 Temporale Abblassung bei Retrobulbärneuritis. Papille scharf begrenzt, temporal blaß, nasal noch gut durchblutet. Zweites Rezidiv einer multiplen Sklerose. Visus: 5/5 (39 J. ♂)

ger Verfall der Sehfunktion, Verschluß des Gefäßtrichters durch Exsudat, geringere Prominenz.

Die **Retrobulbärneuritis** sitzt – wie der Name sagt – in dem Sehnervenabschnitt, der hinter der Sehnervenscheibe (Papille), also bereits außerhalb des Augapfels, liegt. Bei raschem Verfall der Sehfunktion (zentraler Sehausfall [Zentralskotom]) besteht in den ersten 3 Wochen ein noch normales Papillenbild: „Der Patient sieht nichts und der Arzt sieht nichts." Erst nach 3 Wochen setzt langsam die temporale Abblassung (temporal wird die Papillenfarbe heller) ein (Abb. 86). *Häufigste* **Ursachen:** multiple Sklerose, seltener Diabetes mellitus. Intoxikation, z. B. Myambutol, Resorchin, Chinin. Tabak-Alkoholschäden bei Männern sind nahezu verschwunden. In Zunahme begriffen sind Netzhaut- und Sehnervenschädigung bei rauchenden Frauen. *Rauchen* vor und in der Schwangerschaft schädigt darüber hinaus *toxisch* den kindlichen Organismus durch Frühgeburt und erhöhte Infektanfälligkeit.

Optikusatrophie

Das Kennzeichen aller Formen der Optikusatrophie ist die weiße Papillenfarbe durch Schwund der Nervenfasern und des Kapillarnetzes. *Scharfe Grenzen* mit deutlichem Sichtbarwerden der Siebplatte (Lamina cribrosa) entstehen bei allen nichtentzündlichen Optikusatrophien, z. B. nach Trauma, Druckatrophie (Sellatumor), Tabes dorsalis, hereditären Sehnervenleiden (Lebersche Optikusatrophie), papillenferner Neuritis optica retrobulbaris (Abb. 86), Glaukom. *Unscharfe Grenzen* entstehen z. B. nach allen entzündlichen Prozessen des Sehnerven (z. B. Papillitis), aber auch nach lange bestehender Stauungspapille ohne rechtzeitige Druckentlastung.

Abb. 87 Sehbahn mit zugehörigen Gesichtsfeldern (schematisch)

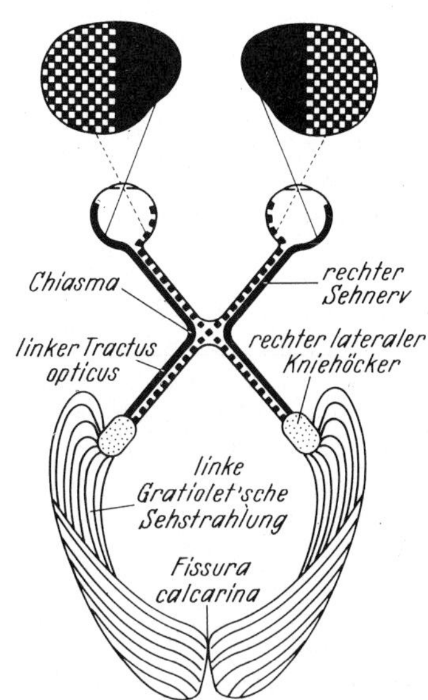

Sehbahn (Abb. 87)

Die Sehbahn setzt sich zusammen aus N. opticus (II. Hirnnerv), der Sehnervenkreuzung (Chiasma), dem Tractus opticus, dem primären Sehzentrum (lateraler Kniehöcker), der Sehstrahlung, der Sehrinde (kortikales Sehzentrum). Die Sehbahn besitzt einen *„optischen Anteil"* (Sehen) und einen *„energetischen Anteil"* d. h. die retinohypothalamische Bahn mit Lichtreizwirkung auf Zwischenhirn (Hypothalamus, Hypophyse und Epiphyse). Der Nachweis von Störungen im Verlauf der Sehbahn z. B. durch Tumoren geschieht mit Hilfe der Gesichtsfelduntersuchung (Perimetrie). Tumoren im Bereich der Sehnervenkreuzung führen zur absteigenden Atrophie des Sehnerven, Tumoren im Parietal-, Okzipital- und Kleinhirn zur Stauungspapille. Differentialdiagnostisch ist die nichtinvasive, d. h. ohne Eingriff mögliche *Computertomographie* ein wesentlicher Fortschritt in der Früherkennung und Lokalisation der Geschwülste.

Pupille

Doppelinnervation. Die Pupillenbewegung erfolgt unwillkürlich durch **zwei** autonom innervierte glatte Muskeln, den Schließmuskel (M. sphincter) und den Öffnungsmuskel (M. dilatator) der Pupille: Der *M. sphincter pupillae* ist der stärkere von beiden. Seine *parasym-*

pathischen Faserzüge gelangen mit den N. oculomotorius zum Augapfel, die *sympathischen* Muskelzüge des *M. dilatator pupillae* mit dem Grenzstrang des N. sympathicus.

Pupillenreaktionen. Beim Pupillenverhalten ist zu beachten: die Pupillenweite, die *direkte* und *indirekte* (konsensuelle) *Lichtreaktion,* die Naheinstellungs- oder Konvergenzreaktion. Am zweckmäßigsten prüft man diese Reaktionen bei Tageslicht. Deckt man beide Augen ab, so erweitern sich die Pupillen unter der deckenden Hand. Deckt man ein Auge auf, so erfolgt prompt die Verengung der Pupille auf Licht: *direkte* Lichtreaktion, durch direkten Lichteinfall auf dieses Auge! Bei der Prüfung der *indirekten* oder *konsensuellen* Reaktion setzt man den Patienten am besten halb vom Fenster abgewendet. Deckt man das dem Fenster näherliegende Auge mit der Handfläche ab und wartet eine halbe Minute, so erweitert sich unter der abgedeckten Hand nicht nur diese Pupille, sondern auch etwas die Pupille des zweiten, nicht abgedeckten Auges. Deckt man das abgedeckte Auge auf, dann löst der Lichteinfall auch an diesem offen belassenen zweiten Auge eine deutlich wahrnehmbare Verengung, die sog. *indirekte* oder *konsensuelle* Reaktion, aus.

Die *Naheinstellung- oder Konvergenzreaktion* erfolgt durch beidäugige Fixation eines nahe gelegenen Gegenstandes. Sie tritt in Form einer gleichmäßigen konzentrischen Verengung der Pupille beider Augen ein. Bei Wiederaufnahme des Fernblickes erweitern sich die Pupillen beider Augen.

Erweiterungsreaktion: Die Pupille kann sich passiv oder aktiv erweitern. Die *passive* Erweiterung erfolgt im Dunkeln, wenn der Sphinktertonus nachläßt. Die *aktive* Erweiterung erfolgt bei Erregung des sympathischen Nervensystems durch sensible (z. B. Schmerz), sensorische (z. B. Geräusche) und psychische Reize (z. B. Schreck oder Examensangst). Diese Reize sind es auch, die neben den Lichtreizen und dem wechselnden vegetativen Tonus ein dauerndes Pupillenspiel unterhalten.

Argyll-Robertson-Pupille (reflektorische Pupillenstarre): Aufgehobene Lichtreaktion, überschießende Naheinstellungsreaktion („Reizmiosis"). Zumeist beidseitig. Ursache: Tabes dorsalis (Kardinalsymptom).

Pupillotonie: Verzögerte und verminderte direkte und indirekte Lichtreaktion der überweiten Pupille (zu 80% einseitig). Bei gleichzeitigem Fehlen der Patellarsehnenreflexe: Adie-Syndrom.

Horner-Syndrom: Miosis, Ptosis und (umstritten) Enophthalmus (einseitig). Sympathikusstörung, die auch mit Heterochromie einhergehen kann. Cocain bleibt ohne Wirkung auf Pupille und Lidspalt.

Tabelle 6 Medikamentöse Beeinflussung der Pupille

Erweiterung der Pupille (Mydriasis)	
Sympathikusreizung:	Cocain Adrenalin Mydriatikum (Roche) Veritol (Knoll) Mydrial (Winzer)
Parasympathikuslähmung:	Atropin Homatropin Scopolamin
Verengung der Pupille (Miosis)	
Parasympathikusreizung:	Pilocarpin Eserin Prostigmin Mintacol Tosmilen Acetylcholin Histamin
Sympathikuslähmung:	Ergotamin Yohimbin

Medikamentöse Beeinflussung der Pupille (Tab. 6): Eine Erweiterung (Mydriasis) der Pupille durch Sympathikusreizung (Sympathikomimetika) wird vorübergehend ausgelöst durch: Cocain, Adrenalin, Mydriatikum Roche, Veritol Knoll, Mydrial Winzer oder, längerdauernd, durch Atropin, Homatropin, Scopolamin, d. h. durch Parasympathikuslähmung (Parasympathikolytika).

Eine Pupillenverengung (Miosis) erfolgt lokal durch Parasympathikusreizung: Pilocarpin, Eserin, Prostigmin, Mintacol. Durch Sympathikuslähmung wirken Ergotamin, Yohimbin. Morphin möglicherweise durch zentrale Lähmung.

Augenhöhle (Orbita)

Die Augenhöhle ist ein nach vorn offener Trichter mit nach außen divergierender Achse. Vom Rauminhalt der Orbita beansprucht der Augapfel lediglich einen Bruchteil (¼). Der übrige Raum wird vom orbitalen Teil der Tränendrüse, dem Sehnerven, den 4 geraden und 2 schrägen Augenmuskeln, dem M. orbitalis, den Nerven und Gefäßen und – zum größten Teil – vom fetthaltigen Bindegewebe ausgefüllt.

Die Augenhöhle ist so gleichmäßig ausgefüllt, daß jede Verengung ihrer knöchernen Wand oder Zunahme ihres Inhaltes den Augapfel unter Erweiterung der Lidspalte nach vorne (Protrusio bulbi, Exophthalmus) drängt. Verringerung des Inhaltes durch Schwund des orbitalen Fettgewebes, Bruch des Orbitalbodens *(„Blow-out-Fraktur")* oder Lähmung des glatten Orbitalmuskels lassen ihn unter Verengung der Lidspalte zurücksinken *(Enophthalmus)*.

Endokriner Exophthalmus (Abb. 88 a u. b)

Der durch Störung des endokrinen Gleichgewichts von Hypophyse und Schilddrüse hervorgerufene *endokrine Exophthalmus* kann ein- oder beidseitig auftreten. Eine Sonderform ist der **Morbus Basedow** (Merseburger Trias: Glotzauge, Struma, Tachykardie). Am Auge finden sich folgende Zeichen: klaffende Lidspalte, Bindehautödem, Lidflattern und fibrilläres Zucken beim Lidschluß, Vortreibung des Augapfels, Zurückbleiben des Oberlides bei Blicksenkung (von

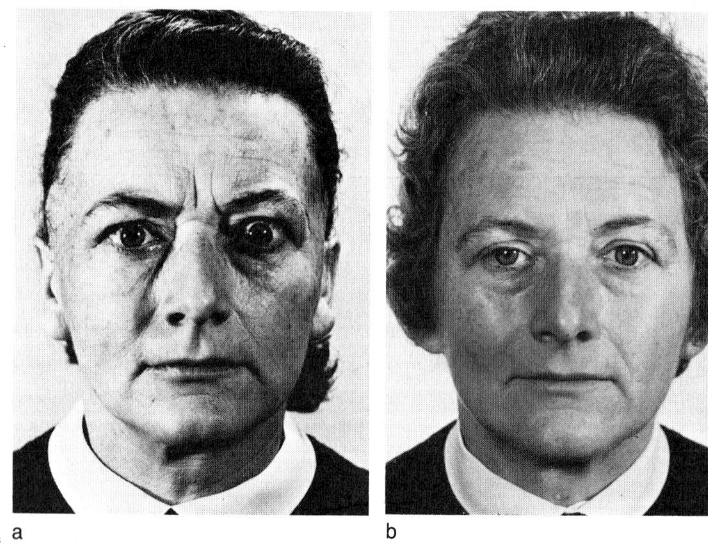

a b

Abb. 88a und b Endokriner Exophthalmus bei Euthyreose nach Behandlung mit Thyreostatika
a) Starrer Blick, klaffende Lidspalte mit Retraktion des Oberlides (Dalrymple) und linksbetonter Vortreibung des Augapfels. Hertel: 21/100/22, Heberlähmung (M. rectus superior) R > L
b) Gleiche Patientin 1½ J. nach Röntgenbestrahlung der Orbitaspitze. Damals 6000 R. Tiefenbestrahlung in 13 Sitzungen. Heutige Dosis nach A. Huber 2000 R fraktioniert. Exophthalmometerwerte nach Hertel: 19/98/20 (50 J.) Neuerdings Hochvolt-Therapie vorgeschlagen

Graefe), seltener Lidschlag *(Stellwag),* Insuffizienz der Konvergenz *(Möbius),* Sichtbarwerden der Lederhaut am oberen Hornhautrand *(Dalrymple),* erschwertes Umstülpen des Oberlides durch Krampf des Lidhebers *(Gifford)*. *Differentialdiagnose* gegenüber einem retrobulbären Tumor: Ultraschall, Computertomographie.

Schielen

Das Kind sieht bei der Geburt weder scharf noch beidäugig. Beide Fähigkeiten erwirbt es, ebenso wie den Gebrauch seiner Gliedmaßen, erst durch Wachstum und Übung. Während dieser Entwicklung befindet sich die Augenstellung in einem labilen Stadium, weshalb Störungen verschiedener Art jederzeit Schielen auslösen können. Hauptursachen der **Schielkrankheit:** Unkorrigierte Übersichtigkeit, einseitige Fehlsichtigkeit, angeborene oder durch Infektionskrankheiten (Masern, Keuchhusten, Scharlach) oder durch **Rauchen** der Mutter in der Schwangerschaft erworbene Fusionsschwäche, d. h. mangelhafte Verschmelzung (Fusion) der Netzhautbilder beider Augen.

Latentes Schielen (Heterophorie)

Darunter versteht man die latente, *vorübergehende* Abweichung der Sehachsen von der Normalstellung (Orthophorie). Im Gegensatz dazu besteht beim Schielen eine *ständige* Abweichung. Typisches Symptom der Heterophorie ist die Einstellbewegung. Unter der deckenden Hand (Abdeckprobe, Abb. 89) weicht das abgedeckte Auge zu 70% ab. Die Abweichung erfolgt zumeist nach außen (Exophorie) oder seltener nach innen (Esophorie). Beim Aufdecken kommt es reflektorisch wieder zur Parallelstellung der Augen. Voraussetzung ist, daß **normale Korrespondenz** (Abb. 90, s. auch Abb. 177, 178 u. 184) und regelrechte **Fusion** (Abb. 91) vorhanden sind. Zur Messung der Heterophorie gibt es verschiedene Geräte, die die Fusion aufheben, wodurch die Heterophorie manifest wird. Am gebräuchlichsten sind das Maddox-Stäbchen, der Maddox-Wing und der Pola-Test.

Jeder der obengenannten Faktoren kann einzeln oder kombiniert zur dauernden Abweichung der Augen aus der Parallelstellung, d. h. zum Schielen (Strabismus) führen. Familiäres Auftreten (Abb. 92) weist auf die Bedeutung des Erbfaktors hin. Rund 4% der Bevölkerung schielen. In 80% der Fälle entwickelt sich Schielen bereits vor Abschluß des 2. Lebensjahres. Je früher das Schielen auftritt, desto ungünstiger ist seine Prognose. Die überwiegende Form ist das *Einwärts-* oder *Innenschielen,* weshalb das *Auswärts-* oder *Außenschielen* hier unberücksichtigt bleiben kann. Wir unterscheiden folgende Formen:

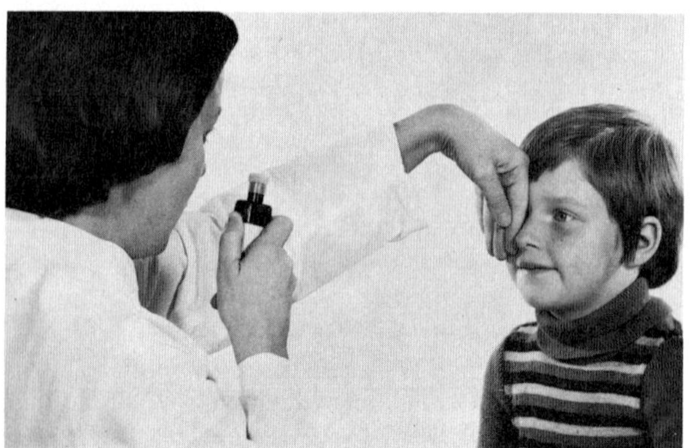

Abb. 89 Abdeck- oder Covertest. Abdecken des rechten Auges mit der Dorsalseite der ausgestreckten linken Hand bei gleichzeitiger Beobachtung des Lichtreflexes, der mit der Visitenlampe im linken Auge erzeugt wird. Bei fovealer Fixation wird der Lichtreflex in der Hornhautmitte abgebildet

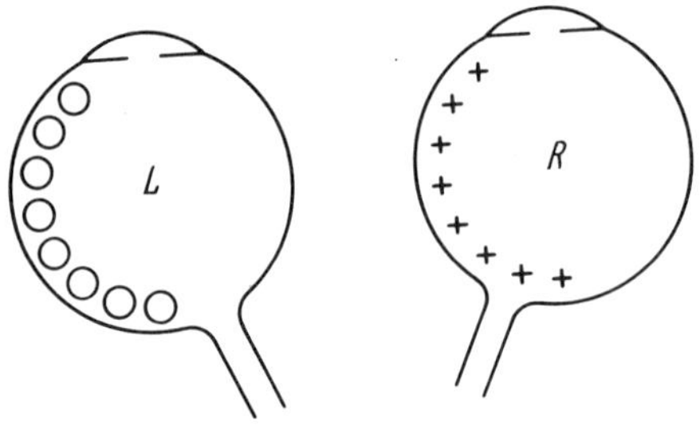

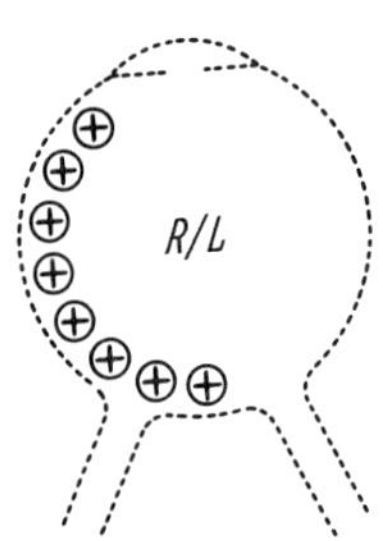

Abb. 90 Sensorisches Verhalten der Netzhaut *beider* Augen. Beim regelrechten binokularen Sehvorgang decken sich die Seheindrücke der temporalen Netzhauthälfte des linken Auges (Kreise) mit jenen der nasalen (Kreuze) des rechten Auges und umgekehrt. Anders ausgedrückt: Die **Fusion,** eine übergeordnete sensomotorische Kraft, bewirkt bei regelrechter Augenstellung, daß die Korrespondierenden Netzhauthälften zur Deckung und zum *binokularen* Sehen gelangen

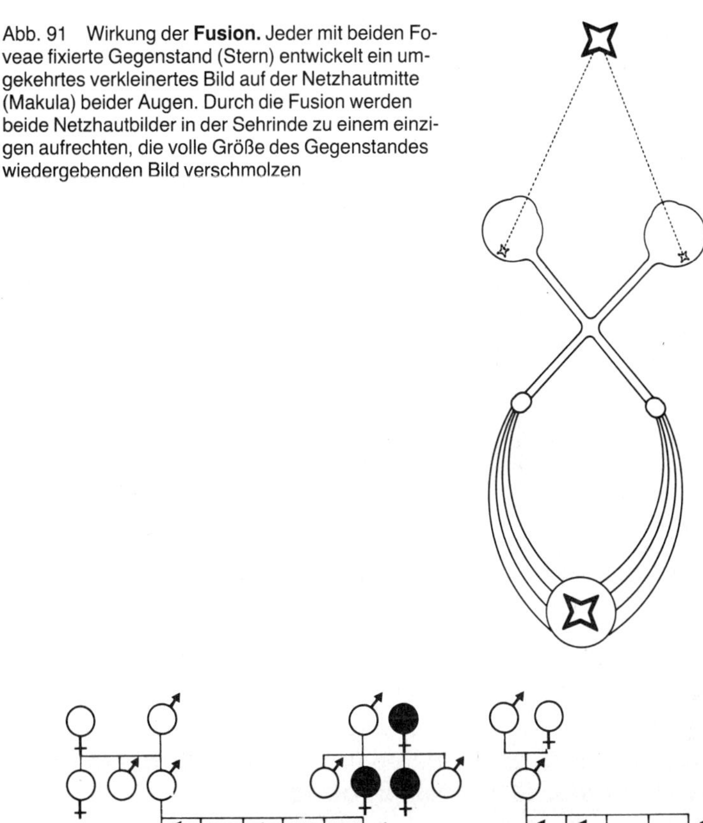

Abb. 91 Wirkung der **Fusion.** Jeder mit beiden Foveae fixierte Gegenstand (Stern) entwickelt ein umgekehrtes verkleinertes Bild auf der Netzhautmitte (Makula) beider Augen. Durch die Fusion werden beide Netzhautbilder in der Sehrinde zu einem einzigen aufrechten, die volle Größe des Gegenstandes wiedergebenden Bild verschmolzen

Abb. 92 Der Stammbaum dieser Familie weist auf die Bedeutung des Erbfaktors beim Schielen hin: In allen 4 Generationen kommen schielende Kinder vor

Manifestes Schielen (Heterotropie)

1. *Strabismus convergens* (Einwärtsschielen, Esotropie). Bleibt der Schielwinkel in allen Blickrichtungen konstant, spricht man auch von „Begleitschielen", *Strabismus concomitans convergens.*

a) Einseitiges Innenschielen (unilateraler Strabismus convergens),

b) wechselseitiges Innenschielen (alternierender Strabismus convergens, alternierende Esotropie).

2. *Strabismus divergens* (Außenschielen, Exotropie). Bleibt der Schielwinkel in allen Blickrichtungen konstant, spricht man auch von *Strabismus concomitans divergens.*

a) Einseitiges Außenschielen (unilateraler Strabismus divergens, extrem selten),
b) wechselseitiges Außenschielen (Alternierender Strabismus divergens),
c) zeitweises Außenschielen (intermittierender Strabismus divergens).

3. *„A"- und „V"-Schielformen:* Ein Strabismus convergens, der beim Blick nach oben abnimmt, d. h. sich wie ein „A" nach oben zuspitzt, ist eine A-Schielform. Wird er hingegen beim Blick nach unten konvergenter, dann handelt es sich um eine V-Form.

4. *Mikrostrabismus* (Sonderform des Schielens): Ergänzend ist der sehr seltene Mikrostrabismus (J. Lang) zu erwähnen. Darunter versteht man ein kosmetisch völlig unauffälliges Schielen von weniger als 5 Grad (mit harmonischer anomaler Netzhautkorrespondenz). Praktische Bedeutung besitzt der Mikrostrabismus:

a) in Fällen ungeklärter Amblyopie ohne „erkennbaren Strabismus",
b) bei der Beurteilung der Endresultate der Schielbehandlung (operativ sowie pleoptisch-orthoptisch),
c) bei der Untersuchung von Familienangehörigen schielender Kinder (hereditäre Zusammenhänge).

Einseitiges Innenschielen (unilateraler Strabismus convergens, unilaterale Esotropie)

Nur ein Auge schielt nach innen (Abb. 93 a u. b). Es bewegt sich jedoch in allen Blickrichtungen des sehtüchtigen Auges („begleitend") mit. Der Schielwinkel bleibt auf diese Weise annähernd konstant: *Strabismus concomitans convergens monolateralis.* Zur Vermeidung der Doppelbilder unterdrückt das schielende Auge *dauernd* sein Bild: Es wird schwachsichtig *(amblyop),* wenn eine Behandlung unterbleibt.

Wechselseitiges Innenschielen (alternierender Strabismus convergens) (Abb. 94 a u. b)

Beide Augen schielen abwechselnd. Beide Augen behalten daher ihre Sehtüchtigkeit. Das Kennzeichen der wechselweise schielenden Kinder ist, daß sie beide Augen in ständigem Wechsel zur Fixation benutzen. Sie fixieren z. B. alle links sich im Raum befindlichen Gegenstände mit dem rechten Auge, während gleichzeitig das linke

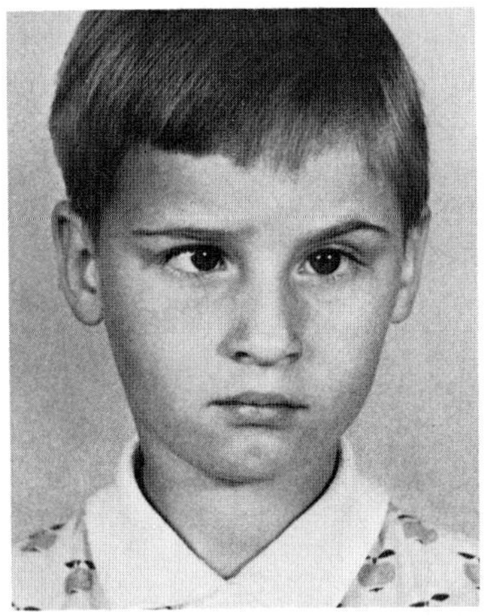

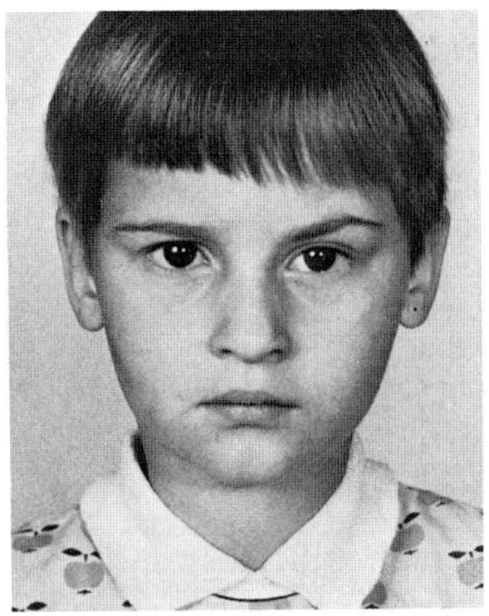

a b

Abb. 93a und b Monolaterales (einseitiges) Einwärtsschielen rechts a) Rechtsseitige Schielschwachsichtigkeit bei exzentrischer Fixation. Visus: 0,1. Schielbeginn: erst im 3. Lebensjahr (normosensorisches Spätschielen nach Keuchhusten). Präoperativ: Schielwinkel: + 26 Grad. (4½ J. ♀)
b) Postoperativ: Orthostellung (beidseitige Schwächung des M. rectus internus). Durch anschließende pleoptische und orthoptische Übungsbehandlung: Visusanstieg rechts auf 0,6. Zentrale Fixation. Normale Korrespondenz. Kosmetische und funktionelle Heilung

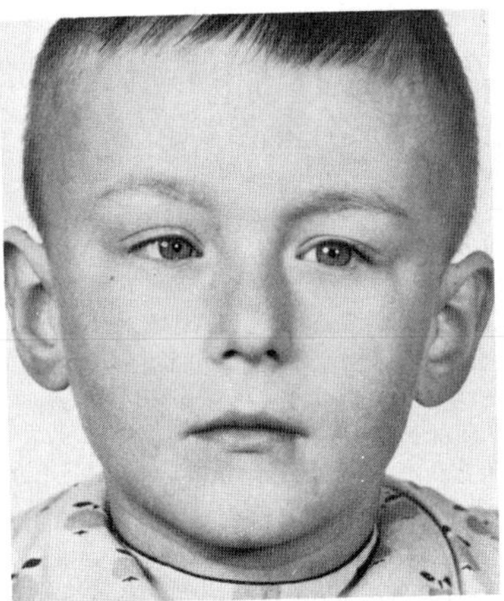

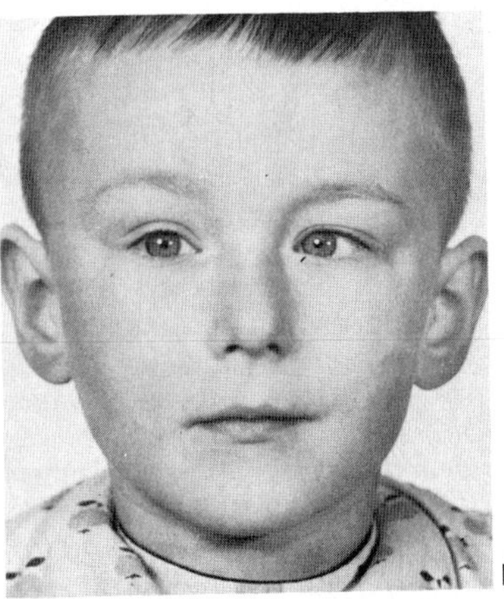

a b

Abb. 94a und b Wechselseitiges (alternierendes) Innenschielen
a) Sehvermögen R = 1,0 p, L = 1,0. Schielbeginn: im 2. Lebensjahr. Sensorik: anomale Korrespondenz. Präoperativ: Fixation mit dem linken Auge, Schielwinkel + 16 Grad (6 J. ♂)
b) Fixation mit dem rechten Auge, Schielwinkel + 16 Grad

Auge zur Vermeidung von Doppelbildern durch innere Hemmung *(„Suppression")* vom zentralen Sehen ausgeschaltet wird. Alle sich rechts befindenden Gegenstände werden vom linken Auge fixiert *(Strabismus concomitans convergens alternans)*.

Schielen führt infolgedessen nicht nur zur muskulären Fehlstellung der Augen, sondern auch zur Aufhebung des normalen beidäugigen Sehens. Manifestiert sich Schielen in den ersten Lebensmonaten, entwickelt sich überhaupt kein regelrechter beidäugiger Sehakt. Besteht Schielen seit Geburt oder über viele Jahre, so kommt ein fehlgebildeter, unterentwickelter Sehakt (*anomale Netzhautkorrespondenz* mit fehlender *Fusion*) zustande, der sich später, auch nach operativer Parallelstellung der Augen, nicht mehr korrigieren läßt.

Netzhautkorrespondenz

Unter *normaler* Netzhautkorrespondenz versteht man den Vorgang, daß ein in der Netzhaut *beider* Augen abgebildeter Gegenstand **gleichzeitig einfach** gesehen wird. Dieses Einfachsehen kommt durch die Fusion zustande. Unter **Fusion** versteht man eine übergeordnete sensomotorische Kraft, die beide Abbildungen, in der Netzhaut des rechten und linken Auges, zu einem *einzigen Bild* in der Sehrinde des Gehirns verschmelzen läßt. Erforderlich ist, daß die Abbildung des Gegenstandes in der Netzhaut beider Augen auf korrespondierende deck- oder sehrichtungsgleichen Netzhautstellen erfolgt. Voraussetzung ist die *binokulare* Fixation, das Sehen mit der Netzhautmitte (*Makula,* vgl. S. 5) beider Augen (vgl. Abb. 91, 177 u. 178).

Räumliches Sehen (Binokularsehen): 3 Qualitäten: *Simultansehen,* d. h. ob mit beiden Makulae **gleichzeitig** gesehen wird, was z. B. beim Begleitschielen nicht der Fall ist (deshalb *kein* Doppelsehen!); binokulare *Fusion,* d. h. ob die Bilder beider Augen *reflektorisch* in der Sehrinde des Gehirns verschmolzen werden, was z. B. bei Augenmuskellähmungen nicht der Fall ist (deshalb Doppelsehen!). *Tiefensehschärfe* (stereoskopisches Sehen), d. h. erkennen, ob Gegenstände, die dicht beieinander stehen, auf gleicher Höhe, vor- oder hintereinander liegen (3dimensionale *räumliche* Wahrnehmung). Versuch: mit beiden, in geringem Abstand stehenden Zeigefingern. Apparate: Worth-Test (vgl. Abb. 178), Nachbildprobe nach Hering (vgl. Abb. 178), Synoptophor (vgl. Abb. 181–184).

Behandlung (Abb. 95–103): Ziel der Schielbehandlung ist es, nicht nur den kosmetisch störenden und gelegentlich sogar entstellenden Schielwinkel zu beseitigen, sondern vor allem auch der Schwachsichtigkeit vorzubeugen, was in der Regel gelingt. Nur selten gelingt es jedoch, beidäugiges Sehen mit *normaler Korrespondenz* wiederherzustellen bzw. zu erzielen und die *anomale (ungleiche) Korrespondenz* zu verhindern, die sich bei länger bestehender Schielstellung entwickelt.

Ein frühzeitiger Behandlungsbeginn ist daher unerläßlich. Je nach Lage des Falles kommen therapeutisch in Frage: die korrigierende Brille (Abb. 95), der Okklusionsverband (über dem sehtüchtigen Auge!) (Abb. 96–101), Penalisation (Ausschaltung des Nahsehvermögens beim führenden sehtüchtigen Auge durch Atropinisierung. Brillenüberkorrektion von + 3,0 sph als vergrößernde Sehhilfe in der Nähe beim schielenden sehschwachen Auge; Abb. 102); spezielle Sehübungsbehandlungen (Pleoptik) bei Schwachsichtigkeit sowie die Übungsbehandlung des beidäugigen Sehens (Orthoptik). Die Beseiti-

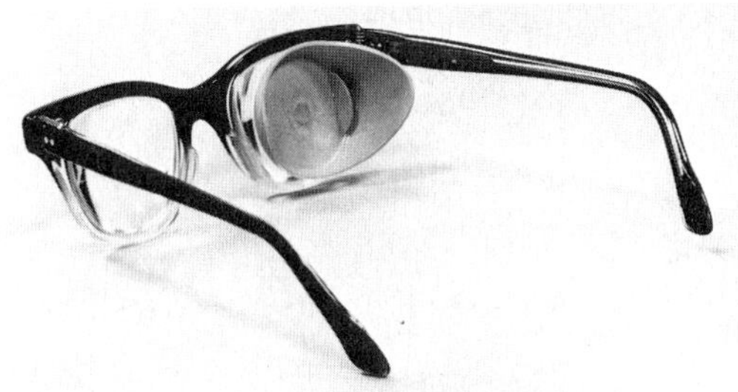

Abb. 95 Kinderbrille mit Sigetris-Schielkapsel. Zur Behandlung der Schielschwachsichtigkeit wird das sehtüchtige zugedeckt, um das sehschwache Auge zur Übung anzuregen

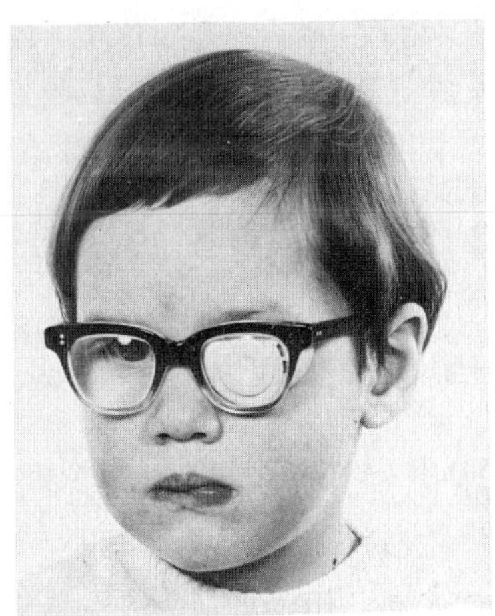

Abb. 96 Kinderbrille mit Sigetris-Schielkapsel als Brillenglasokkluder. Das Gummifüßchen der Kapsel wird an das Brillenglas gedrückt und kann leicht wieder gelöst werden

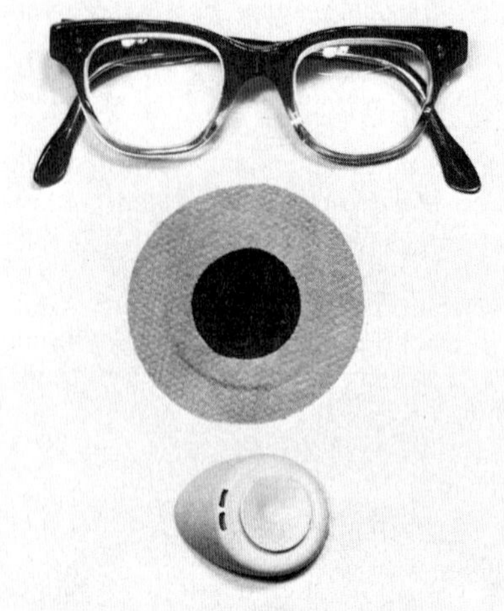

Abb. 97 Kinderbrille mit Poroplast-F-Verband, der zur vollständigen Okklusion des Auges direkt über das Auge geklebt wird, und mit Sigetris-Schielkapsel, die man hinter dem Brillenglas andrückt

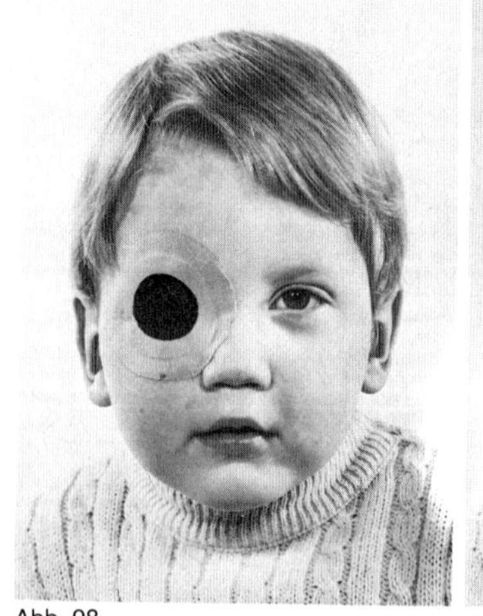

Abb. 98

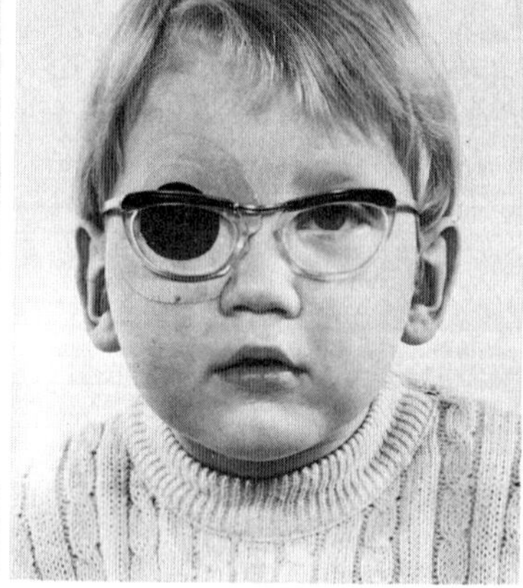

Abb. 99

Abb. 98 Runder Okklusionsverband „Poroplast F" aus schwarzem Seidensatin. Der zirkuläre Klebestreifen verhindert jeglichen Lichteinfall, haftet gut und klebt auf der zarten Kinderhaut nur mit einem schmalen Saum

Abb. 99 Durch Weglassen des dicken Mullkissens kann dieser Okklusionsverband ohne Behinderung auch unter der Kinderbrille getragen werden

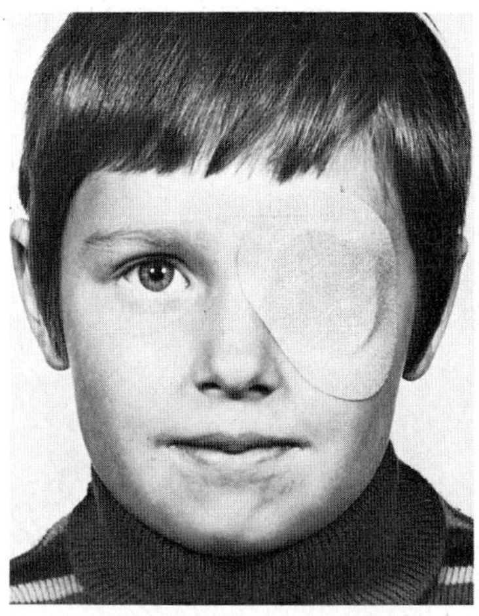
a

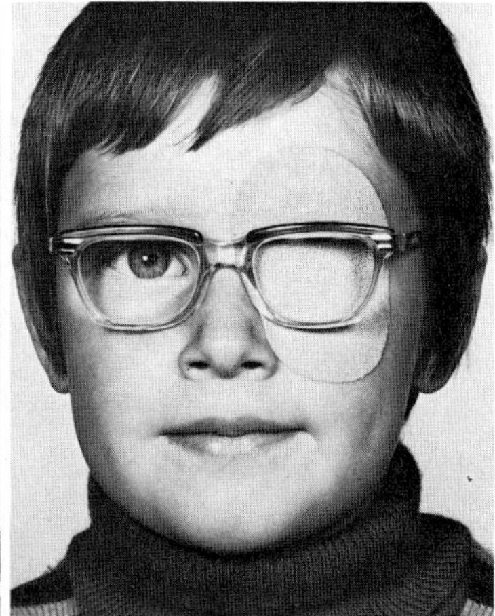
b

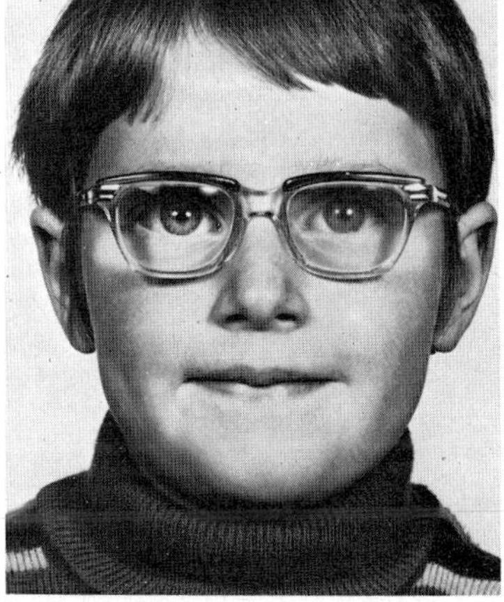
c

Abb. 100a bis c a) Vollständige faziale Okklusion zur Ausschaltung des linken sehtüchtigen Auges, um das rechte sehschwache Auge zur Übung anzuregen
b) Faziale Totalokklusion mit korrigierender Brille
c) Partielle Okklusion des linken sehtüchtigen Auges mit Sichtokklusiv nach Bangerter. Die Kunststoffolie wird auf der Rückfläche des Brillenglases angepaßt. Durch 7 verschiedene Stärken kann, je nach Durchsichtigkeit, das Sehvermögen von 1,0 auf weniger als 0,1 abgestuft herabgesetzt werden. Bei der Einschleichokklusion wird zunehmend ein durchsichtigeres Okklusiv verwandt

gung des Schielwinkels allein durch die Brille gelingt nur bei dem sehr selten vorkommenden voll akkommodativen Schielen (Abb. 103 a u. b). In allen anderen Fällen ist der Schielwinkel nur operativ zu korrigieren. Vielfach wird die Operation (Frühoperation) schon vom 2. Lebensjahr an, zumeist vor Einschulung durchgeführt.

Zusammenfassung. Durch Schielen entstehen anfänglich Doppelbilder. Diese werden ausgeschaltet durch Suppression (Unterdrückung)

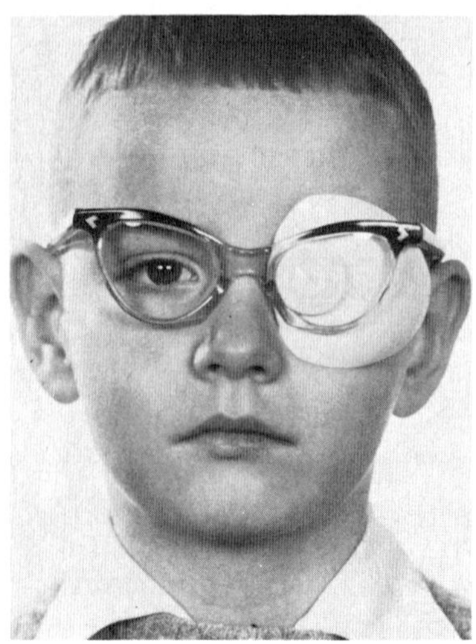

Abb. 101

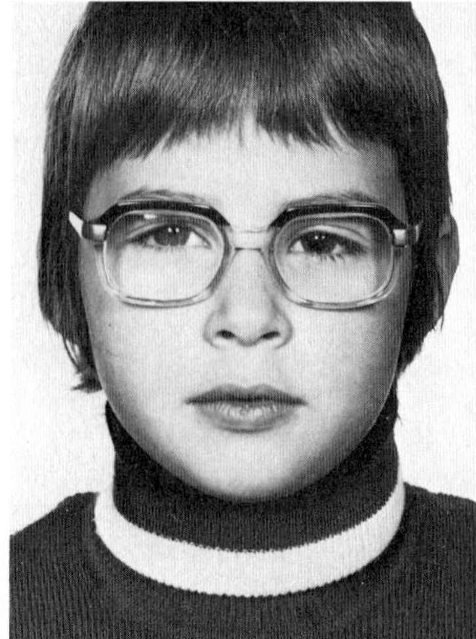

Abb. 102

Abb. 101 Okklusion eines Auges durch „Plastikschale“ vor dem sehtüchtigen Auge zur Übung des amblyopen Auges, um hier zentrale Fixation zu erreichen. Vor dem sehschwachen Auge („inverse Okklusion“): wenn sich eine durch Übung nicht beeinflußbare exzentrische Fixation an diesem Auge entwickelt hat

Abb. 102 Penalisation: Dem rechten sehschwachen Auge wird durch einseitige Brillen-Überkorrektion – zusätzlich +3.0 sph. – eine vergrößernde Sehhilfe für die Nähe gegeben, die es in die Lage versetzt, in der Nähe besser zu sehen als das linke, sehtüchtige führende Auge, dessen Nahsehvermögen (Akkommodation) durch Atropin ausgeschaltet wird

des makularen Sehens des Schielauges. Beim *alternierenden Schielen* erfolgt die *vorübergehende*, wechselseitige Ausschaltung der Makula des jeweils nicht zur Fixation benützten Schielauges. Beim *unilateralen* Schielen erfolgt die *ständige* Ausschaltung (Deprivation), die zur *Amblyopie* führt. Schließlich bildet sich beim alternierenden Schielen eine *anomale (ungleiche)* Netzhautkorrespondenz aus, d. h. die Makula des jeweils fixierenden Auges korrespondiert mit einem Netzhautareal des Schielauges, das außerhalb der supprimierten Makula liegt und daher weniger sehtüchtig ist (Abb. 234, S. 225). Auf diese Weise sieht der Schielpatient binokular einfach *simultan* und sogar unterwertig binokular räumlich. – *Optimales Ergebnis* bei rund 9% der Schielpatienten: postoperativer, kosmetisch *nicht* auffallender Schielwinkel von 3 bis 4 Grad bei anomaler Korrespondenz.

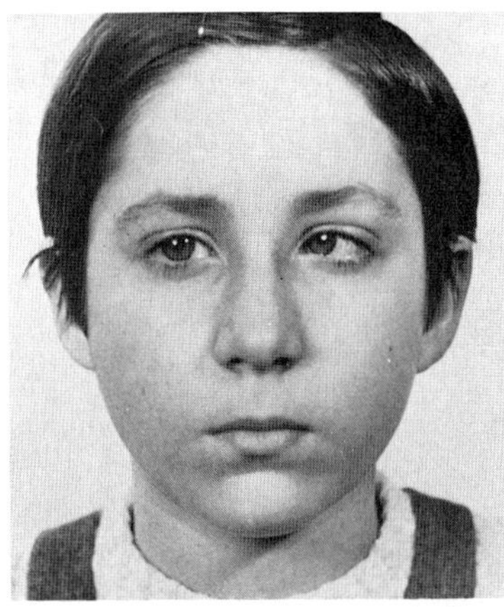

a

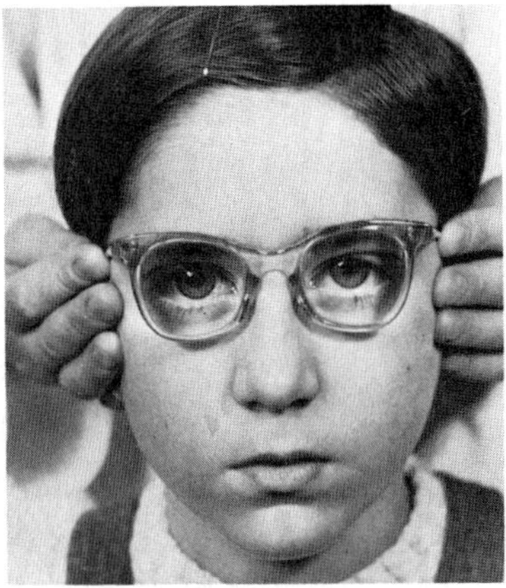

b

Abb. 103a und b Akkommodativ-dynamisches Einwärtsschielen bei Hyperopie a) Hyperopie von + 9,0 sph. bds.; Visus: R = c.c. 5/5, L = c.c. 5/5 p. Ohne Brille: Schielwinkel + 28 Grad. b) Mit Brille: Orthostellung, normale Korrespondenz mit Fusionsbreite von – 2 Grad bis + 40 Grad (10 J. ♀)

Lähmungsschielen (Tabelle 7)

Ursache für angeborene Augenmuskellähmungen: Geburtstraumen, fragliche Fehlanlage (Aplasie) der Kerngebiete des N. oculomotorius, des N. abducens oder des N. facialis. Bei erworbenen Lähmungen spielen neben Traumen (Schädelbasisfraktur) auch Entzündungen wie Enzephalitis, Meningitis, Poliomyelitis anterior, multiple Sklerose, Gesichtsrose, Tumoren, Blutungen bei Diabetes, Arteriosklerose und Hypertonie sowie rheumatische Affektionen und Vergiftungen, seltener die Lues, eine Rolle.

Klinisches Bild: Das alarmierende Zeichen der Lähmung ist das Auftreten von *Doppelbildern.* Zur Ausschaltung der Doppelbilder wird meist eine ausgleichende (kompensatorische) Zwangshaltung des Kopfes eingenommen. Bei Beobachtung der Augenbewegungen in den 9 Blickrichtungen (Abb. 104) stellt man eine Bewegungseinschränkung des gelähmten Muskels fest, bei gleichzeitigem Bewegungsüberschuß des gleichseitigen Antagonisten. Kleiner Schielwinkel bei Fixation mit dem gesunden Auge *(primärer Schielwinkel)* und großer Schielwinkel bei Fixation mit dem gelähmten Auge *(sekundärer Schielwinkel),* d. h. unterschiedlich großer Schielwinkel in den verschiedenen Blickrichtungen. Doppelbilder werden in jener Richtung angegeben, in die der gelähmte Muskel das Auge ziehen sollte.

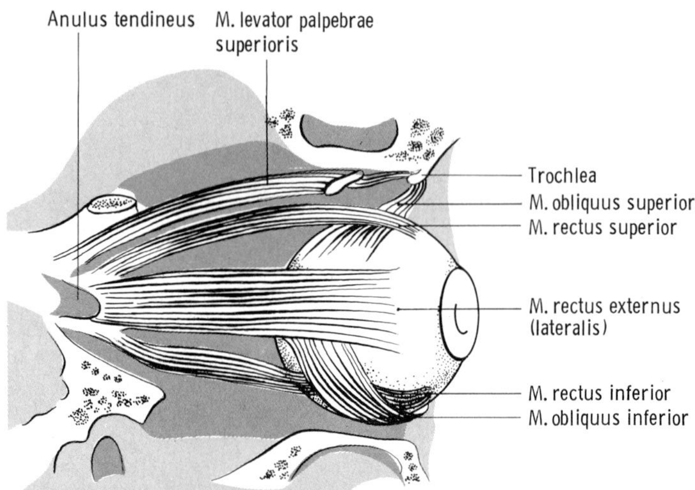

Abb. 104a Äußere Augenmuskeln (nach *Hugonnier* u. *Magnard*)
Die 4 geraden Augenmuskeln *(M. rectus externus, internus, superior, inferior)* entspringen in der Tiefe der Augenhöhle an einem sehnigen Trichter, dem *Anulus tendineus.* Eingehüllt von der bindegewebigen Tenon-Kapsel (nicht gezeichnet) ziehen sie nach vorn zum Bulbus. – Der *M. obliquus superior* wirkt als schräger Senker; trotz seines Ursprungs in der Augenhöhle ist sein funktioneller Ursprung die Trochlea. Der *M. obliquus inferior* wirkt als schräger Heber; er entspringt am nasalen Rand des Orbitabodens. Die *Mm. obliqui* wirken maximal in Adduktion, die *Mm. recti verticales* in Abduktion (vgl. Abb. 104b)

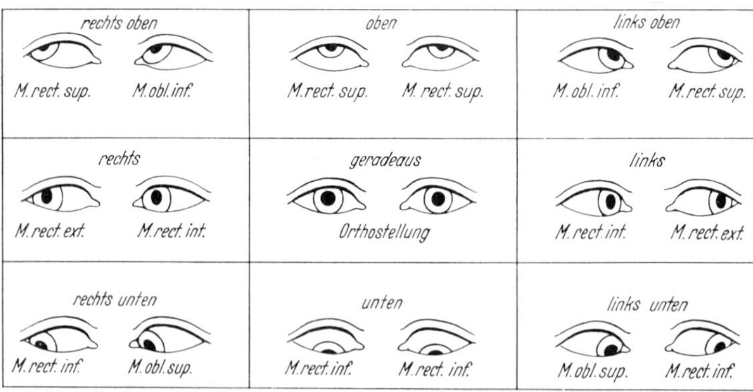

Abb. 104b Schematische Darstellung der *regelrechten* Augenbewegungen in den 9 Hauptblickrichtungen mit Angabe der in Aktion befindlichen Muskeln

Tabelle 7 Unterschied zwischen Begleitschielen und Lähmungsschielen

	Begleitschielen	Lähmungsschielen
Auftreten	Frühe Kindheit (80% vor dem 2. Lebensjahr)	Jedes Lebensalter möglich
Ursache	Erbfaktor, Refraktionsfehler, Fusionsschwäche, toxische Ziliarmuskelschwäche nach Masern, Scharlach u. a.	Trauma, Aplasie im Kerngebiet, Enzephalitis, Meningitis, multiple Sklerose, Gesichtsrose, Tumor, Blutung, Vergiftung
Doppelbilder	Keine Doppelbilder	Doppelbilder! Plötzlich auftretend!
Schielwinkel	Schielwinkel gleichbleibend in allen 9 Blickrichtungen	Schielwinkel ändert sich in den 9 Blickrichtungen (größerer Schielwinkel bei Fixation des gelähmten Auges)
Blickfeld	Nicht eingeschränkt	Blickfeld des gelähmten Auges eingeschränkt
Kopfhaltung	Regelrecht	Kopfzwangshaltung zur Vermeidung von Doppelbildern
Räumliches Sehen	Eingeschränkt (unterwertiger beidäugiger Sehakt)	Regelrecht: in Kopfzwangshaltung vollwertig

Häufige Augenmuskellähmungen sind die **Abducensparese** sowie die **Trochlearisparese,** die in der angeborenen Form zum okulären Schiefhals führt (Abb. 105 a u. b).

Differentialdiagnostisch ist wichtig, daß der okuläre Schiefhals erst gegen Ende des 2. Lebensjahres kompensatorisch einsetzt, um Doppelbilder auszuschalten, die mit zunehmender Entwicklung des räumlichen Sehens auftreten. Charakteristisch ist das Bielschowskysche Zeichen: bei Kopfneigung zur Seite des gelähmten Muskels: Höhenabweichung mit Einwärtswendung des gelähmten Auges bei Fixation mit dem nicht gelähmten Auge.

Okulomotoriusparese

Die auffallendsten Zeichen bei der Okulomotoriusparese sind die *Ptosis* (Lähmung des quergestreiften, willkürlich bewegten M. levator palpebrae) sowie die *Abweichung* des Auges nach *außen* (Parese des M. internus, Überfunktion des M. rectus externus). Sind bei kompletter, d. h. äußerer und innerer Augenmuskellähmung, auch die inneren Augenmuskeln (M. sphincter, M. ciliaris) beteiligt, so ist die Pupille weit und lichtstarr, die Akkommodation gelähmt (vgl. Abb. 13 a u. b).

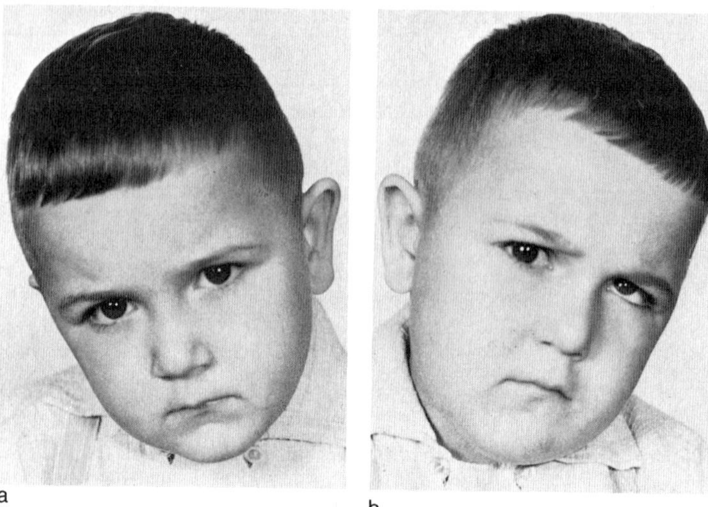

Abb. 105a und b Angeborene Trochlearisparese links mit Schiefhals
a) Visus: bds. 5/5. Seit 2. Lebensjahr kompensatorische Kopfhaltung (= okulärer Schiefhals): Kopf nach rechts zur Gegenseite geneigt und gedreht, Kinn gesenkt. Augen: Orthostellung. Sensorisch: normale Korrespondenz mit Fusion und Tiefensehen
b) Kopfneigetest nach Bielschowsky. Bei Kopfneigung zur Seite des paretischen Muskels: Höhenabweichung mit Einwärtswendung des linken Auges bei Fixation mit dem rechten, nicht gelähmten Auge (4 J.)

Augenzittern (Nystagmus)

Es handelt sich dabei um unwillkürliche, dem Willen nicht unterworfene Augenbewegungen, die rhythmisch ablaufen. Je nach der Richtung unterscheidet man den horizontalen, vertikalen oder rotatorischen Nystagmus. *Physiologischer Nystagmus:* Allgemein bekannt ist der sog. „Eisenbahnnystagmus", der auch als Simulationsprobe bei Gutachten verwendet wird. *Pathologischer Nystagmus:* Entweder angeboren oder bei zentralnervöser Erkrankung, z. B. multiple Sklerose, Hirntumoren.

Augenverletzungen

Bei Verletzungen und Verätzungen des Auges ist der Betroffene sich häufig seines bedrohlichen Zustandes nicht bewußt, insbesondere wenn heftigere Schmerzen fehlen. Durch Technisierung unserer Umwelt und zunehmenden Verkehr auf den Straßen ist heute der in Lider und Augenhöhle sorgfältig eingebettete Augapfel weit häufiger Verletzungen ausgesetzt als es früher der Fall war. In Betracht kommen in erster Linie Verletzungen durch *Prellungen* (Kontusion) und *Durchbohrung* (Perforation) sowie *Verätzung* durch Säuren oder Laugen.

Vorbemerkung: Nach Anhören des Unfallherganges bettet man – bei Verdacht auf eine durchbohrende Augenverletzung – den Patienten auf eine fahrbare Liege und stellt beide Augen durch einen sterilen Verband bis zum Eintreffen des Augenarztes ruhig. Es muß unbedingt vermieden werden, daß der Patient die Augen zukneift, wodurch im Falle der Perforation die Wunde klafft und Regenbogenhaut, dunkles Uveagewebe sowie fadenziehender Glaskörper austreten. *Keinesfalls* darf *Salbe* in das frisch verletzte Auge eingestrichen werden. Diese würde zwischen die Wundflächen gelangen, den Heilverlauf stören und die chirurgische Wundversorgung sehr erschweren. Notfalls kann man körperwarme Antibiotikaaugentropfen, z. B. Kanamytrex, zur Infektionsverhütung und -bekämpfung einträufeln.

Sofortmaßnahmen: Verhindern von Kneifen und Pressen des Auges durch ruhige, sachgerechte *Aufklärung* des Patienten; Ruhigstellung durch doppelseitigen sterilen *Augenverband;* den Patienten liegend in die nächste chirurgische Augenstation transportieren.

Liegen noch andere Körperverletzungen vor, ist nach Ausmaß und Schweregrad der Verletzungen die Reihenfolge der medizinischen Versorgung festzulegen. Keinesfalls sind oberflächliche Gesichtsschnittwunden – wie dies häufig geschieht – *vor* der Augenwunde zu behandeln, da es während der Versorgung der Hautwunden durch Pressen und Kneifen des Patienten, z. B. bei Injektionen zur Lokalanästhesie, zur Verschlimmerung der Augenverletzung kommt. Das in Mitleidenschaft gezogene *Sehorgan* ist ohne Zeitverlust *vorrangig* zu behandeln!

Sind die Lider verletzt und durch Schwellung geschlossen, so überzeuge man sich zunächst durch vorsichtiges Anheben mit sterilem Tupfer über die Beschaffenheit von Hornhaut und Vorderkammer; außerdem wird die Reaktion der Pupille geprüft. Häufig sind Lidabrisse im inneren Lidwinkel (Abb. 106 a u. b) mit Abriß des unteren Tränenröhrchens, das nur durch fachkundige Hand über der Sonde genäht werden kann (Abb. 107 a u. b).

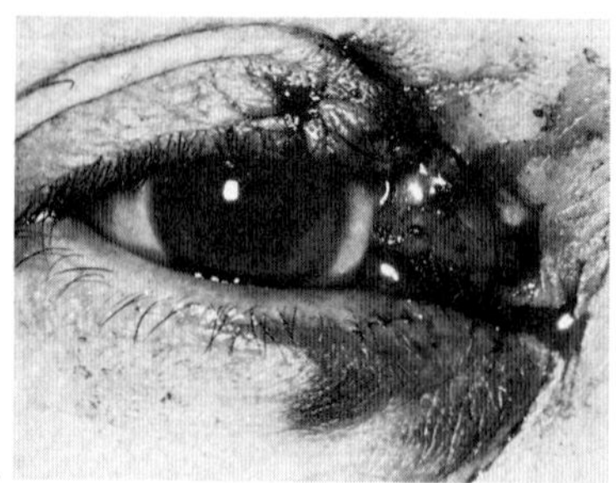

a

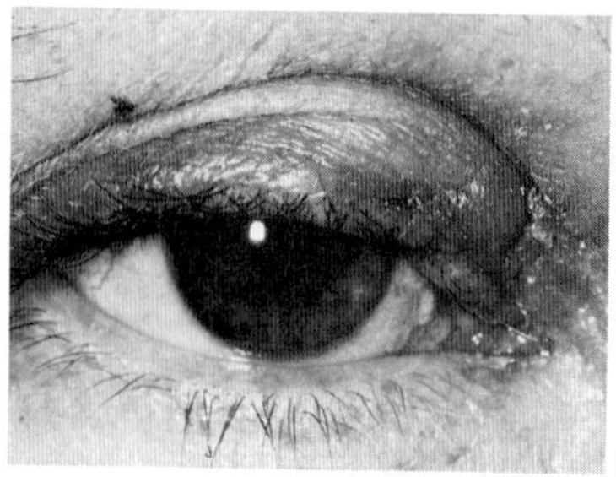

b

Abb. 106a und b Oberlidplatzwunde
a) Durchtrennung aller Schichten (Lidhaut, Lidschließmuskel, Lidplatte (Tarsus) und Lidbindehaut)
b) Gleiches Auge 4 Wochen später. Nach schichtweiser Naht von Bindehaut, Tarsus, Muskelschicht und Lidhaut. Wiederherstellung von Form und Funktion (40 J. ♂)

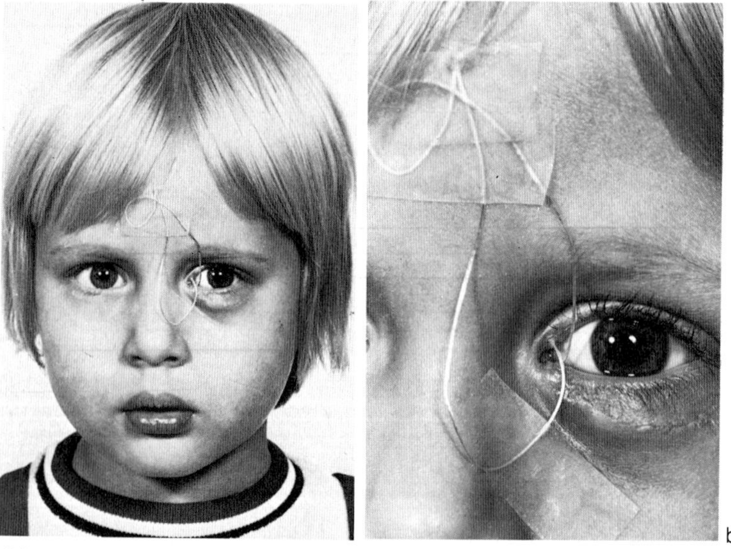

a b

Abb. 107a und b Abriß des Unterlides einschließlich des unteren Tränenröhrchens durch Hundebiß
a) Durch das obere Tränenpünktchen wird eine Spiralsonde ein- und über die Einrißstelle hinweg durch das untere Tränenpünktchen ausgeführt. Naht des Tränenröhrchens und der Rißwunde über der Sonde. Einfädeln eines Kunststoffadens durch die Öse an der Sondenspitze. Retrograde Durchführung der Sonde
b) Ausschnitt aus Abb. 107a, Unterlidwunde reizlos verheilt. Faden im Tränenröhrchen wird täglich vorsichtig bewegt und bleibt 6 Wochen liegen, um narbigem Verschluß vorzubeugen

Prellungsverletzungen (Abb. 108–110)

Stumpfe Augenverletzungen entstehen durch Faustschlag, Tennisball, Schneeball, Sturz auf Tischkante oder Fahrradlenker usw. Bei einfacher Prellung ist der Augapfel hochrot, es besteht die sog. *Abwehrtrias:* Lichtscheu, Tränenfluß, Blepharospasmus (Lidkrampf).

Komplikationen: Lidödem und Lidemphysem durch Einriß der Siebbeinzellen, wodurch beim Schneuzen Luft kissenartig unter die Lid-

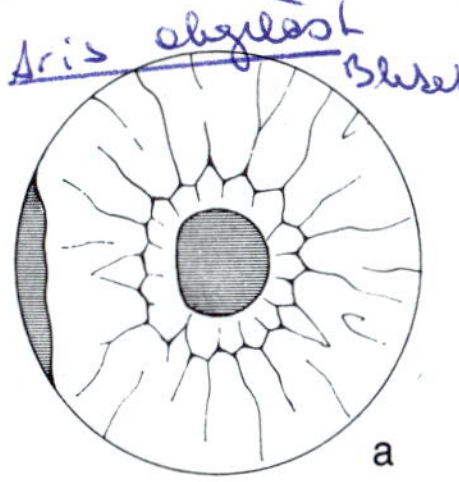

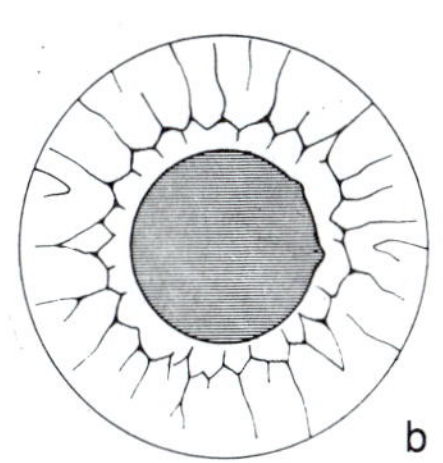

Abb. 108a und b Kontusionsverletzung der Iris
a) Abriß der Regenbogenhaut bei 9 Uhr an der Wurzel (Iridodialyse): wenn im Augenblick der Kontusion die Pupille eng, d. h. der Schließmuskel zusammengezogen (dick) und die Regenbogenhaut dünn ausgezogen ist
b) Sphinktereinrisse (bei 2 und 3 Uhr, mit Entrundung der Pupille): wenn bei weiter Pupille der Schließmuskel erschlafft und dünn ausgezogen ist

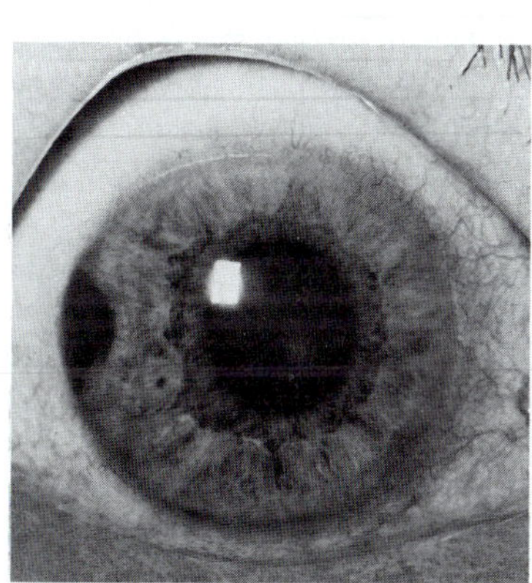

Abb. 109

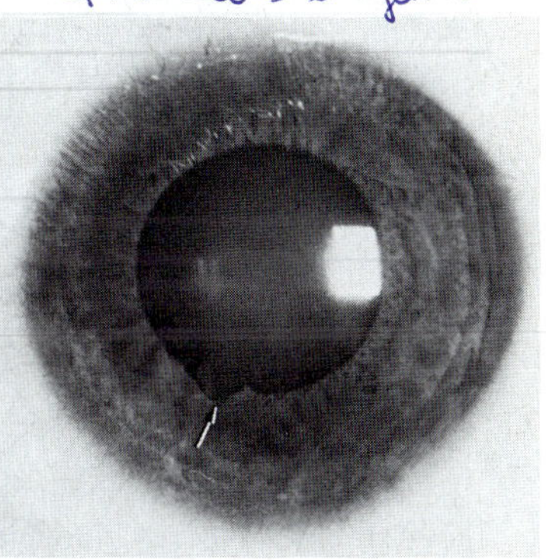

Abb. 110

Abb. 109 Irisabriß (Iridodialyse) nach Prellungsverletzung des Augapfels (Contusio bulbi). Durch Abriß der Iris bei 9 Uhr an der Wurzel entsteht eine „zweite Pupille“ (Blendwirkung!). Reguläre Pupille ovalär entrundet (75 J. ♂)

Abb. 110 Sphinkterriß nach Prellungsverletzung des Augapfels (Contusio bulbi)! Einriß des Schließmuskels der Pupille (Pfeil) bei 6 Uhr 30 (21 J. ♂)

haut eintreten kann (bei Druck Schneeballknistern). Bei eingerissenem Schließmuskel der Pupille ist diese entrundet und von träger Reaktion. Ist die Regenbogenhaut an der Wurzel eingerissen, so bildet sich gewissermaßen eine zweite Pupille, die in Höhe des Hornhautrandes gelegen ist. Wurde die Linse durch Stoß geschädigt, so setzt ihre Trübung in der Regel erst nach einigen Wochen ein. Die Linse kann auch aus ihrem Bett verschoben oder in den Glaskörper luxiert sein. Blutungen in die Vorderkammer, in den Glaskörper und in die Netzhaut sind möglich. Die Lederhaut kann bersten, die Aderhaut einreißen, ebenso die Netzhaut, wobei es, je nach Lage des Risses, z. B. Ora-serrata-Riß, oft erst nach Monaten oder durch Narbenzug erst nach Jahren zur posttraumatischen Netzhautablösung (Langzeitablösung) kommt.

Nichtperforierende Fremdkörperverletzungen

Diese gehören zu den häufigsten äußeren Augenverletzungen des täglichen Lebens. Die Vorderkammer steht, die Pupille ist rund und reagiert. Bei Verdacht auf durchbohrende Verletzung: *Röntgen!*

Bindehautverletzungen

Am häufigsten sind Blutungen, die keiner besonderen Behandlung bedürfen, sofern die darunter gelegene Lederhaut unverletzt geblieben ist. Einrisse sollen in der Regel genäht werden.

Hornhautverletzungen

Erosio corneae (oberflächliche Abschürfung der Hornhaut), vgl. Tafel III, Abb. 2

Nach stumpfen Traumen oder Verletzungen durch Fremdkörper kommt es zur Abschilferung und Abschürfung des Hornhautepithels (Erosio corneae). Die Patienten empfinden meist starke Schmerzen. Die *Abwehrtrias* (Lichtscheu, Tränenfluß, Blepharospasmus) ist sehr ausgeprägt. Durch Einträufeln eines Tropfens Fluoreszeinlösung oder Einführen eines Fluoreszeinpapierstreifens in den Bindehautsack färben sich auch kleinste Epitheldefekte an, die sonst der Beobachtung entgehen. Die Behandlung besteht – bei freier Durchgängigkeit der Tränenabflußwege (vgl. S. 135) – im Einstreichen eines schützenden Gels (z. B. Actovegin) oder einer die Regeneration fördernden Salbe (z. B. Bepanthen AS) und Anlegen eines Verbandes.

Hornhautfremdkörper (Abb. 111 und Tafel II, Abb. 1)

Fremdkörperpartikelchen aus der Luft, aber auch von der Schmirgelscheibe oder beim Bohren und Schweißen abgesprungene Metallsplitterchen, setzen sich in der Hornhaut fest oder brennen sich ein. Die Patienten empfinden Fremdkörpergefühl mit starken Schmerzen, Lichtscheu, Lidkrampf und Tränenfluß. Die Behandlung besteht in der Entfernung des Fremdkörpers. Dies geschieht bei Fremdkörpern, die locker der Hornhautoberfläche anhaften, indem man sie nach Betäubung des Auges mit einem geeigneten sterilen Oberflächenanästhetikum (Chibrokerakain, Novesine, Kornekain u. a.) vorsichtig mit einem spitzen Wattetupfer entfernt. Da nach Entfernung des Fremd-

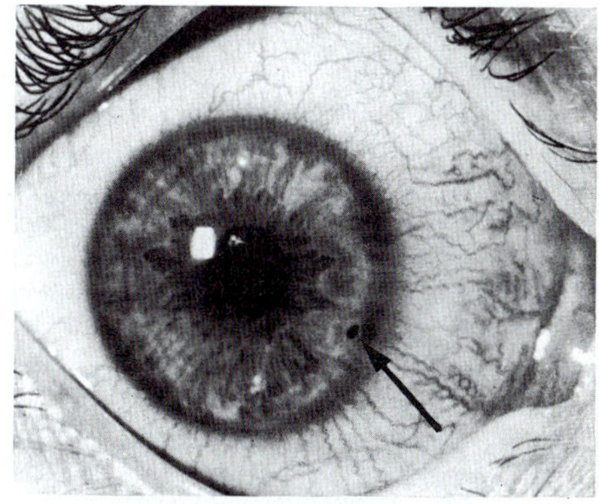

Abb. 111 Hornhautfremdkörper. In die Hornhautoberfläche bei 4 Uhr (Pfeil) eingebrannter Eisensplitter mit hellem Rosthof (16 J. ♂)

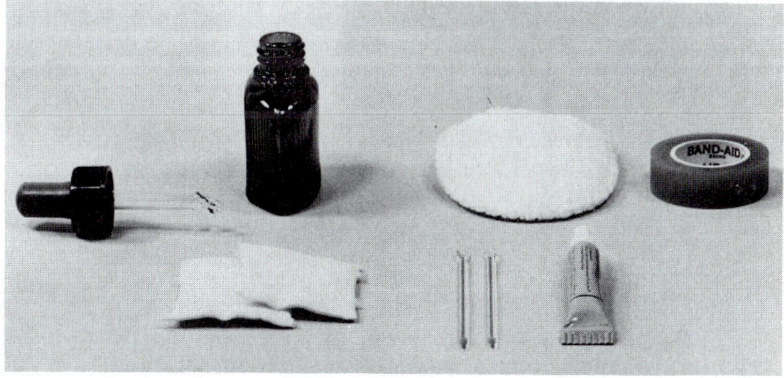

Abb. 112 Utensilien zur einfachen Behandlung in der Augenheilkunde: Augentropfen im Fläschchen mit Tropfpipette, Zellstofftupfer, ovalärer Augenverband mit Pflaster, Augensalbe mit Glasstäbchen

körpers feine Epithelabschürfungen zurückbleiben, sind zur schnelleren Heilung und Infektionsverhütung das Einstreichen einer Augensalbe und das Anlegen eines Verbandes erforderlich (Abb. 112). *Eingebrannte* Fremdkörper und den sie umgebenden Brandschorf bzw. Rosthof entfernt man zuerst mit einer ausgeglühten Platinfremdkörpernadel, nachdem zuvor das Auge anästhesiert wurde. Anschließend empfiehlt sich die *schonende* Entfernung des Brandschorfes mit dem Hornhautmeißel oder der Fremdkörperfräse, von der es verschiedene Modelle gibt (Abb. 113).

Unter keinen Umständen sollten dem Patienten anschließend schmerzbetäubende Augentropfen verordnet werden. Es ist eine verständliche Reaktion des Verletzten, bei Wiederauftreten von Beschwerden ein solches Medikament zu verlangen. Dadurch verzögert sich jedoch die Wundheilung, die normalerweise in wenigen Stunden erfolgt. Durch Mißbrauch von schmerzbetäubenden Augentropfen und -salben kann die ganze Epitheldecke zerstört werden. Stets ist nach Einstreichen einer Augensalbe ein Verband anzulegen. Der Patient wird aufgefordert, sich am nächsten Tag zur Kontrolle vorzustellen, keinesfalls aber vorher den Verband selbst zu entfernen. Nur durch eine Kontrolluntersuchung kann sich der Arzt von dem komplikationslosen Heilverlauf (nach jedem Epithelschaden besteht die Gefahr des Hornhautgeschwüres!) überzeugen.

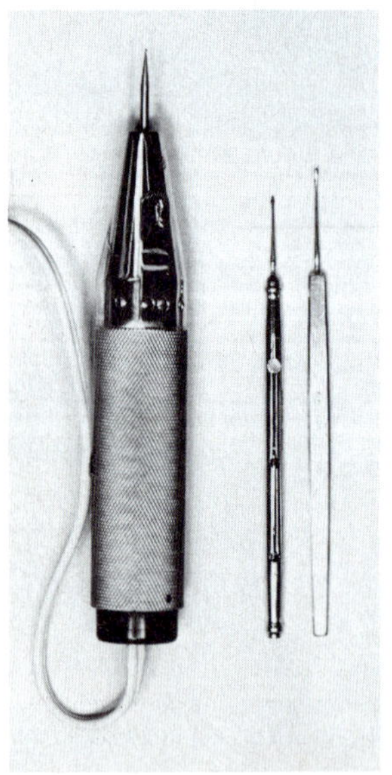

Abb. 113 Instrumentarium zur Entfernung eines Hornhautfremdkörpers: Hornhautfräse mit elektrischem Anschluß wird durch Herunterdrücken des Hebels im Handgriff betätigt. Durch *vorsichtiges* Berühren der Hornhaut können mit der fräsenartigen Spitze, die mit unterschiedlicher Drehzahl in Rotation versetzt wird, Roststellen abgeschliffen werden. Neben der Hornhautfräse: Hornhautnadel und Hornhautmeißel

Windschutzscheibenverletzungen (Abb. 114 u. 115)

Der Kraftfahrzeugverkehr hat allein in der BRD neben den jährlich rund 10 000 Toten und 200 000 Verletzten eine neue Art der perforierenden Verletzung des Augapfels mit sich gebracht: die Windschutzscheibenverletzung. Nach unserer Schätzung erlitten **früher** jährlich im Bundesgebiet etwa 1000 Kraftfahrer oder Beifahrer eine Windschutzscheibenverletzung. Davon erblindeten rund 100 an einem, 80 an beiden Augen. Kein Verletzter trut einen Sicherheitsgurt.

Unfallhergang: Schon bei einem Aufprall von 20 km pro Stunde wird der Körper in die Fahrtrichtung geschleudert. Der Kopf durchstößt dabei die Windschutzscheibe, anschließend sinkt er der Schwere nach ab und fällt mit der Stirn-, Nasen-, Augenregion in den unteren Bruchrand der Sekuritscheibe. Auf diese Weise entstehen die typischen Schnittverletzungen, die ein, aber auch beide Augen mitbetreffen können. Die meisten Verletzungen entstanden im **Stadtverkehr.**

Behandlung:

1. Verhütung: Sicherheitsgurt und Verbundscheiben.
2. Jede Lidverletzung gehört in eine mikrochirurgisch ausgestattete Augenklinik oder Abteilung. Bei Lidverletzungen im Straßenverkehr beobachteten wir in 10% der Fälle ein mehrere Tage zu spätes Erkennen oder gar *Übersehen* der perforierenden Augenverletzung.

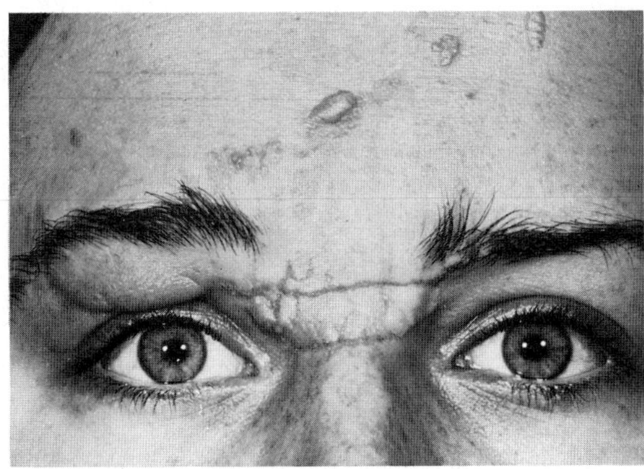

Abb. 114 Windschutzscheibenverletzung. Typische aufgeworfene, harte (keloidartige) Narbenstränge querverlaufend über Nasenrücken, rechtes Oberlid, Augenbrauenregion und Stirn. Beifahrerin ohne angelegten Sicherheitsgurt!

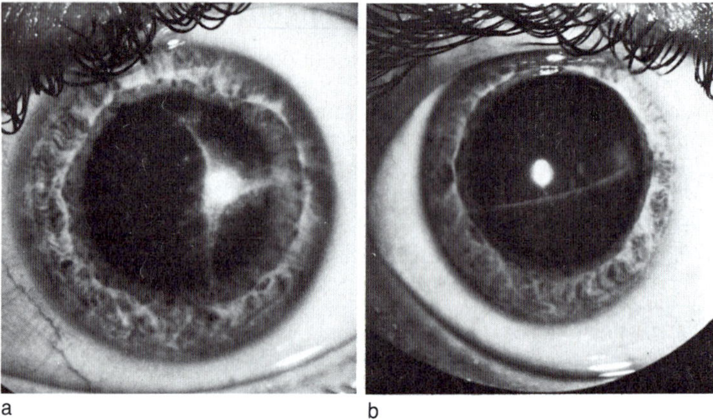

Abb. 115a und b Beiderseits typische Hornhautnarben. Alle Schichten durchsetzende (perforierende) Hornhautwunde nach Windschutzscheibenverletzung
a) Rechtes Auge: dreieckige zipflige Hornhautnarbe mit zum Hornhautzentrum hin gelegener Basis und sternförmig auslaufenden Spitzen
b) Linkes Auge: knapp unterhalb des Hornhautzentrums quer verlaufende Narbe durch splitterndes Windschutzscheibenglas. Beifahrer ohne angelegten Sicherheitsgurt!

3. Der längste Transport mit beidseitigem sterilen Verband schadet dem perforierend verletzten Auge weniger als die ungenügend ausgerüstete Hand des Operateurs.
4. Hinweis für den Rettungsdienst: Lidverletzungen gehören nicht in chirurgische, sondern in augenärztliche Abteilungen. Erfahrungsgemäß verbirgt sich hinter der Schnittverletzung des Lides oft eine Schnittverletzung des Augapfels.

Durchbohrende, perforierende Fremdkörperverletzungen

Bei allen durchbohrenden Verletzungen der Augapfelhülle, gleichgültig ob sie die Hornhaut oder die Lederhaut betreffen, ist unter allen Umständen der *röntgenologische Nachweis* zu erbringen, ob ein schattengebender Fremdkörper im Augeninneren vorhanden ist oder nicht. Eingedrungene kleine Fremdkörper, die die vordere Augenwand durchschlagen haben, können so feine Wunden hinterlassen, daß sie sich der Untersuchung mit bloßem Auge oder mit der Lupe entziehen. Schon bei geringstem Verdacht ist eine Röntgenaufnahme angezeigt (Vorgeschichte, *Unfallhergang:* bei Arbeiten mit Metall springt stets

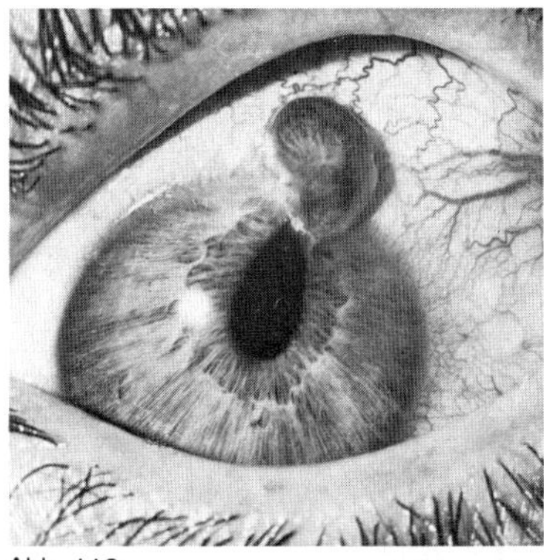

Abb. 116

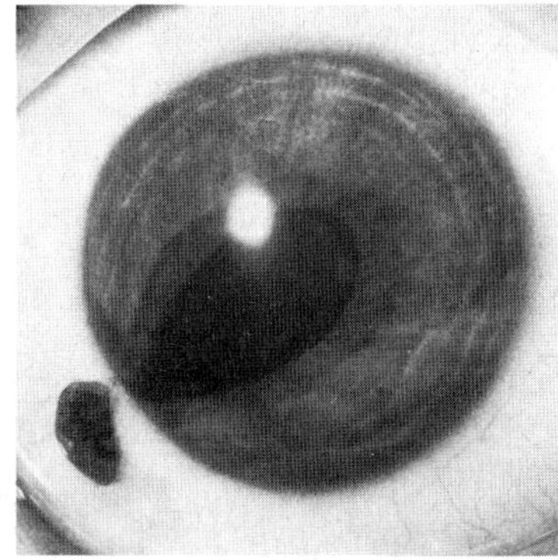

Abb. 117

Abb. 116 Irisprolaps bei 12 Uhr mit entfärbter Regenbogenhaut. Hornhaut-Lederhaut-Wunde durch Windschutzscheibenverletzung (Beifahrerin ohne Sicherheitsgurt). Diese perforierende Verletzung wurde *erst 7 Tage nach dem Unfall erkannt.* Gefahr der Infektion mit Verlust des Auges!

Abb. 117 Irisvorfall nach perforierender Verletzung (Pfeil mit scharfer Spitze). Die Pupille ist birnenförmig zur Lederhautwunde verzogen, die Iris eingeklemmt. Unfall vor 2 Stunden. Irisgewebe noch nicht entfärbt (11 J. ♂)

das härtere Material ab!). Wurde das Auge durchbohrend verletzt (aufgehobene Vorderkammer, Irisvorfall – Abb. 116 u. 117 –, Lederhautwunde, quellende Linse), so sind steriler beidseitiger Verband und die Überweisung zur klinischen augenärztlichen Versorgung notwendig. Schmerzstillende Mittel sind angezeigt, da sie die Ruhe während des Transportes sichern und Kneifen des Patienten verhindern.

Intraokulare Splitter können, wenn sie magnetisch sind, u. U. mit dem Riesen- oder Handmagneten herausbefördert werden. Metallfremdkörper müssen in jedem Falle und frühzeitig entfernt werden, da es sonst durch die Eisen- oder Kupfersalze zu einer Schädigung des Augengewebes mit Sehverlust durch Verrostung (Siderosis) oder Verkupferung (Chalkosis) des Augapfels kommt. Bei Verdacht auf Splitterverletzung ist als erstes eine Röntgen-Übersichtsaufnahme anzufertigen. Bei positivem Befund oder Verdacht wendet man als 2. Schritt zur Lokalisation des Splitters das Verfahren nach Comberg an. Der Hornhautrand (Limbus) wird durch Aufsetzen einer Kontaktlinse mit 4 Bleipunkten markiert und Aufnahmen der Orbita bzw. Schädelaufnahmen in 2 Ebenen angefertigt. Der Sitz des Fremdkörpers läßt sich durch Berechnung seiner Lage zu den vorgegebenen Bleipunkten ermitteln (Abb. 118 a–c u. 119). Durchbohrende Augenverletzungen

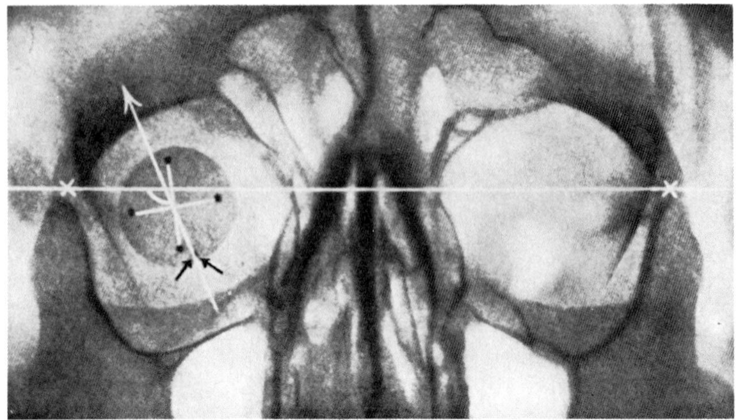

a

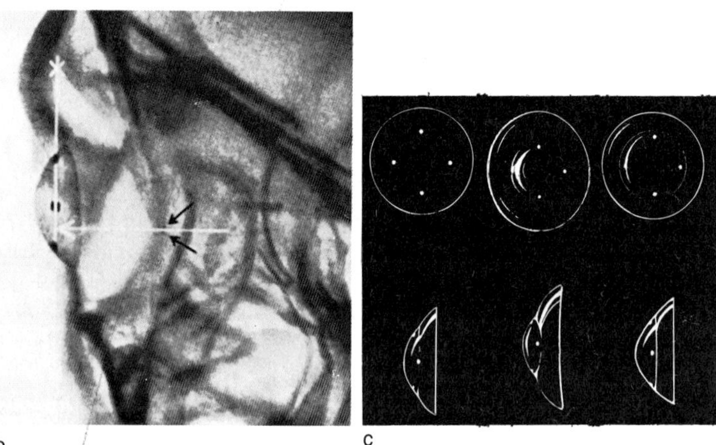

b c

Abb. 118a bis c Fremdkörperlokalisation nach Comberg

a) In Bauchlage: Die mit 4 Bleipunkten versehene Plexiglasschale ist in den Bindehautsack eingelegt. Zur Auswertung werden die dem Hornhautrand entsprechenden Punkte durch diagonale Linien verbunden. Eine weiße Linie verbindet den schattengebenden Fremdkörper (schwarze Pfeile) und den Mittelpunkt der Bleimarken. Eine weitere ist horizontal durch die beiden schläfenwärtigen Knochennähte (× ×) der Orbita beider Augen gezogen

b) Im Sitzen: Seitliche Aufnahme mit Comberg-Schale. Durch die 4 Markierungspunkte geht eine Vertikale, auf die im rechten Winkel eine Horizontale zum Fremdkörper (Pfeile) auftritt

c) Kontaktlinsen nach Comberg (verschiedene Größen): Die mit 4 Bleipunkten versehene Plexiglasschale wird in den Bindehautsack eingelegt. Nach Anfertigung der Röntgenaufnahme ermöglichen sie die Lokalisierung des Splitters

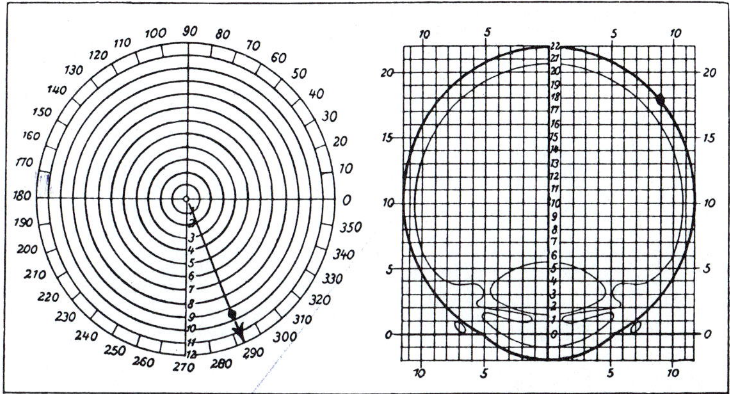

Abb. 119 Die in Abb. 118 gefundenen Werte sind in die beiden Schemata eingetragen und erlauben die Feststellung der Entfernung des Fremdkörpers von der Bulbuswand sowie seine exakte Lage zur Augenachse

sind immer bedrohlich (Symphatische Ophthalmie!). Ihre Erkennung und Beurteilung kann bei kleinen Wunden äußerst schwierig sein, daher bemühe man sich um eine ausführliche *Anamnese* (Unfallzeit, Unfallort, Unfallhergang). Wichtig für spätere Begutachtung.

Der Patient muß so schnell wie möglich in eine augenchirurgische Abteilung gebracht werden. Durchbohrende Verletzungen werden verursacht durch schneidende und stechende Werkzeuge wie Messer, Nagel, Schere und Nadeln; durch Splitter, Arbeit mit Hammer und Meißel, Borsten, Holz-, Glassplitter, Drähte, Zweige, Pfeile, Gewehrkugeln, Schrotkörner, Sprengkörper und durch Explosionen.

Verätzungen und Verbrennungen (Notfall)

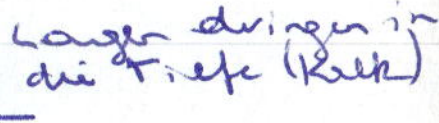

Die Säureverätzung und die Verbrennung führen zur Gerinnung, die Alkaliverätzung zur Verflüssigung des Zelleiweißes. Alkalien lösen das Gewebeeiweiß auf und dringen in die Tiefe des Auges. Sie gelangen dadurch in das Kammerwasser und entfalten dort ihre verhängnisvolle Wirkung auf den Kammerwinkel (Sekundärglaukom!). Bei Säureverätzung dagegen bildet sich eine viel oberflächlicher gelegene häufig lokal beschränkte Verschorfung. Allen ätzenden Substanzen ist gemeinsam, daß sie sich, ebenso wie die Verbrennung, je nach dem Schweregrad in 3 Stadien der Gewebsschädigung einteilen lassen (Abb. 120–122):

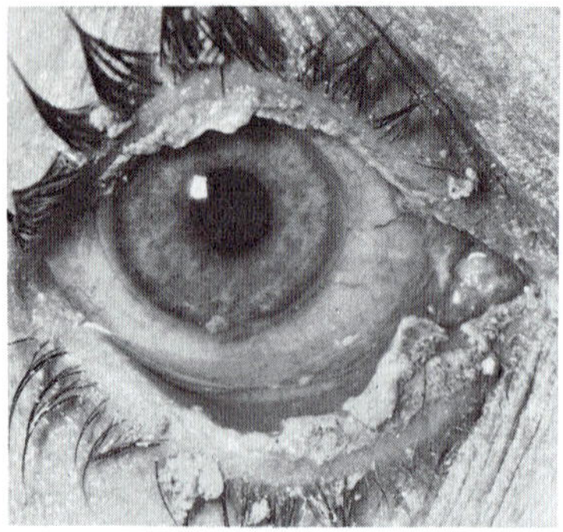

Abb. 120

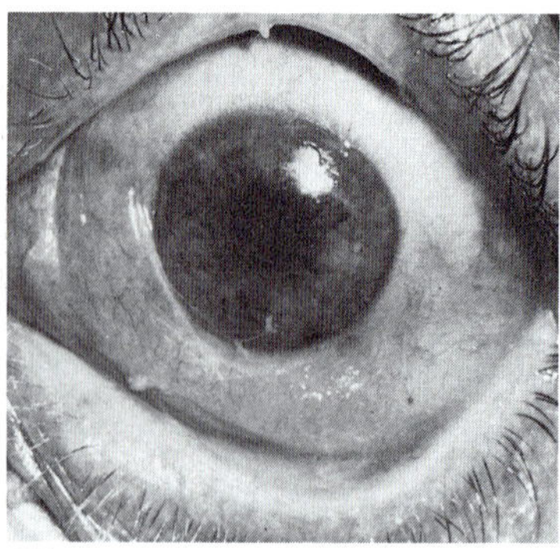

Abb. 121

Abb. 120 Kalkverätzung 1. Grades. Lider und Bindehautsack mit haftenden Kalkmassen. Stadium der Rötung oder zunächst noch einfachen Entzündung (36 J. ♂) Bereits eingedrungene Ätzstoffe erzeugen die Komplikation

Abb. 121 Kalkverätzung 2. Grades. Stadium der Blasenbildung mit Flüssigkeitserguß (Chemose) der Bindehaut. Hornhaut glanzlos (61 J. ♀)

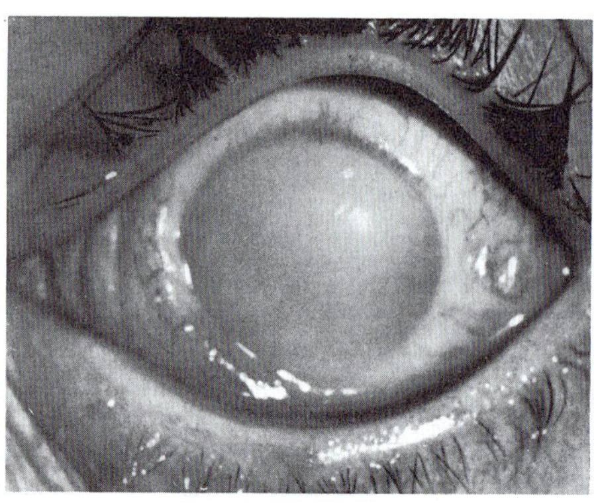

Abb. 122 Kalkverätzung 3. Grades. Stadium des Gewebezerfalles (Nekrose). Bindehaut blutleer (anämisch). Hornhaut porzellanweiß getrübt. „Gekochtes Fischauge" (20 J. ♂)

1. Stadium der Rötung (1. Grad),
2. Stadium der Blasenbildung (2. Grad),
3. Stadium des Gewebszerfalles (3. Grad).

Verätzung des Auges durch Laugen

Die häufigsten Laugenverätzungen werden verursacht durch Natronlauge, Kalilauge, gelöschten oder ungelöschten Kalk, Ammoniak, Tintenstift usw. Der Grad der Schädigung ist abhängig von der Konzentration und der Einwirkungsdauer der chemischen Substanz. Mit Nachdruck ist zu betonen, daß frische Verätzungen oft einen relativ gutartigen Eindruck machen. Die schädigende Wirkung der in das Gewebe eingedrungenen Ätzstoffe führt erst am nächsten oder übernächsten Tag zum gefährlichen Stadium der Blasenbildung (Chemose der Bindehaut). Im weiteren Verlauf schwindet die anfängliche Rötung, das Auge blaßt ab. Dies bedeutet den Übergang in das verhängnisvolle Stadium des Gewebszerfalles (Nekrose). Die Bindehaut wird blaß und blutleer, die Hornhaut prozellanweiß („gekochtes Fischauge") (Abb. 122).

Komplikationen: Hornhauttrübung, Verwachsung der Bindehautblätter (Symblepharon), Sekundärglaukom, Perforation, Augapfelschwund.

Sofortbehandlung: Am Unfallort intensive Spülung mit erreichbarer Flüssigkeit durch Handspülung oder mit Wasserschlauch. In der Klinik, unter einfachem und doppeltem Umstülpen der Lider ausgiebige *Spülung* mit Borwasser (3%ig) mittels einer Undine oder Plastikspritzflasche. Anschließend *mechanische Reinigung* des Bindehautsackes mittels Tupfer oder Pinzette (Kalkbröckelchen!) einschließlich der Übergangsfalten unter Umstülpen der Lider (Abb. 123). Einstreichen von Vitamin-A-enthaltender Augensalbe, z. B. Unguentolan AS oder

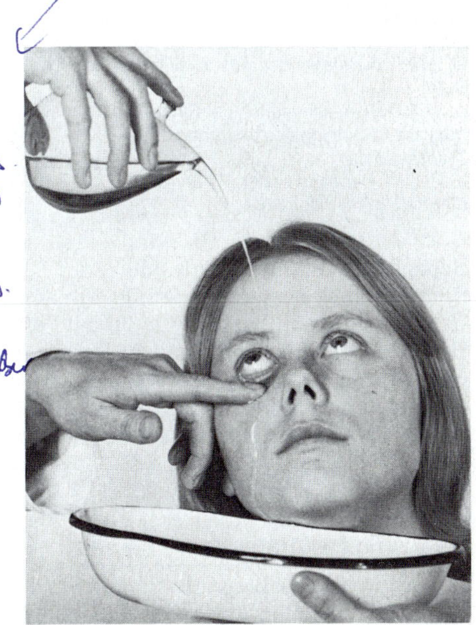

Abb. 123 Spülen des Bindehautsackes mit Undine

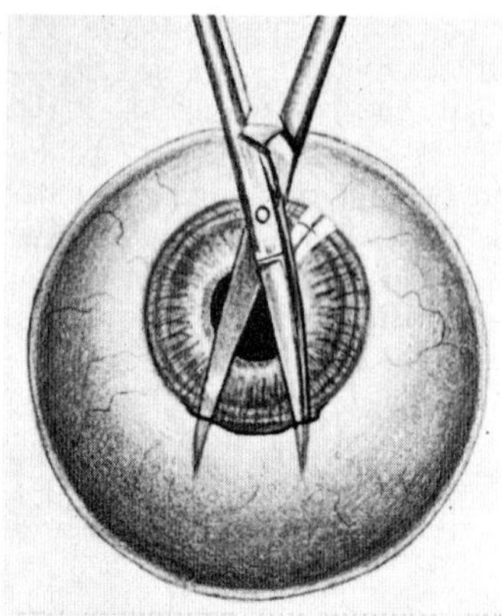

a

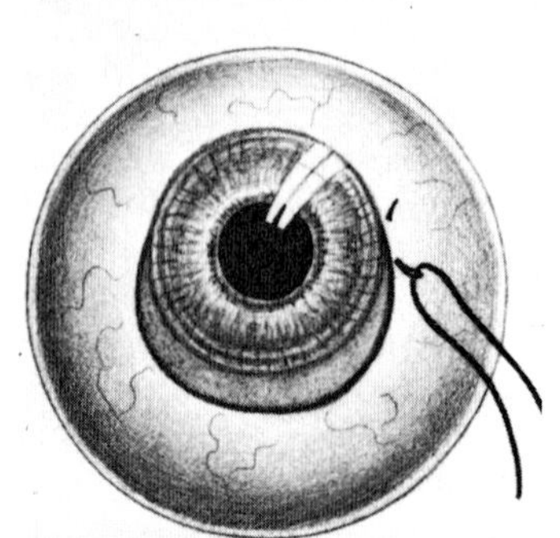

b

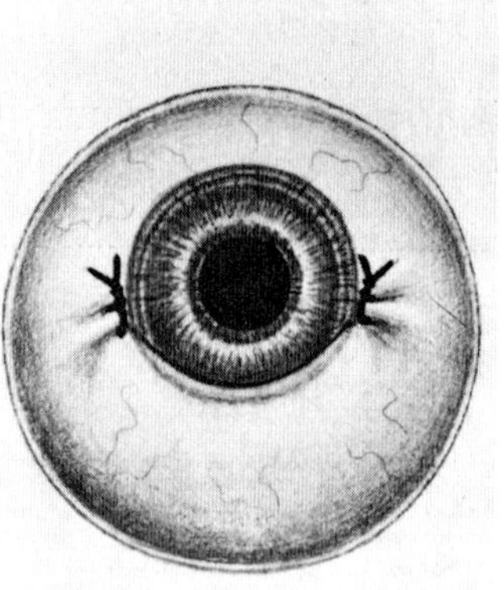

c

Abb. 124a bis c Passowsche Schlitzung (Peritomie) bei Kalkverätzung
a) Eröffnung des Bindehautsackes bei 6 Uhr
b) Limbäre Umschneidung der Bindehaut zur Ablassung des toxischen Transsudates
c) Fixation der geschlitzten Bindehaut durch 2 Perlonknopfnähte

Bepanthen AS. Zur Überwindung des Blepharospasmus allgemeine Schmerzmittel. Schmerzlindernde Tropfen (z. B. Kornekain, Novesine) nur durch den Augenarzt, der mit Pufferlösungen (z. B. Titriplex III 1%, EDTA) weiterbehandelt. Bestehen die geringsten Anzeichen einer Blasenbildung (Chemosis) und ist das Auge blaß, so ist die Bindehaut am Hornhautrand abzulösen (Passowsche Operation), um den toxischen Erguß abzulassen oder ihm vorzubeugen (Abb. 124a–c). Eine weitergehende Operation bei eingetretener Nekrose ist die Peridektomie nach Schmidt-Martens.

Verätzung des Auges durch Säuren

Je nach Art und Menge der in den Bindehautsack gelangten Säure (Salzsäure, Salpetersäure, Schwefelsäure) kann es zu schweren Komplikationen kommen, die sich in Blasenbildung der Bindehaut (Chemosis), Abschilferung des Hornhautepithels und Trübung des Hornstromes äußern. Die Verätzung der beiden Bindehautblätter führt häufig zu Verklebungen und Verwachsungen.

Komplikationen: Einschränkung der Beweglichkeit des Augapfels. Trübung der Hornhaut. Sekundärglaukom durch Verätzung der Abflußwege im Kammerwinkel (Trabekelsystem, Schlemm-Kanal).

Behandlung: Ausgiebige Spülung des Bindehautsackes unter einfachem und doppeltem Umstülpen der Lider mit 2%igem Natriumbicarbonicum, ersatzweise mit Wasser, Gelkontaktlinsen.

Bei Verätzungen mit Phosphorsäure keine Salben und Öle anwenden, sondern Spülen des Bindehautsackes und der Hornhaut mit 2%iger Kupfersulfatlösung.

Grundsatz bei Verätzungen: gründliche Spülung mit Reinigung des Bindehautsackes (Übergangsfalten!), der Hornhaut und der Lider!

Verbrennung des Auges

Durch offene Flammen, Wasserdampf oder siedendes Öl usw. werden meist Verbrennungen 1. bis 2. Grades der Gesichtshaut und der Lider hervorgerufen. Im Lidspaltenbereich sind Ödem und oberflächlicher Brandschorf des Bindehaut- und Hornhautepithels erkennbar. Ernste Komplikationen verursacht flüssges Metall. Die Behandlung besteht in Entfernung der Fremdkörper und Verordnung durchblutungsfördernder Mittel.

Augenärztliche Sprechstunde und Untersuchung

Vorgeschichte

Zur Beachtung bei der Anmeldung des Patienten: Wichtig ist die Frage nach Anlaß und Zeitpunkt des Auftretens der Augenbeschwerden bzw. der Augenerkrankung. Ist ein Unfallgeschehen vorausgegangen? Traten die Beschwerden spontan auf? Bestehen Allgemeinleiden (z. B. Diabetes, Nierenerkrankungen)? Liegt vielleicht Aufregung bzw. seelische Erregung oder Streß beim Patienten zugrunde? Welche Medikamente nimmt er regelmäßig ein? Muß der Patient eine Diät einhalten? Aufgrund der vom Patienten vorgetragenen Beschwerden können verschiedene Erkrankungen in Erwägung gezogen werden.

Umschriebener Druckschmerz:
Am Lid läßt er an ein Gerstenkorn denken;
Im äußeren Lidwinkel an eine Tränendrüsen-, im inneren an eine Tränensackentzündung;
Umschriebener Druckschmerz der vorderen Augenabschnitte an eine Lederhautentzündung (Skleritis, Episkleritis).

Oberflächliche Augenschmerzen:
Sie werden häufig beobachtet
bei oberflächlichen Augenverletzungen;
bei Bindehautentzündung;
bei Hornhautentzündung;
bei Hornhautverletzung (Abschürfung);
bei Entzündungen im Bereich der vorderen Augenabschnitte.

Tiefe Augenschmerzen:
ausstrahlend in Stirn, Schläfe, Oberkiefer, Zähne (Trigeminus!);
bei akutem grünen Star (Glaukomanfall), seltener bei akuter Regenbogenhautentzündung (Iritis).

Schmerzen hinter dem Auge oder bei Bewegungen des Auges:
Sehnervenentzündung (Retrobulbärneuritis);
entzündliche Prozesse der Augenhöhle (Orbita), z. B. Zellgewebsentzündung, Augenmuskelentzündung (Myositis).

Schmerzen in der Augenumgebung:
bei Erkrankungen der Nebenhöhlen, der Schläfenarterie (s. S. 80), bei Neuralgien in der Umgebung des Auges, Migräne.

Kopfschmerzen (soweit sie augenbedingt sind):
bei asthenopischen Beschwerden:
durch akkommodative Daueranspannung bei latenter Übersichtigkeit; durch Ermüdungserscheinungen am Bildschirm bei latenter Heterophorie (vgl. S. 95); durch Leuchtstofflampenlicht minderer Qualität (reduziertes Spektrum im Vergleich zum Sonnenlicht).

Zur Beachtung:
Keine Schmerzen verursachen Erkrankungen der Linse, des Glaskörpers, der Aderhaut und Netzhaut.

Der Patient klagt über *Sehstörungen:*
Frage: Sind diese Beschwerden plötzlich oder allmählich aufgetreten?

Plötzliche Erblindung (Sofortmaßnahmen sind erforderlich!):
bei Verschluß der Netzhautzentralarterie, bei akuter Entzündung der Wand der Schläfenarterie (Arteriitis temporalis), Verletzungen des Sehnerven, akutem grünen Star (Glaukom), Entzündung des Sehnerven (Neuritis des N. opticus), Netzhaut- oder Glaskörperblutungen Jugendlicher (Periphlebitis retinae).

Allmähliche Sehverschlechterung:
beginnende Linsentrübung, Makuladegeneration, chronisches Glaukom, Netzhautveränderungen bei Diabetes.

Unscharfes Sehen:
bei Brechungsfehlern, bei Altersweitsichtigkeit, bei Akkommodationslähmung.

Verschleiertsehen (wie durch einen Nebel):
bei Trübungen der Hornhaut (am Anfang des Druckanstieges beim akuten Glaukom), von Kammerwasser, Linse oder Glaskörper.

Ausfälle im Gesichtsfeld (Sofortmaßnahmen sind erforderlich):

bei Erkrankungen von Aderhaut, Netzhaut, Sehnerv oder Sehbahn (Apoplexia cerebri) oder Gefäßverschlüssen der Netzhautgefäße.

Verzerrtsehen:
bei Erkrankungen der Netzhautmitte (Amsler Netz, Abb. 166, S. 160).

Wahrnehmung *farbiger Ringe* um Lichtquellen:
beim akuten oder chronischen Engwinkelglaukom.

Doppeltsehen:
bei Augenmuskellähmung, Einriß der Regenbogenhaut an der Wurzel (Abb. 109), Linsenluxation.

Jede Klage eines Patienten ist ernstzunehmen:
Der Kranke hat zunächst „immer recht“! Kranke, die häufig und wegen geringer Beschwerden klagen, sind besonders gefährdet, da man geneigt ist, ihre Klagen auch im Ernstfall zu bagatellisieren. Man soll den Bericht des Kranken über den Beginn und bisherigen Verlauf

sowie über die vermeintliche Ursache seines Augenleidens geduldig anhören.

Bei einem Säugling oder Kleinkind sind gewöhnlich andere Augenerkrankungen zu erwarten (Blennorrhö, angeborenes kindliches Glaukom, Retinoblastom usw.) als beim Erwachsenen mittleren Alters (Glaukom, Ulcus serpens) oder im Senium (Arteriitis temporalis usw.). Unsicheres Gehen beim Eintreten in einen abgedunkelten Raum deutet auf eine entsprechende Beeinträchtigung des Sehvermögens hin (schlechtes Sehvermögen, eingeengtes Gesichtsfeld).

Krankhafte Veränderungen im Bereich des Kopfes bzw. im Gesicht müssen beachtet werden. Hierher gehören die Zeichen der Fazialislähmung (Lagophthalmus), die Hautveränderungen bei der Gesichtsrose (Zoster ophthalmicus mit Keratitis, Iritis, Sekundärglaukom) und bei Rosazeaerkrankungen älterer Erwachsener (Keratitis); Lichtscheu und Lidkrampf fallen oft schon auf Entfernung auf und deuten gewöhnlich auf eine Entzündung der vorderen Augenabschnitte oder auf eine Verletzung hin.

Ein besonderer Hinweis auf die Erkrankung des Patienten kann auch seine Brille sein. Zum Sehen in die Ferne tragen Kurzsichtige Konkavgläser (Minusgläser), Übersichtige Konvexgläser (Plusgläser). Träger starker Konvexgläser sind gewöhnlich linsenlos. Beim Durchsehen durch ein Konkavglas erscheint die dahintergehaltene Schrift verkleinert, beim Durchblicken durch ein Konvexglas erscheint sie vergrößert.

Untersuchungs- und Behandlungsplatz

(Abb. 125)

Im Sprechzimmer des Augenarztes nimmt der Patient zunächst auf dem Behandlungsstuhl Platz. Dieser Stuhl soll möglichst so beschaffen sein, daß er in der Höhe verstellbar und durch einen einfachen Handgriff umgekippt werden kann, so daß der Patient in eine liegende Position kommt. Ein zusätzliches Sitzkissen ist zur Untersuchung der Kinder erforderlich. Außerordentlich praktisch ist die sog. instrumentelle Untersuchungseinheit, in der möglichst viele Geräte an einem Ort nahe beieinander sind, so daß der Kranke seinen Platz nicht zu wechseln braucht. Die Geräte, z. B. Spaltlampe, Refraktometer, Ophthalmometer, Phoropter, Gläserkasten, Nahprüfgerät usw., werden durch einfache Handhabung in die gewünschte Stellung gebracht. In der Nähe des Behandlungsstuhles steht der Verbandswagen, der in der Regel folgende Gegenstände enthält (Abb. 126): Flaschen mit Augentropfen, die möglichst auf einem elektrischen Wärmeapparat

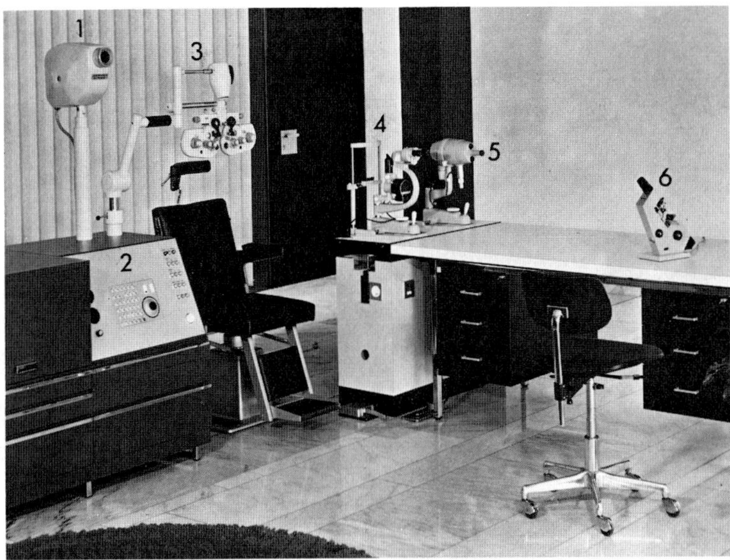

Abb. 125 Untersuchungsgeräte in der augenärztlichen Praxis:
1 Sehzeichenprojektor
2 Kommandopult nach Hollwich mit elektrischer Fernschaltung für die Sehzeichen sowie die Kontrollwiedergabe auf dem Bildschirm
3 Leuchte für den Untersuchungsplatz. Darunter Phoropter, der alle für die subjektive Refraktionsbestimmung erforderlichen Gläser, einschließlich Zylindergläser und Prismen, enthält
4 Spaltlampe zur fokalen und indirekten Beleuchtung
5 Ophthalmometer zur Messung des Hornhautastigmatismus
6 Scheitelbrechwertmesser zur Bestimmung der Refraktion von Brillengläsern

stehen sollten, der für eine gleichmäßige Temperatur (37°C) des Flascheninhaltes sorgt, daneben Tuben mit Augensalben, Salbentöpfchen, Gefäße mit Watte- und Zellstofftupfern. Ein Gefäß mit in Borwasser getränkten Wattetupfern, eine Trommel mit Verbandsstoff und vorbereiteten Verbänden. Ein Behälter mit Watteträgern, bereits in die richtige Länge geschnittene Heftpflasterstreifen, eine Verbandsschere, Fluorescein zur Anfärbung von Hornhautepitheldefekten, eine Undine mit physiologischer Kochsalzlösung zum Ausspülen des Bindehautsackes, Nierenschalen, Spiritusbrenner und Streichhölzern, Öse und Objektträger zum Anfertigen von Bindehautabstrichen. Einmalspritzen und -kanülen, Tonometer, Exophthalmometer, daneben ein steriler Behälter mit kleineren Skalpellen, chirurgischen und anatomischen Pinzetten, Scheren, Lidhaltern und Lidsperren verschiedener

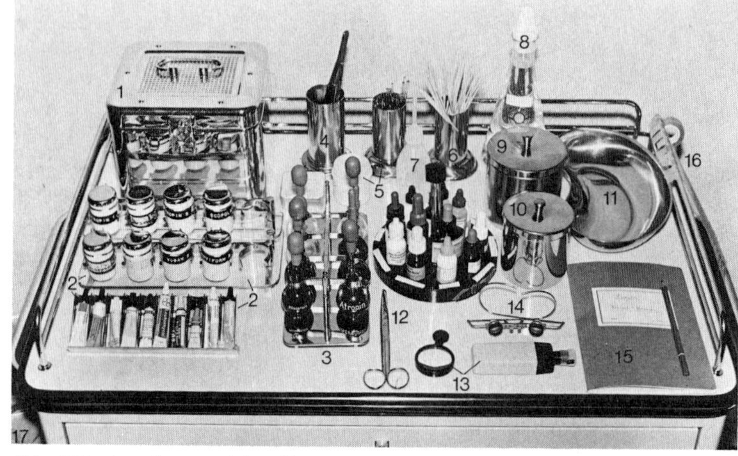

Abb. 126 Anordnung auf dem Visitenwagen oder Behandlungstisch:

1 Trommel mit sterilen Mulltupfern und Augenkompressen,
2 Ständer für Augensalbentöpfe und -tuben,
3 Ständer mit Stroscheinflaschen und Augentropfenflaschen,
4 Behälter mit sterilisierender Lösung für die Pinzette zur Entnahme von sterilen Tupfern und Instrumenten,
5 je ein Behälter für sterile und gebrauchte Glasstäbchen,
6 sterile Watteträger, griffbereit in einem Standgefäß,
7 Spritzflasche mit physiologischer Kochsalzlösung,
8 Behälter mit Borwasser,
9 Topf mit feuchten Wattetupfern,
10 Topf mit trockenen Zellstofftupfern,
11 Nierenschale,
12 Verbandsschere,
13 Visitenlampe mit Lupe,
14 Lupenbrille,
15 Visitenbuch mit Bleistift,
16 abgeschnittene Pflasterstreifen,
17 Abfallbeutel

Größe, Fremdkörpernadeln, Fräse, Sonden verschiedener Größe und Art sowie Kanülen zum Durchspülen der Tränenwege und Kanülen zur Blutentnahme. Neben den Salbentöpfchen befinden sich praktischerweise ein Behälter für saubere Glasstäbchen und eine Schale für benutzte Glasstäbchen; ein Abfalleimer oder ein Plastikbeutel für Abfälle steht in der Nähe bzw. hängt am Untersuchungswagen.

Untersuchung. Nach Vorgeschichte und Erfragen der Beschwerden sowie nach Prüfung des Sehvermögens wird der Patient an der *Spaltlampe* untersucht. Hierbei werden die vorderen Augenabschnitte vom

Arzt biomikroskopisch und vergrößert betrachtet. Die stereomikroskopische Untersuchung der vorderen Augenmedien erfolgt im Spaltlicht mit einer 12-, 18-, 24- oder 36fachen Vergrößerung. Durch Zusatzgeräte können der Augenhintergrund betrachtet und der Augeninnendruck gemessen werden. Durch Aufsetzen eines Dreispiegelkontaktglases nach Goldmann auf die Hornhaut ist es möglich, mit Hilfe der Spaltlampe den sonst durch die undurchsichtige Hornhaut-Lederhaut-Grenze bedeckten Kammerwinkel einzusehen. Mit Hilfe dieses Dreispiegelkontaktglases gelingt es sogar, periphere Netzhautabschnitte (durch Eindellung auch die Ora) an der Spaltlampe zu beurteilen, die sonst der Augenhintergrundspiegelung nicht zugänglich sind.

Das *Refraktometer* dient der objektiven Bestimmung der Brechkraft des Auges. Die Dioptrienwerte des korrigierenden Brillenglases können, ebenso wie Zylinderachse bei Stabsichtigkeit, unmittelbar am automatisch arbeitenden Gerät abgelesen werden.

Zur Messung der Hornhautkrümmung wird vom Augenarzt das *Ophthalmometer* herangezogen.

Bemerkenswert ist, daß die ophthalmologischen Instrumente zumeist auf besondere Tische montiert sind, die man in ihrer Höhe entweder durch eine Drehvorrichtung oder durch Öldruckmechanismus verstellen kann. Viele Geräte (Spaltlampe) sind zudem auf ihrem Tisch in allen Richtungen verschiebbar. Vor dem Apparat nimmt der Patient auf einem Drehstuhl, der ebenfalls hoch- und niederzudrehen ist, Platz. Der Kopf des Patienten wird von der Krankenschwester oder der Sprechstundenhilfe auf der Kinnstützte vor dem Apparat fixiert, die Stirn gegen die Stirnstütze gelehnt. So ist es möglich, den Kopf des Kranken in die geeignete Stellung zu bringen und ihm einen festen Halt zu geben.

Auf der Kinnstütze liegen saugfähige Papierauflagen. Nach Benutzung wird ein Papierstreifen entfernt, so daß jeder Patient eine frische Kinnunterlage erhält. Da der Arzt zur Untersuchung und auch zur Behandlung (z.B. Entfernung eines Fremdkörpers) beide Hände benötigt, muß die Krankenschwester oft Hilfestellung leisten, indem sie den Kopf des Patienten leicht gegen die Kinn- und Stirnstütze drückt, was insbesondere bei ängstlichen Kindern erforderlich ist. Zum Offenhalten der Augen nimmt sie je einen Zellstofftupfer in beide Hände und zieht die Lider *nahe der Wimpernreihe* auseinander (Abb. 128 u. 129). Sie stützt sich dabei leicht mit den Händen auf Stirn und Jochbein des Patienten ab. Die Kinnstütze muß bei jedem Patienten neu eingestellt werden, da die Länge des Gesichtes unterschiedlich ist. Der Patient sollte eine bequeme Haltung einnehmen, der Kopf gut fixiert sein. Der schlecht sehende Kranke oder Blinde muß von der Helferin zunächst seitlich vor das Untersuchungsgerät gesetzt werden,

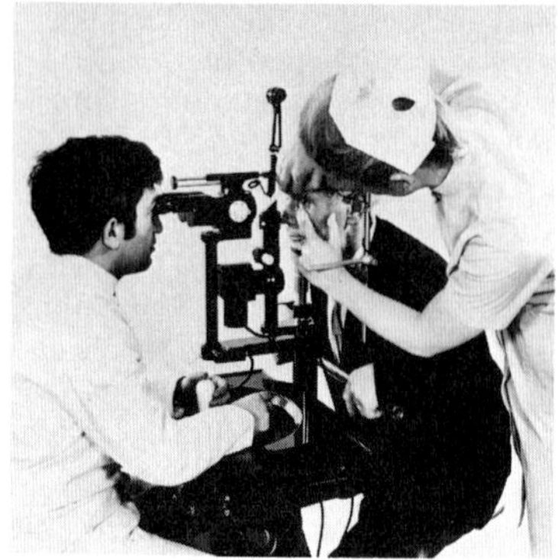

Abb. 127 Aufhalten des linken Auges an der Spaltlampe: Beide Hände der Schwester sind auf Kinn- und Stirnstütze des Gerätes sowie auf Stirn und Wangenknochen des Patienten abgestützt, während sie mit beiden Zeigefingern die Lider *nahe* dem Wimpernrand auseinanderzieht

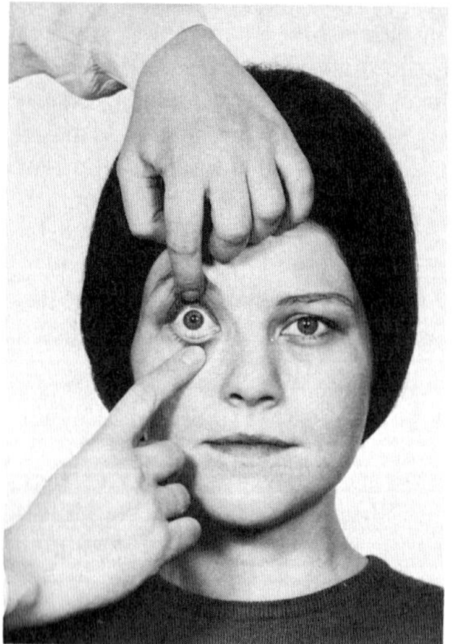

Abb. 128

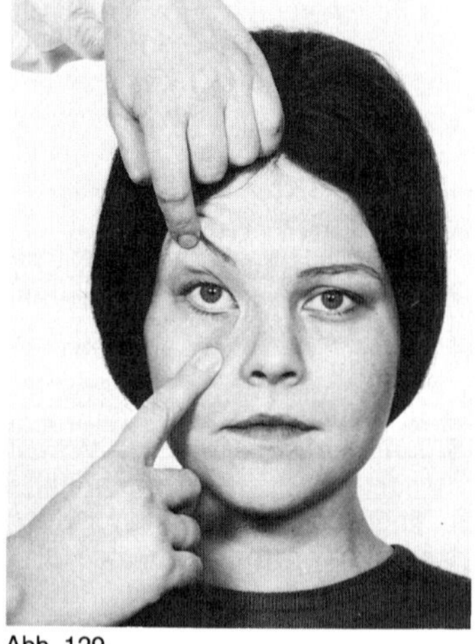

Abb. 129

Abb. 128 Richtiges Augenaufhalten. Die Lider werden *dicht* am Wimpernrand ohne Druck auf den Augapfel mühelos bei **geöffnetem** anderen Auge abgezogen. Hornhaut und Bulbusbindehaut liegen zur Besichtigung frei

Abb. 129 Falsches Aufhalten des rechten Auges. Die Finger der Schwester sind *zu weit* vom Wimpernrand entfernt; sie verziehen lediglich faltig die Haut, der Aufhalteeffekt ist gering

damit er nicht versehentlich anstößt. Indem sie ihre Hände zwischen das Gerät und den Kopf des Patienten hält, verhindert sie sein Anstoßen.

Nachdem durch eine Vierteldrehung des Stuhles der Kranke in die richtige Position zum Apparat gebracht worden ist, führt die Helferin mit beiden Händen vorsichtig seinen Kopf an die Kinnstütze heran (Abb. 127).

Trotz Herunterschraubens des Apparatetisches und Heraufschraubens des Drehstuhles ist für Kinder die Kinnstütze häufig noch zu hoch. In diesen Fällen fordert man die Kinder auf, sich auf den Drehstuhl zu knien. Die Krankenschwester bleibt neben dem knienden Kind stehen, bewahrt es vor dem Herunterfallen und führt langsam unter gutem Zureden den Kopf in die dafür vorgesehene Haltevorrichtung.

Oft ist es zweckmäßig, Kindern das Gerät kurz zu erklären, um ihnen die Furcht vor dem Unbekannten zu nehmen.

Im Untersuchungszimmer des Arztes – sofern es mit einer Verdunklungsvorrichtung versehen ist – oder in einem separaten Dunkelzimmer werden der Augenhintergrund gespiegelt, die Spaltlampenuntersuchung vorgenommen und die Hornhautkrümmung gemessen. Mit dem Refraktometer oder durch Skiaskopie erfolgt ferner die objektive Refraktionsbestimmung. Auch die Gesichtsfelduntersuchung findet hier statt. Ein Dunkelzimmer bewährt sich deshalb sehr, weil dann im Untersuchungszimmer schon der nächste Patient Platz nehmen kann.

Reinigung von Instrumenten und Glasstäbchen, Salbentöpfchen, Tropffläschchen usw.

1. Alle diese Gegenstände mit Wasser gründlich reinigen und abspülen.
2. Bis auf die Scheren, die nicht längere Zeit im Wasser liegen dürfen, werden die Instrumente, Glasstäbchen usw. sodann in eine desinfizierende Lösung gebracht.
3. Dann legt man sie ½–1 Stunde in 70%igen Alkohol und sterilisiert sie anschließend 80 Minuten im Sterilisationsapparat bei 160 °C. Die Instrumente erhalten einen schönen Glanz, wenn sie mit Instrumentenspray geputzt werden.

Untersuchung

Bei der augenärztlichen Untersuchung unterscheidet man zwischen der *objektiven,* d. h. ohne Mithilfe des Patienten, und der *subjektiven* Untersuchung, bei der der Untersucher auf die Angaben des Patienten angewiesen ist.

Objektive Untersuchungsmethoden sind die Inspektion des Auges und seiner Umgebung, Stellung und Beweglichkeit der Lider, Weite der Lidspalte, Betrachtung des Tränenpünktchens, die Lage des Auges in der Augenhöhle, die Beweglichkeit des Augapfels, Betrachtung der Bindehaut und Hornhaut, die Untersuchung des Pupillenspiels, die Koordination beider Augen und die Untersuchung des Augenhintergrundes.

Die Schattenprobe *(Skiaskopie)* dient der objektiven Bestimmung der Brechkraft. Auch die Messung des Augeninnendruckes, die Untersuchung des Kammerwinkels (Gonioskopie) sowie rein klinische Untersuchungsmethoden wie die Fluoreszenzangiographie (Beurteilung der Verteilung und Durchlässigkeit einer Fluoresceinlösung in den Netzhautgefäßen), die Ultraschalluntersuchung und die Elektroretinographie sind objektive Untersuchungsmethoden des Auges.

Subjektive Untersuchungsmethoden sind die Prüfung von Sehschärfe, Gesichtsfeld-, Farbensinn- und Lichtsinnprüfung sowie die Untersuchung auf Doppelbilder, Korrespondenzprüfung und Fusionsprüfung. Die Möglichkeit sowie das Ergebnis dieser Untersuchungen werden wesentlich beeinflußt zum einen von der Mitarbeit, dem Intelligenzgrad und dem Reaktionsvermögen des Patienten, zum anderen von der Sorgfalt des Untersuchers.

Untersuchungshergang

Erhebung der Vorgeschichte,
objektive Untersuchung des äußeren Auges und seiner Anhangsorgane,
Untersuchung des Augeninneren (Augenhintergrundspiegelung),
Funktionsprüfung (Sehvermögen, Gesichtsfeldprüfung usw.), Behandlung.

Untersuchung der Lider

Durch bloße Betrachtung, möglichst bei Tageslicht, untersuchen wir die Beschaffenheit der Lider (Stellung der Lider und des Lidrandes, Aussehen der Lidhaut) sowie des Lidspaltes (Form und Weite) und des sichtbaren Bindehautabschnittes. Durch einfaches und doppeltes Umstülpen (Ektropionieren) läßt sich die Bindehaut der Lidplatte (Tarsus) und der Übergangsfalte darstellen (Abb. 130–133).

Einfaches Umstülpen des Oberlides: Eindrücken eines Glasstabes in die Gegend der Oberliddeckfalte, d. h. des oberen Tarsusrandes und Abziehen des Lides (Abb. 130 u. 131).

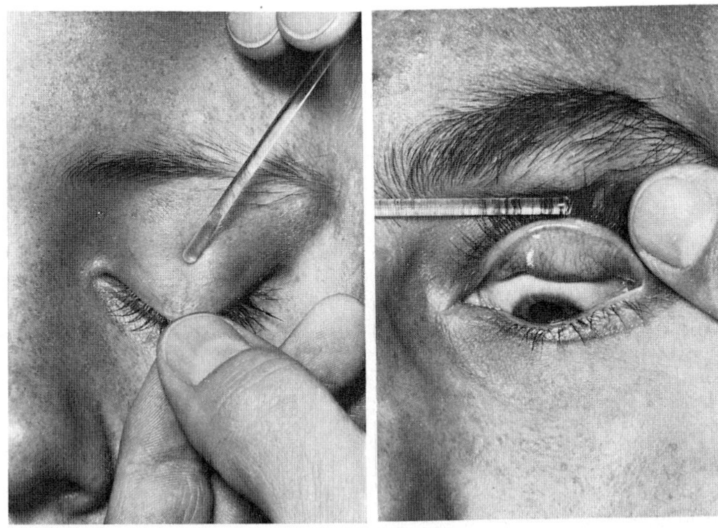

Abb. 130

Abb. 131

Abb. 130 Einfaches Ektropionieren. Abziehen des Lides und Eindrücken eines Glasstabes in die Gegend der Oberliddeckfalte, d. h. des oberen Randes der Lidplatte (Tarsus)

Abb. 131 Umstülpen des Tarsus. Darstellen der Bindehaut der Lidplatte (Tarsus)

Umstülpen des Lidknorpels, Darstellen der Bindehaut der Lidplatte.

Doppeltes Umstülpen des Oberlides: Einsetzen des löffelartigen Desmarresschen Lidhalters in die Gegend der Oberliddeckfalte, d. h. des oberen Randes der Lidplatte (Abb. 132 u. 133).

Darstellen des oberen Bindehautabschnittes einschließlich der oberen Übergangsfalte.

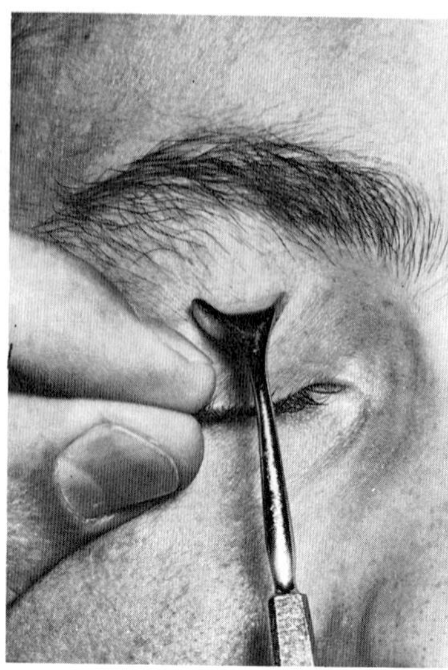

Abb. 132

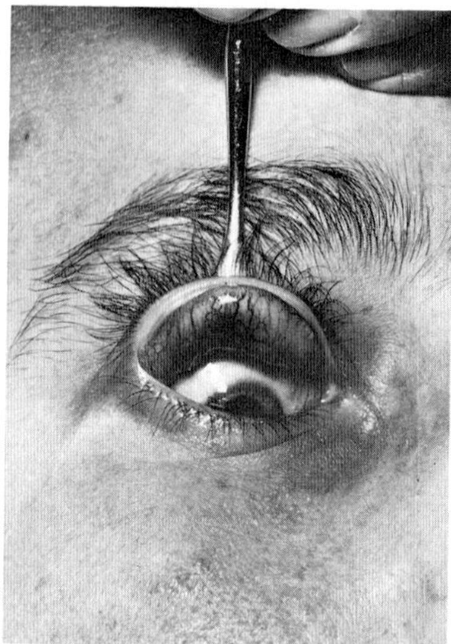

Abb. 133

Abb. 132 Doppeltes Ektropionieren, Einsetzen des löffelartigen Desmarresschen Lidhalters am oberen Rand der Lidplatte (Tarsus)

Abb. 133 Darstellen des oberen Bindehautabschnittes einschließlich der oberen Übergangsfalte, die die Bindehaut des Lides mit der Bindehaut des Augapfels verbindet. Gleichzeitig blickt der Patient nach unten

Untersuchung der Tränenwege

Prüfung der Tränensekretion (Schirmer-Probe). Ein 5 mm breiter, am Ende umgeknickter Teststreifen mit Farbindikator wird in das äußere Drittel des Unterlides eingehängt (Abb. 134). Die Fa. Dr. Mann, Berlin, stellt fertig zugeschnittene Streifen mit Millimeter-Einteilung zur Verfügung. Normalerweise wird der Streifen in 5 Minuten 15 mm (Mittelwert) befeuchtet. Gemessen wird der wässerige Anteil des Tränenfilmes.

Die Prüfung wird nach *Marquart* in 3 Variationen durchgeführt:

1. *Ohne* Anästhesie bei leicht geschlossenen Lidern (vgl. Abb. 134). Das Auge geht nach oben (Bellsches Phänomen) und vermeidet so weitgehend den Reiz der ständigen Berührung des unteren Hornhautrandes mit dem Fremdkörper. Gemessen wird daher vorwiegend die Basissekretion.

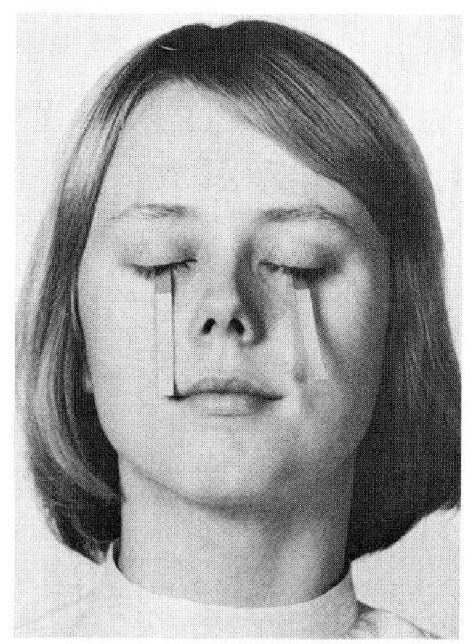

Abb. 134 Prüfung der Tränensekretion ohne Anästhesie. Schirmer-Probe. Fließpapierstreifen mit Farbindikator von 5 mm Breite, am Ende umgeknickt, in den Bindehautsack eingehängt. Durch die starke Befeuchtung sind die zu Beginn im äußeren Drittel eingehängten Streifen zur Mitte abgerutscht. Mittelwert: Befeuchtung von 15 mm in 5 Minuten *(altersabhängig)*

2. *Ohne* Anästhesie bei offenen Lidern. Das Auge wird durch Fixation eines geeigneten Gegenstandes (Lichtquelle) offen gehalten. Gemessen wird die basale *und* reflektorische (vermehrtes Blinken durch den Fremdkörperreiz!) Tränensekretion.
3. *Mit* Anästhesie bei offenen Lidern (Gefahr der Austrocknung der Hornhaut!). Das Auge bleibt durch Fixation offen. Ausschaltung der reflektorischen Reizwirkung des Fremdkörpers. Gemessen wird die reine Basissekretion.

Prüfung der Tränenaufreißzeit. Der dreischichtige Tränenfilm (vgl. S. 24) ist eine Schutzschicht, die alle 20–30 Sekunden aufreißt. Bei offenem Auge verdunstet die wässerige Schicht der Tränenflüssigkeit: Der Tränenfilm reißt auf (Tränenaufreißzeit oder break up time = BUT). Es entstehen trockene Stellen auf der Hornhaut. Diese färben sich mit Fluorescein an und erscheinen im Kobaltfilter der Spaltlampe dunkelschwarz. Ein unbewußter Lidschlag wird ausgelöst, der einen neuen Tränenfilm aufbaut. Die Tränenaufreißzeit ist somit die Zeitspanne zwischen dem letzten Lidschlag und dem Auftreten von trockenen Stellen auf der Hornhaut. Mittelwert aller Altersstufen: 20 Sekunden.

Inspektion und Palpation der Tränenwege. Zu beachten ist, ob die unteren Tränenpünktchen in den Tränensee tauchen oder abstehen (Eversio puncti lacrimalis). Weiter kann durch Fingerdruck auf den Tränensack geklärt werden, ob sich im Falle einer Stenose verhaltenes

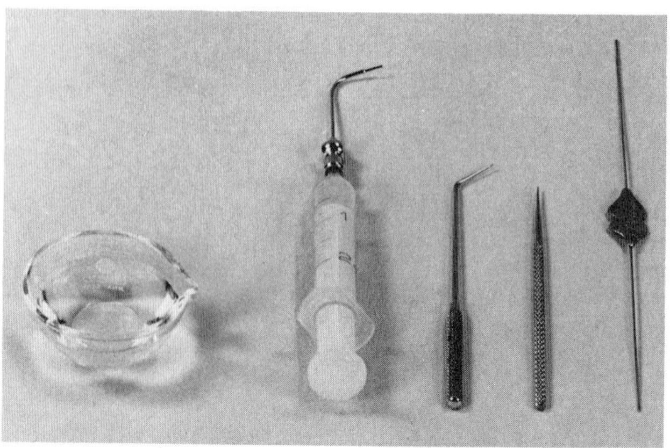

Abb. 135 Instrumente zur Tränenwegsspülung: Schale mit Spülflüssigkeit. „Einmalspritze“ mit Tränenwegkanüle. Abgewinkelte und gerade konische Sonde zur Erweiterung des Tränenpünktchens. Knopfsonde zur Sondierung der Tränenwege

Sekret (Schleim, Eiter) rückläufig aus dem unteren Tränenpünktchen entleert.

Fluoresceinversuch: In den Bindehautsack eingeträufelte 2%ige Fluoresceinkalilösung färbt beim Schneuzversuch, d. h. beim Zuhalten der Nasenöffnung der Gegenseite, die abfließende Tränenflüssigkeit gelbgrün. Das austretende Nasensekret ist durch die mit Fluoresceinkalilösung durchsetzte Tränenflüssigkeit gelbgrün gefärbt.

Spülung der Tränenwege (Abb. 135 u. 136 a–c): Nach Anästhesierung des Bindehautsackes durch 2 Tropfen 1%iges Kornekain wird zunächst das untere Tränenpünktchen durch Umstülpen des Unterlides dargestellt. Mit einer konischen Sonde, die zuerst senkrecht aufgesetzt, dann aber unter Drehbewegungen horizontal geführt wird, erweitert man das Tränenpünktchen. Durch Einführen einer Bowmanschen Knopfsonde überzeugt man sich, ob das Tränenröhrchen bis zur Einmündung in den Tränensack durchgängig ist, dann spült man zunächst mit Kochsalzlösung, bei Nichterfolg mit einer abschwellenden Lösung von Suprarenin 1 : 1000 mit 2%igem Kornekain versetzt (5 : 2) oder Privin 1 ml. Bei Kopfneigung nach vorne fließt bei freier Durchgängigkeit die Spülflüssigkeit durch die Nase ab.

Sondierung und Röntgendarstellung der Tränenwege: Die Sondierung gehört in die Hand des *erfahrenen* Augenarztes. Nach Anästhesierung und vorbereitender Spülung mit abschwellender Flüssigkeit ist bei der Führung der Sonde der anatomische Verlaufsweg der Tränenwege zu

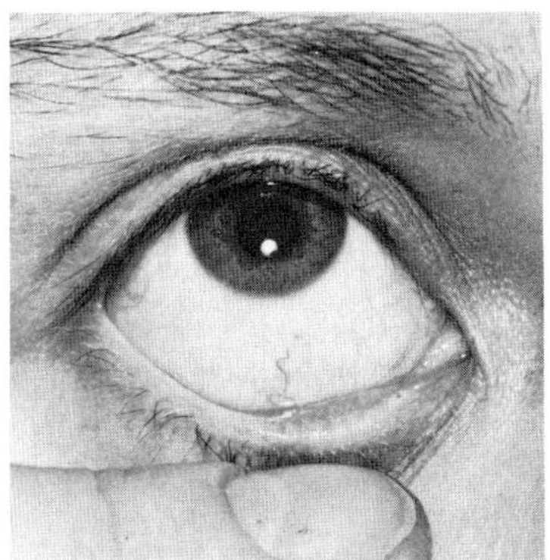

a

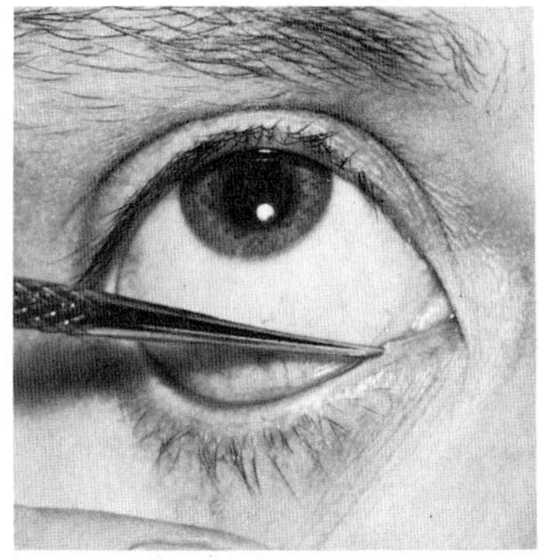

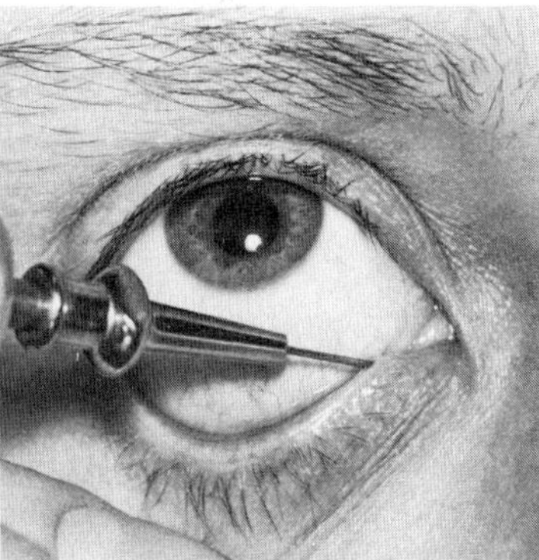

b c

Abb. 136 a bis c Spülen der Tränenwege
a) Darstellung des unteren Tränenpünktchens durch Ektropionieren. Die abziehende Fingerkuppe setzt dabei dicht am unteren Lidrand an
b) Erweitern des Tränenpünktchens. Die konische Sonde, zuerst die dünnere, dann die dickere, wird stets zuerst *senkrecht* aufgesetzt, sodann unter Drehbewegungen horizontal geführt
c) Einführen der Tränenwegkanüle in *gleicher* Weise zur Spülung

beachten (vgl. Abb. 26, Abb. 137). Die Abschwellung verdünnt die Schleimhaut und macht sie vorübergehend blutleer, wodurch Blutung, Verletzung von Schleimhautfalten und via falsa vermieden werden.

Füllung des Tränensackes mit einem Kontrastmittel (z. B. Lipiodol 40%ig) erlaubt die röntgenologische Darstellung von Stenosen (Verengungen).

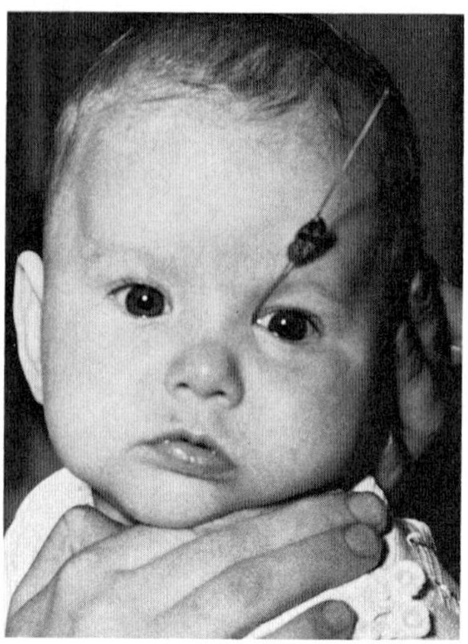

Abb. 137 Schmerzfreie Sondierung der Tränenwege beim Kleinkind. Nach vorangehender Tropfanästhesie wird durch Spülung mit Privin die Schleimhaut zur Abschwellung gebracht und das Tränenröhrchen sowie der Tränen-Nasen-Gang erweitert. Die Sonde gleitet dadurch leichter an Schleimhautfalten vorbei. Via falsa und Blutungen werden vermieden

Untersuchung der Bindehaut

Durch bloße Betrachtung ist nur die Bindehaut des Augapfels im Bereich der Lidspalte zugänglich. Die übrigen Abschnitte der Bindehaut müssen durch Einlegen von Lidhaltern oder durch Umstülpen (Ektropionieren) zugänglich gemacht werden. Unter Ektropionieren versteht man die Sichtbarmachung der Innenfläche, d. h. Darstellen der die Lidplatte bedeckenden Bindehaut (Conjunctiva tarsi) (vgl. Abb. 130 u. 131), doppeltes Ektropionieren, d. h. Darstellen der die Lidplatte bedeckenden Bindehaut **und** der Bindehaut der Übergangsfalte (Conjunctiva fornicis) (vgl. Abb. 132 u. 133). Beim Kleinkind geschieht die Inspektion des Bindehautsackes durch Einlegen von Lidhaltern (Abb. 138 u. 139).

Bei der Untersuchung der Bindehaut achte man im einzelnen auf Verschieblichkeit, Farbe, Oberfläche, Gefäßfüllung und Sekret (krankhafte Keime!).

Bakteriologische Untersuchung

Aus 2 Gründen ist eine bakteriologische Untersuchung des Bindehautsackes notwendig.

1. Bei Bindehautentzündung zur Ermittlung der pathogenen Keime, um eine gezielte Behandlung durchführen zu können, 2. vor Augen-

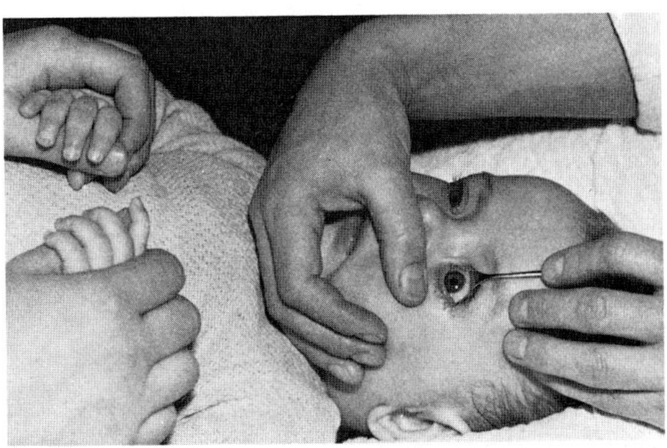

Abb. 138 Inspektion des Bindehautsackes beim Kleinkind. Durch Einlegen eines Desmarresschen Lidhalters und Abziehen des Unterlides liegt der Bindehautsack zur Inspektion oder Spülung frei

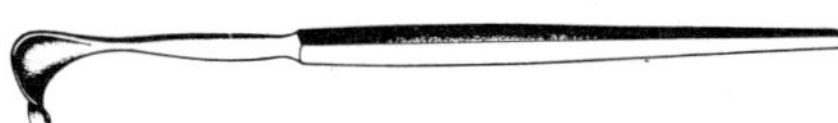

Abb. 139 Lidhalter nach Desmarres zur Öffnung des Lides

operationen, insbesondere bei solchen mit Eröffnung der Vorderkammer, da ein Eindringen von Eitererregern in das Augeninnere zum Verlust des Auges führen kann. Daher ist die Keimfreiheit des Bindehautsackes und der Instrumente erforderlich. Befinden sich Keime im Bindehautsack, muß man vor der Operation eine gezielte Behandlung durchführen. Die wichtigsten am Auge vorkommenden *pathologischen Keime* (Bakterien, Viren, Chlamydien) sind:

1. Pneumokokken: grampositive, sich blau anfärbende lanzettförmige Doppelkokken mit Kapselhäutchen;
2. Streptokokken: grampositive, in Haufen angeordnete Kokken;
3. Staphylokokken (St. aureus): grampositive, in Haufen angeordnete Kokken;
4. Diplobakterien Morax-Axenfeld: grampositive Stäbchen; sie kommen sehr häufig vor, sind dicker als die Kokken und färben sich rot;
5. Diphtheriebakterien;
6. Koch-Weeks-Bakterien: gramnegative, sehr kleine, in Fischzügen angeordnete Stäbchen;
7. Xerosebakterien: grampositive, leicht gekrümmte Stäbchen, finden sich häufig auch im gesunden Auge;

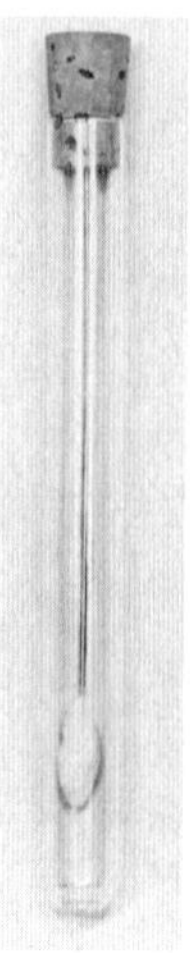

Abb. 140 Abstrichröhrchen mit Stieltupfer zur Entnahme und Versand von Bindehautsekret (Eiter usw.), zur Untersuchung auf Krankheitskeime, zum Anlegen einer Kultur sowie zur Resistenzbestimmung. Ist zu wenig Sekret vorhanden: Abschaben von der Bindehaut mit Platinöse (vlg. Abb. 141) und übertragen auf den Stieltupfer

8. Gonokokken: gramnegative Kokken, in Semmelform paarweise aneinanderliegend. Sie verdrängen alle anderen Keime und liegen charakteristischerweise innerhalb der weißen Blutkörperchen.

Viren: Herpes-simplex-Virus, Keratoconjunctivitis-epidemica-Virus (Virus APC*8), Röteln-, Masern-, Influenza-, Mumpsvirus.

Chlamydien: Chlamydia oculogenitalis, Chlamydia trachomatis.

Für Material, das zu einem Untersuchungsinstitut geschickt werden soll, werden entsprechende Versandbehälter verwendet. Meist wird das Material mit einem watteumwickelten Stäbchen entnommen und in einem Glasröhrchen, das wiederum in ein Metallgehäuse gesteckt wird, verschickt (Abb. 140).

Bei Verdacht auf Pilzerkrankung ist die Entnahme eines befallenen Gewebestückchens erforderlich.

Damit werden auf einer geeigneten Kultur in dafür eingerichteten Laboratorien die Pilze gezüchtet. Nie darf ein Begleitschreiben vergessen werden. Zumeist sind den Versandröhrchen entsprechende Formulare beigefügt.

Die *Färbung nach Gram* ist für den Bindehautabstrich von großem Nutzen. Sie erlaubt, die Bakterien nach ihrer Form zu unterscheiden und sie in sog. grampositive, die sich blau färben, und gramnegative, die sich rot anfärben, zu differenzieren. Auf diese Weise ist es z. B.

---

* Adeno-Pharyngo-Conjunctival-Virusgruppe

möglich, die gramnegativen Gonokokken von den grampositiven Pneumokokken einwandfrei zu unterscheiden.

Untersuchung des Bindehautsekretes

Es werden benötigt:

1 Spiritusflamme oder 1 Bunsenbrenner,
1 Objektträger, auf dem „rechts" und „links" eingeritzt wurde,
1 Platinöse (Abb. 141),
1 Mikroskop.

Die *Gramfärbung* des Bindehautabstriches geht wie folgt vor sich:

1. Die Platinöse ausglühen und erkalten lassen.
2. Aus der unteren Übergangsfalte Epithel, d. h. etwas von der oberflächlichen Schicht abschaben und in der Mitte des Objektträgers ausstreichen (Abb. 142). Es genügt nicht, lediglich Bindehautsekret zu entnehmen, da manche Keime im Epithel sitzen.
3. Lufttrocknen und Fixieren des gewonnenen Materials durch dreimaliges Durchziehen des Objektträgers durch die Bunsenflamme.
4. Auf luftgetrocknetes hitzefixiertes Präparat 2 Minuten Carbol-Gentianaviolettlösung einwirken lassen.
5. Farbe abgießen, nicht abspülen. 1 Minute Lugolsche Lösung (Jodjodkalium), abgießen, nicht abspülen.

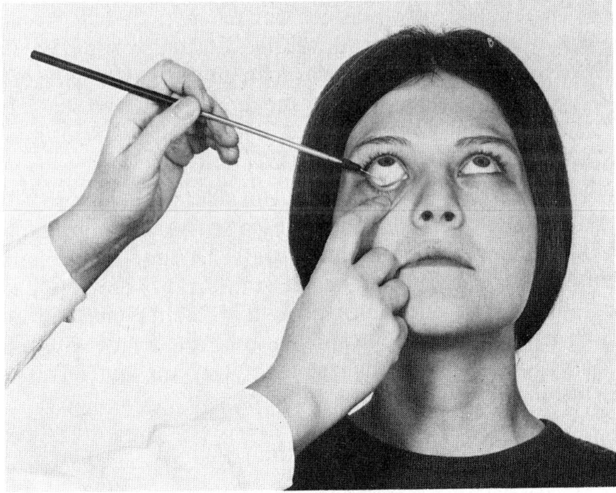

Abb. 141 Entnahme von Bindehautsekret aus der unteren Übergangsfalte mit der ausgeglühten Platinöse zur mikroskopischen Untersuchung auf Keime

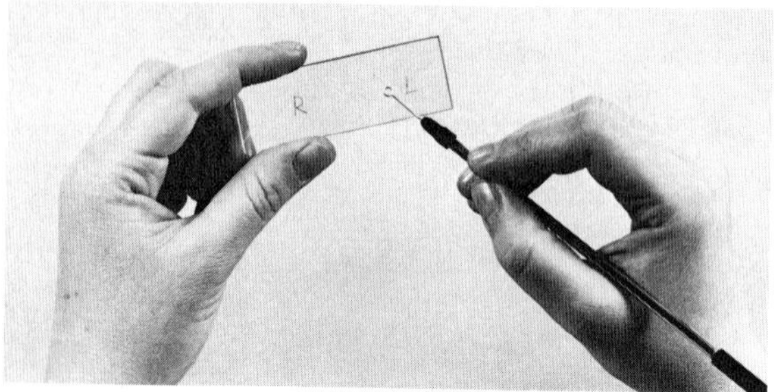

Abb. 142 Ausstreichen des Bindehautsekretes auf dem Objektträger. „R" für rechtes Auge und „L" für linkes Auge wurden vorher eingeritzt

6. Differenzieren in 96%igem Alkohol, bis keine Farbwolken mehr abgehen, ca. ½ Minute mit Wasser abspülen.
7. 1 Minute verdünnte Fuchsinlösung, mit Wasser abspülen, trocknen. Ergebnis der Färbung: grampositive Bakterien blauviolett, gramnegative Bakterien rot.

Das so angefertigte Präparat wird unter dem Mikroskop betrachtet und auf krankheitserregende Keime untersucht. Die Gramfärbung wird am häufigsten angewandt.

Methylenblaufärbung. In seltenen Fällen ist die Methylenblaufärbung von Vorteil. Sie ist wesentlich einfacher, da lediglich eine verdünnte, 1%ige oder noch dünnere wäßrige Lösung verwendet wird, das sog. Löfflersche Methylenblau, das man eine halbe bis eine Minute einwirken läßt. Anschließend wird die Lösung mit Wasser abgespült, das Präparat an der Luft oder mit Filterpapier vorsichtig abgetrocknet. Das Präparat wird mit *Ölimmersion* betrachtet.

Neisser-Polkörperchenfärbung. Zur Unterscheidung der Diphtheriebakterien von den Xerosebakterien verwendet man die sog. Neisser-Polkörperchenfärbung. Die Neisser-Färbung wird nacheinander mit 2 verschiedenen Farblösungen Neisser I und II durchgeführt. Die Neisser-Lösung I ist nur begrenzt haltbar, daher muß sie alle 3–4 Tage frisch hergestellt werden. Sie besteht aus einer Lösung A und einer Lösung B und ergibt sich aus einer Mischung von 2 Teilen der Farblösung A und 1 Teil der Farblösung B.

Farblösung A	Methylenblau	1,0
	Aqua dest.	1000,0
	Alkohol abs.	20,0
	Eisessig	50,0

Farblösung B	Kristallviolett	1,0
	Alkohol abs.	10,0
	Aqua dest.	300,0

Die Neisser-II-Lösung besteht aus:

Chrysoidin	2,0
Aqua dest.	300,0

aufkochen und filtrieren.

Schema der Neisser-Färbung:

Lufttrockenes, hitzefixiertes Präparat,
20 Sekunden Neisser I,
Farbstoff abgießen, nicht abspülen, sondern leicht abtupfen,
30 Sekunden Neisser II,
Farbstoff abgießen, nicht abspülen, vorsichtig zwischen Fließpapier trocknen. Danach sehen die Diphtheriebakterien gelbbraun aus und weisen an ihren Enden dunkelblaue Körner auf.

Untersuchung der Hornhaut

Bei der Untersuchung der Hornhaut ist auf folgende Einzelheiten zu achten:

Größe: normaler Horizontaldurchmesser 11,6 mm (Abb. 143).

Wölbung: Mit Hilfe des Reflexbildes, das vom Fensterkreuz auf der Hornhaut entworfen wird, läßt sich bei Tageslicht die Krümmung der Hornhaut sowie ihr Glanz beurteilen (Abb. 144 a u. b). Zur Untersu-

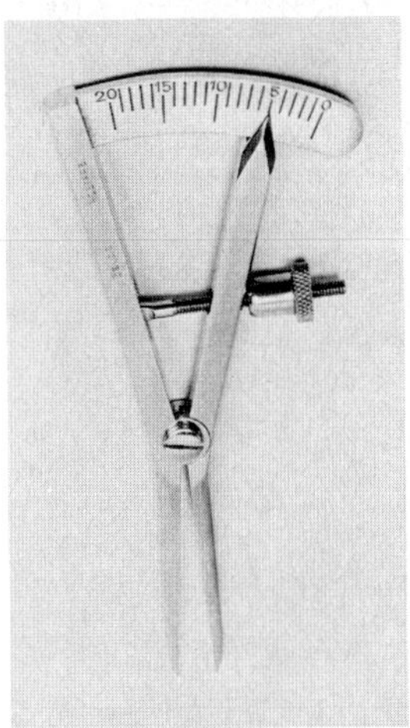

Abb. 143 Zirkel nach Castroviejo mit 20-mm-Skala zur Abmessung, z. B. des Hornhautdurchmessers beim Buphthalmus

chung der Regelmäßigkeit der Krümmung z. B. bei Keratokonus, benutzt man die Scheibe nach Placido, zur Messung der Hornhautkrümmung und zur Feststellung eines etwa vorhandenen Astigmatismus das Ophthalmometer (Modelle nach Javal, Rodenstock, Zeiss u. a.).

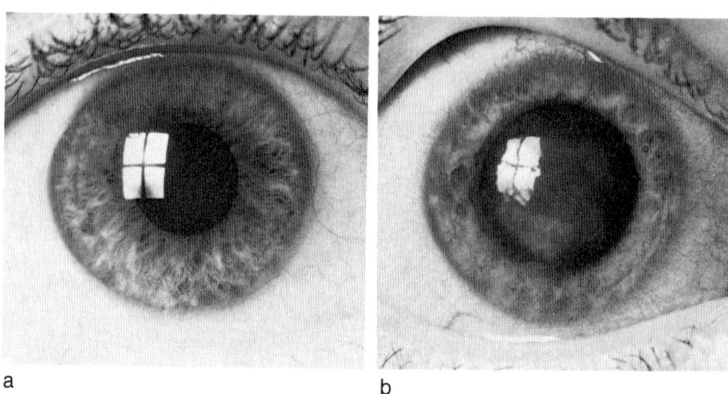

Abb. 144 a undb a) Fensterreflex bei regelrechter Hornhautoberfläche. Konturen glatt, Kanten scharf
b) Bei Narbentrübung. Epithel intakt, Wölbung unregelmäßig, Konturen glatt, Kanten unregelmäßig verzerrt

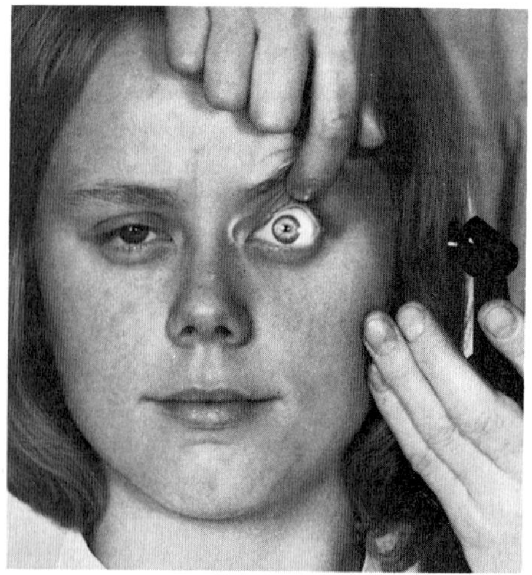

Abb. 145 Fokale Beleuchtung mit Handspaltleuchte. Lichtkegel bei 3 Uhr am Limbusrand. Normale Hornhaut leuchtet zartgrau. Pathologische Veränderungen heben sich dunkel ab

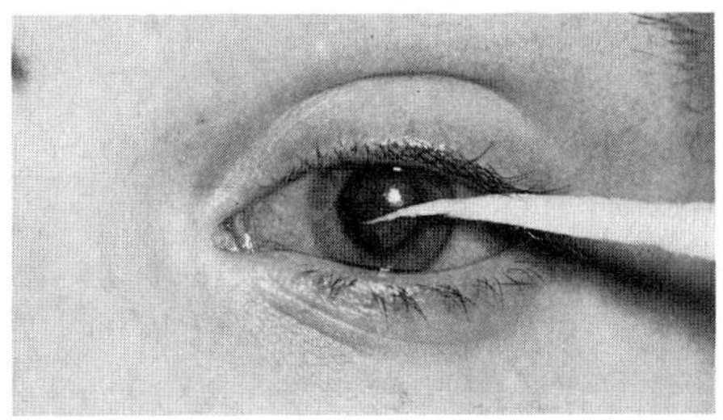

Abb. 146 Sensibilitätsprüfung bei Keratitis disciformis. Die Berührung mit Wattestäbchen löst bei aufgehobener Berührungsempfindlichkeit keinen Lidschlußreflex aus

Oberflächenglanz: Beurteilung durch das Reflexbild des Fensterkreuzes auf der Hornhaut. Substanzverluste des Epithels lassen sich mit 2%iger Fluoresceinkaliumlösung leuchtend grün anfärben (Tafel III, Abb. 2).

Durchsichtigkeit: Trübungen der Hornhaut erscheinen im auffallenden seitlichen Licht (fokale Beleuchtung; Abb. 145) zartgrau bis grauweiß, im durchfallenden Licht (Augenspiegel) schwarz vor dem Hintergrund der rot aufleuchtenden Pupille.

Berührungsempfindlichkeit (Sensibilität): Die Prüfung wird mit zur Spitze ausgezogenem Wattefaden durchgeführt (Abb. 146). Zur Vermeidung des Fluchtreflexes führt man den Faden von der Seite her zur Hornhautmitte und läßt dabei gleichzeitig den Patienten zur Decke blicken.

Untersuchung der Regenbogenhaut (Iris)

Eine orientierende Übersicht erhält man mit der fokalen, seitlichen Beleuchtung. Im einzelnen achte man auf:

Lage: Abstand zwischen Regenbogenhautvorderfläche und Hornhautrückfläche beträgt etwa 3 mm (Abb. 50, S. 56)

Oberfläche: Betrachtung von Struktur und Relief der Regenbogenhaut. Zu achten ist auch auf das Vorhandensein sichtbarer Gefäße und Ausschnitte (Kolobome) aus der Regenbogenhaut. Angeborene Kolobome sind nach unten, operative nach oben gerichtet.

Farbe: Die pigmentarme Regenbogenhaut ist hell, die pigmentreiche dunkel. Bei der Beurteilung der Farbe der Regenbogenhaut ist auch ein Seitenvergleich durchzuführen.

Pupille: Abweichungen von der runden Form sind ebenso zu beachten wie die Pupillenreaktion auf Licht und Naheinstellung.

Vorderkammer: Zu beachten ist die Tiefe der Vorderkammer sowie der *Inhalt* der Vorderkammer (Eiter, Blut, Linsenanteile, Glaskörperschlieren, entzündliche Zellaustritte).

Untersuchung beim Glaukom (Abb. 147)

Der einfache grüne Star (Glaucoma simplex) ist gekennzeichnet durch den erhöhten Augeninnendruck und den **chronischen** Verlauf, der zur Aushöhlung der Sehnervenscheibe (Abb. 155b; Tafel VI, Abb. 2) sowie zum Gesichtsfeldausfall führt. Der Augeninnendruck, d. h. der auf der Augeninnenwand lastende Druck, liegt im gesunden Auge zwischen 15 (Mittelwert) und 22 mmHg (obere Grenze).

Tonometrie: Die Messung des Augeninnendruckes erfolgt im allgemeinen mit dem *Applanationstonometer nach Goldmann.* Mit dem früher ausschließlich benutzten *Tonometer nach Schiötz* (Indentations- bzw. Impressionstonometer) kann nur im Liegen gemessen werden (Abb. 148–151). Das Goldmannsche Applanationstonometer erlaubt demgegenüber die Messung im Sitzen (Abb. 152).

Die Messung des i. o. Druckes ist sowohl für die Diagnose als auch für die Behandlung des grünen Stars von entscheidender Bedeutung. In diesem Falle muß der Druck laufend überwacht werden, so daß oft mehrmalige Messungen am Tag erforderlich sind (vgl. Abb. 156 u. 157).

Die Schwester einer Augenabteilung bzw. die Sprechstundenhilfe muß mit dem Tonometer umgehen können, das sehr empfindliche Präzisionsinstrument gebrauchsfertig machen und zu reinigen verstehen.

Tonometer nach Schiötz: Es wird gebrauchsfertig gemacht, indem bei Schräghaltung der Stempel von unten so weit in das Tonometer eingeführt wird, bis er in der Feder des Auslösers einrastet. Dann bringt man die Halteschraube mit dem Gewicht von 5,5 g an und prüft das Tonometer auf der sog. Eichplatte auf seine Exaktheit.

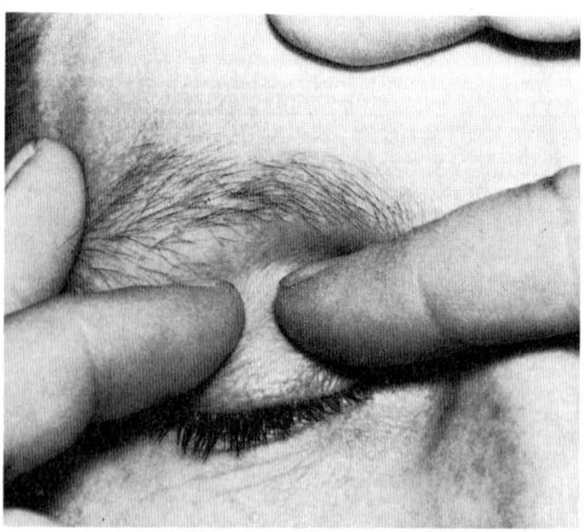

Abb. 147 Palpation des Augapfels. Bei regelrechtem Augeninnendruck ist der Augapfel mit den Spitzen beider Zeigefinger fluktuierend eindrückbar. Beim *akuten* Glaukom steigt der Druck bis 80 mmHg. Der Augapfel ist steinhart im Vergleich zum gesunden zweiten Auge

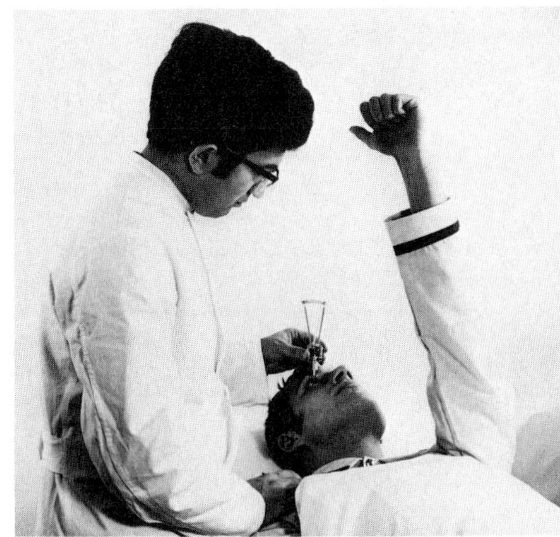

Abb. 148 Messung des Augeninnendruckes beim liegenden Patienten mit dem Schiötz-Tonometer: Zur Ruhigstellung der Ablenkung des Patienten fixiert dieser seinen eigenen Daumen

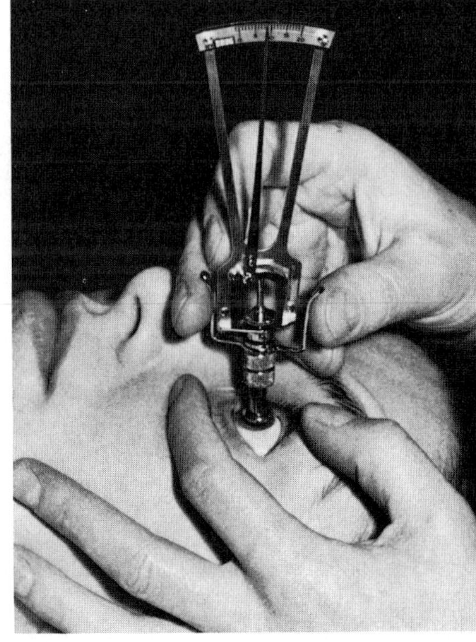

Abb. 149 Tonometrie mit Schiötz-Tonometer. Aufsetzen der Fußplatte auf die *anästhesierte* Hornhaut. Bei Tonometrie des linken Auges fixiert der Patient mit dem rechten Auge seinen über Kopfhöhe erhobenen Zeigefinger. Die Fixation sichert die Ruhigstellung des Augapfels bei der Tonometrie. Vgl. Handapplanationstonometer nach Draeger, Abb. 154

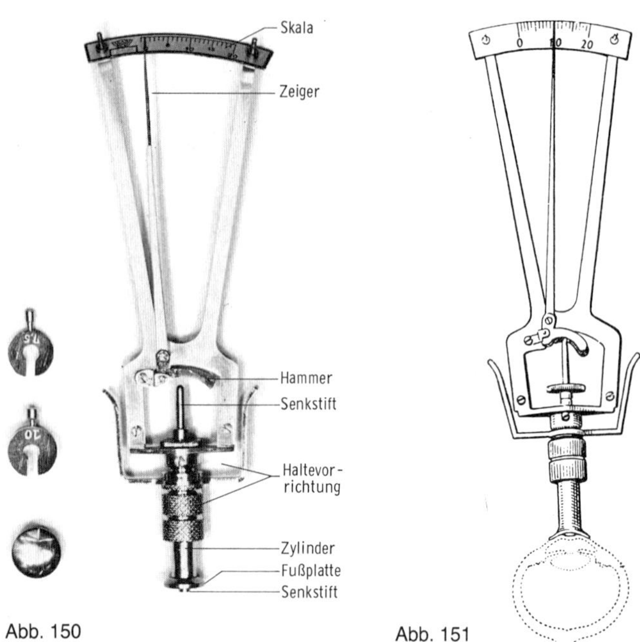

Abb. 150

Abb. 151

Abb. 150 Schiötz-Tonometer mit den Gewichten 7,5 g und 10 g und Eichmarke

Abb.151 Wirkungsweise der Tonometrie mit Schiötz-Tonometer (schematische Zeichnung). Der aus der Fußplatte ragende Stift überträgt die Eindellbarkeit (Indentation bzw. Impression) der Hornhaut mit Hilfe des Zeigers auf die Meßskala. An einer jedem Tonometer beigefügten Eichtabelle läßt sich der Zeigerausschlag in mmHg/Augeninnendruck entnehmen

Der Zeiger muß sich hierbei auf 1 einstellen. Es wird durch Drehung des Vorschrauberinges die Klemmschraube gelöst und durch Drehen die richtige Einstellung des Tonometerfußes im Verhältnis zum Rahmen hergestellt. In jedem Falle ist die dem Instrument beiliegende Anleitung zu beachten. Je geringer der Augeninnendruck, um so weicher ist der Augapfel, desto tiefer drückt der Stempel die Hornhaut ein, um so weiter schlägt der Zeiger auf der Skala aus. Der auf ihr abgelesene Wert läßt sich anhand einer Tabelle in mmHg (mm Quecksilber) ablesen. Der gefundene Wert ist auf der Kurve des Kranken unter dem entsprechenden Tag und der *Stunde (!)* zu notieren (vgl. Abb. 156).

Applanationstonometer nach Goldmann (Abb. 152):

Dieses Gerät ermöglichte erstmals eine rasche und sichere Druckmessung. Die Applanationstonometrie (Goldmann) zählt neben dem Lochverschluß bei Netzhautablösung (Gonin), der Plombenaufnähung

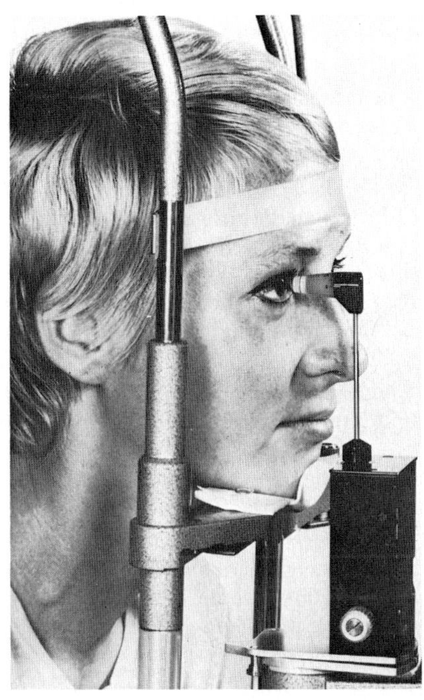

Abb. 152 Applanationstonometer nach Goldmann. Nach Anästhesie und Anfärben der Tränenflüssigkeit mit Fluoresceinpapier wird das Druckkörperchen des Meßinstrumentes ohne Berührung der Lider an die Hornhaut herangeführt. Durch Drehen an der Mikrometerschraube der Meßtrommel wird der Druck auf das Auge erhöht, bis 2 gleichmäßig pulsierende fluoresceingefärbte Halbringe (Abb. 153) entstehen, als Zeichen dafür, daß die Hornhaut an der Berührungsstelle gleichmäßig abgeplattet (applaniert) ist. Unter Beobachtung im Mikroskop bringt der Arzt die inneren Ränder der beiden grünen Fluoresceinhalbringe zur Berührung (Abb. 153). Der so erhaltene intraokulare Druck kann sodann direkt an der Meßtrommel in mmHg abgelesen werden

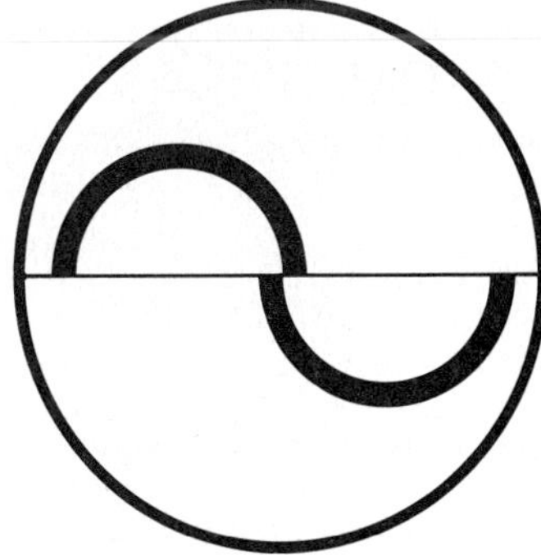

Abb. 153 Halbringe bei der Applanationstonometrie. Bei Berührung des Meßkörperchens mit der Hornhaut entstehen 2 leicht pulsierende fluoresceingefärbte Halbringe. Durch Drehen an der Meßtrommel werden die inneren Ränder der Halbringe zur Berührung gebracht. Der so erhaltene Druck ist an der Meßtrommel ablesbar

(Custodis) sowie der Lichtkoagulation (Meyer-Schwickerath) zu den segensreichsten Fortschritten in der Augenheilkunde.

Nach beendeter Messung wird der Stempel wieder entfernt. Der Stempelfuß ist mit einem in Alkohol, Äther oder Merfen getränkten Tupfer abzuwischen; die Lagerteile werden mit einem feinen Desinfektionsmittel, z. B. Zephirol, desinfiziert, das Tonometer mit einem Bürstenpinsel gereinigt.

Applanationstonometer nach Draeger (Abb. 154). Das Tonometer arbeitet nach dem Goldmannschen Prinzip. Es kann im Liegen und im Sitzen verwendet werden. Häufigste Anwendung: Unterwegs bei Konsiliartätigkeit, am Krankenbett und in Narkose, z. B. Untersuchung des Säuglings bzw. Kleinkindes bei Verdacht auf Buphthalmus.

Die Applanationstonometrie nach Draeger ist vielseitig verwendbar. Auch an diesem Gerät kann man den gemessenen Augeninnendruck direkt ablesen. Der mit der Patientenhornhaut in Berührung gekommene Stempel (Meßkörperchen) ist nach jedem Gebrauch mit einem Desinfektionsmittel z. B. mit einem in Merfen getauchten Tupfer zu reinigen.

Glaucotest (Abb. 155): Das Gerät (Fa. Heine) kann man auf 18, 22, 26 und 30 mmHg einstellen. Bei der Messung wird angezeigt, ob der zu prüfende Augendruck darunter oder darüber liegt. Das handliche Tonometer eignet sich zur raschen Orientierung und zur Reihenuntersuchung.

Augendruck. Derselbe ist in der Regel seitengleich und bewegt sich in Angleichung an den 24-Stunden-Rhythmus in sehr engen Grenzen (Abb. 156b). Seine Schwankungen gehen normalerweise nicht über 4 mmHg hinaus. Zur Anlegung einer Augendrucktageskurve wird der Augeninnendruck während des Tages 4mal gemessen, z. B. um 8, 11,

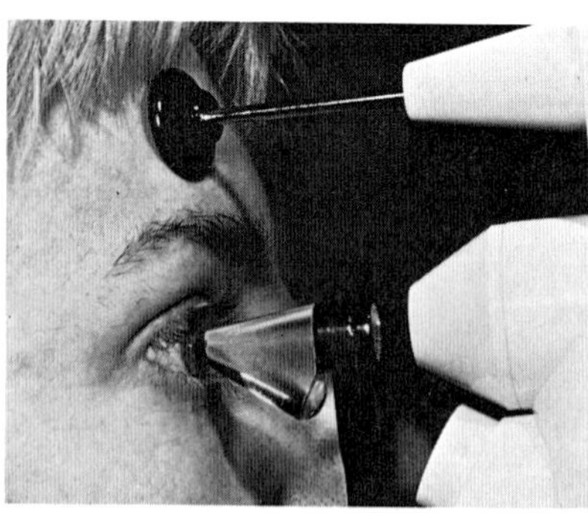

Abb. 154 Applanationstonometer nach Draeger. Es handelt sich um ein transportables Handmeßgerät, das auf der Stirn des Patienten abgestützt wird. Meßkörperchen und Applanationshalbkreise arbeiten nach dem Prinzip des Goldmann-Tonometers. Die notwendige Applanationskraft wird elektromotorisch eingestellt. Die Messung kann unabhängig von der Körperlage des Patienten vorgenommen werden

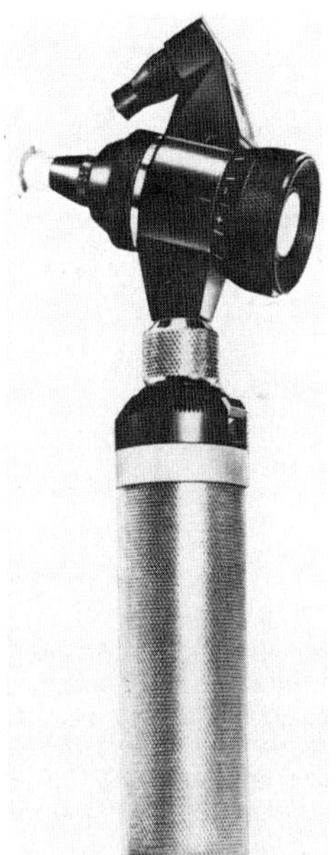

a

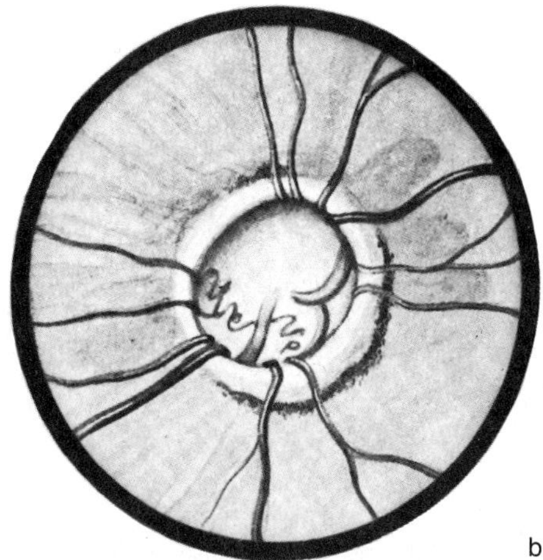

b

Abb. 155 b Glaukompapille: ausgehöhlte Sehnervenscheibe (Papille) beim chronisch verlaufenden Glaucoma simplex. R. Auge

Abb.155 a Glaucotest (Heine). Dieses Grenzwerttonometer kann auf jeden beliebigen Grenzwert eingestellt werden. Es eignet sich daher zu Reihenuntersuchungen. Prüfzeichen ist ein Querbalken in einem Kreis

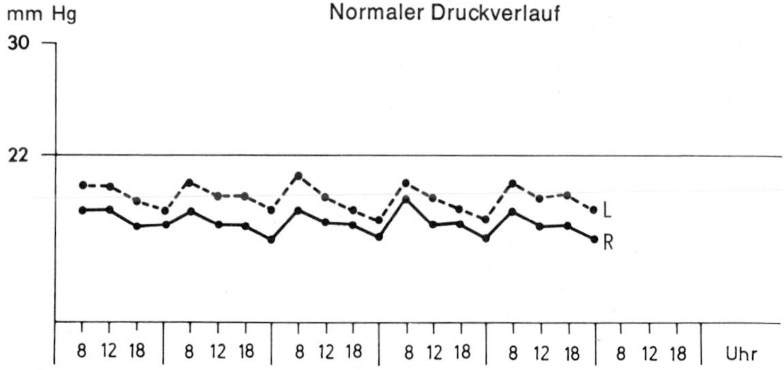

Abb. 156 Tagesdruckkurve: Im 24-Stunden-Rhythmus bewegt sich der Augeninnendruck des gesunden Auges gleichmäßig sinusförmig auf und ab. Die Schwankungsbreite (Amplitude) des höchsten und tiefsten Wertes geht beim gesunden Auge nicht über 4 mmHg hinaus. Zwischen dem rechten (R) und linken (L) Auge besteht stets ein geringer Druckunterschied, der jedoch bei gesunden Augen 4 mmHg nicht übersteigt

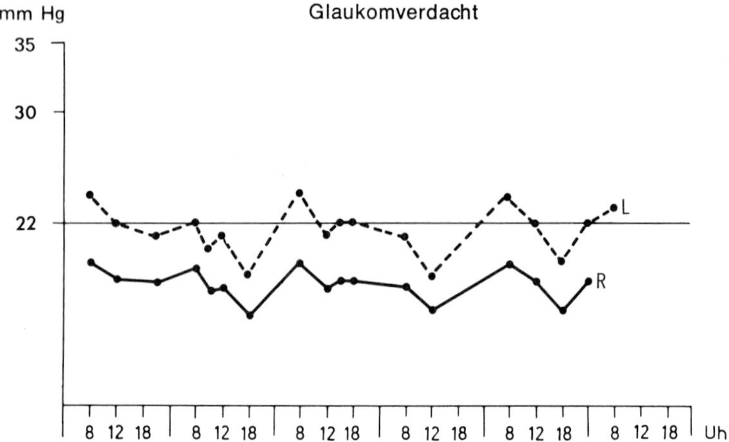

Abb. 157 Kurvenverlauf bei Glaukomverdacht: Die Druckerhöhung im linken Auge und ihre größeren Schwankungen (über 4 mmHg) werden deutlich erkennbar (rechtes Auge: durchgezogene Linie, linkes Auge: gestrichelte Linie). Auch der Druckunterschied zwischen *beiden* Augen liegt bereits deutlich über 4 mmHg. Morgenwerte (8 Uhr) des linken Auges am höchsten, Nachmittagswerte (18 Uhr) am niedrigsten, d. h. noch im Normbereich. Die Messungen erfolgen tagsüber in 4- bzw. 6stündigen Abstand

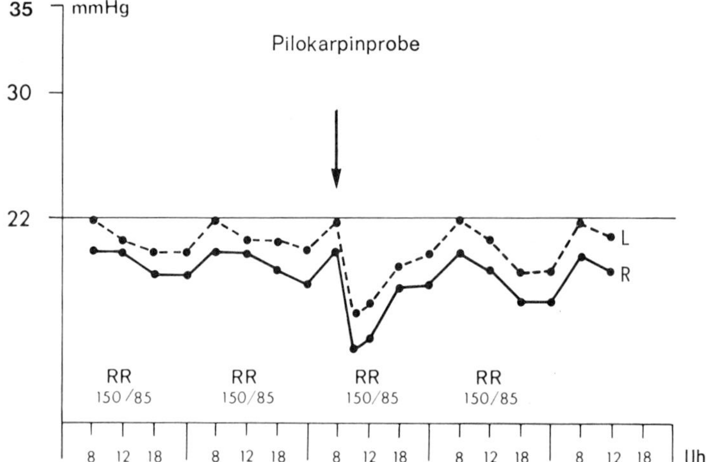

Abb. 158 Pilocarpinprobe (Hollwich): Nach Ermittlung der individuellen Druckschwankungen durch die Tagesdruckkurve tropft man am nächsten oder einem der folgenden Tage Pilocarpin am Gipfelpunkt der Tageskurve (s. Pfeil) und kontrolliert den Augendruck 1 Stunde später. Senkt Pilocarpin 1%ig den Druck innerhalb 1 Stunde um mehr als 4 mmHg, so ist das Auge „pilocarpinsensibel", d. h. glaukomdisponiert. In der Abbildung beträgt der Druckabfall nach Pilocarpin 6 mmHg (49 J. ♂)

15 und 18 Uhr. Empfehlenswert wäre eine Frühmessung um 6 Uhr, die jedoch in der Regel nur bei klinischem Aufenthalt durchgeführt werden kann. Zeigen sich bei vergleichender Prüfung der gefundenen Werte Schwankungen des Augeninnendruckes über das normale Maß von 3–4 mmHg hinausgehend, so empfiehlt sich zur Sicherung der Diagnose die Pilocarpinprobe *(Hollwich)*. Erfahrungsgemäß reagiert das gesunde Auge nicht auf Pilocarpin. Bei Glaukomverdacht empfiehlt es sich deshalb zu prüfen, ob Pilocarpin den Augeninnendruck beeinflußt (Abb. 158).

Gesichtsfeld: Beim einfach-chronischen Glaukom (Glaucoma simplex) liegen die ersten Ausfälle in der Umgebung des blinden Fleckes. Vereinigen sie sich mit dem blinden Fleck, so spricht man von einem *„Bjerrum-Skotom"*. Die Prüfung erfolgte früher am Kampimeter nach Bjerrum (Abb.159), heute vielfach durch Geräte mit 30°-Programmen (Abb. 173). Die Perimetrie hat in den letzten Jahren eine entschiedene Wandlung erfahren. Es hat sich gezeigt (Gloor, Krieglstein, Mertz), daß kleine isolierte Ausfälle (Aulhorn), wie sie im Frühstadium des

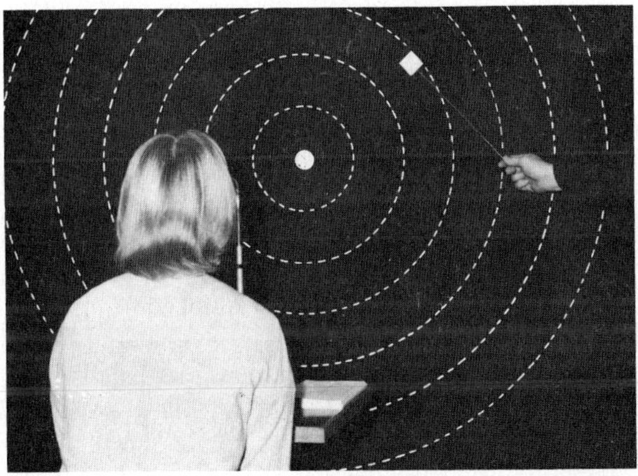

Abb. 159 Untersuchung am Bjerrum-Schirm (*Kampimetrie* der 30° Gesichtsfeldmitte). Der Patient fixiert mit dem rechten Auge den in der Mitte des Tuchschirmes angebrachten Leuchtpunkt, das linke Auge ist dabei abgedeckt. Der Untersucher kann mittels verschieden großer und verschieden farbiger, an einem dunklen Stab angebrachter Testmarken das Ausmaß des „blinden Fleckes" sowie zentrale oder neben dem Zentrum gelegene Ausfälle feststellen. In der Abbildung sind zur besseren Kennzeichnung die üblicherweise mit dunkler Seide markierten Kreise (der Abstand der Kreise bei *Prüfentfernung* von *1 m* entspricht 10 Grad) als weiß gestrichelte Linien gezeichnet. Zum gleichen Zweck sind der Fixierpunkt und die Testmarke vergrößert dargestellt

Glaucoma simplex auftreten, durch die *statische Perimetrie* früher erfaßbar sind als durch die *kinetische Perimetrie* (S. 161). Es handelt sich dabei um Ausfälle im „Bjerrum-Bereich", d. h. in der Umgebung des blinden Fleckes, die erst bei weiterem Fortschreiten der Erkrankung sich mit dem blinden Fleck verbinden und denselben vergrößern („Bjerrum-Skotom").

Bei den *kinetischen* Perimetern (vgl. Abb. 170, 171, S. 163) mit den vom Untersucher *bewegten* Marken ist das Untersuchungsfeld zu klein, so daß kleine isolierte Ausfälle „überfahren" oder nicht festgestellt werden können. Die *statischen* Perimeter haben demgegenüber den Vorteil, daß sie vom Untersucher unabhängig sind und die Prüfung mit vorgewählten Programmen erlauben. Die modernen Glaukom-Programme beschränken sich ausschließlich und allein auf die zentralen 30 Grad des Gesichtsfeldes (Bjerrum-Bereich), in denen erfahrungsgemäß die ersten Ausfälle beim Glaucoma simplex auftreten.

Gonioskopie: Die Untersuchung mit dem Gonioskop vermittelt den Einblick in den Kammerwinkel und seine Klassifizierung: weiter, mittelweiter, enger Kammerwinkel (vgl. Abb. 66, S. 69).

Untersuchung des Augenhintergrundes

Grundsätzlich stehen 2 verschiedene Möglichkeiten zur Untersuchung des Augenhintergrundes zur Verfügung 1. *Indirekte* Ophthalmoskopie mit Lupe, d. h. Spiegeln im *umgekehrten* Bild (Abb. 160 u. 161). Man sieht einen 5fach vergrößerten, *großen* Ausschnitt der Netzhaut (orientierende Untersuchung von Zentrum und Peripherie). 2. *Direkte* Ophthalmoskopie, d. h. Spiegeln im *aufrechten* Bild. Man sieht einen 15fach vergrößerten, *kleineren* Ausschnitt der Netzhaut (Detailuntersuchung: Papille, Makula, mittlere Peripherie).

Es stehen verschiedene Augenspiegel zur Verfügung, z. B. das Ophthalmoskop und Bonnoskop von Zeiss, das Tübiskop oder die Augenspiegel von Heine (Alpha-Taschen-Ophthalmoskop, Abb. 162; Miroflex 2, Abb. 163) sowie das indirekte Ophthalmoskop von Heine mit binokularem Aufsatz.

Die Untersuchung des Patienten geschieht am zweckmäßigsten im Dunkelzimmer nach Erweiterung der Pupille durch ein Mydriatikum (Erweiterung der Pupille nur auf ärztliche Anordnung!)

Beim **Spiegeln im umgekehrten Bild** (indirekte Ophthalmoskopie = 5fache Vergrößerung) beträgt der Abstand des Untersucherauges vom Patientenauge etwa 50 cm. Der elektrische Augenspiegel (Zeiss, Oculus, Heine) oder die Visitenlampe befindet sich vor dem Untersucherauge, das dem zu untersuchenden Patientenauge gegenüberliegt.

In der 2. Hand des Untersuchers wird die Lupe, eine Sammellinse von 13 bis 20 Dioptrien, mit Daumen und Zeigefinger gehalten, und zwar so, daß sich diese Hand mit den beiden Kleinfingern auf der Stirn des Patienten abstützen kann. Die Lupe befindet sich etwa 10 cm vor dem Patientenauge. Auf diese Art und Weise wird ein in der Luft schwebendes umgekehrtes Bild des Augenhintergrundes in etwa 5facher Vergrößerung entworfen.

Spiegelung des Augenhintergrundes im aufrechten Bild (direkte Ophthalmoskopie = 15fache Vergrößerung). Man benötigt dazu einen elektrischen Augenspiegel, in dessen Handgriff sich die Lichtquelle befindet. Diese wird entweder durch Batterie oder durch Netzanschluß betrieben. Der aufrechte Spiegel enthält Gläser unterschiedlicher Stärke, Farbfilterblenden usw. zum Vorschalten mit drehbarer Rekoßscheibe. Zunächst wird mit dem Augenspiegel das Licht auf die Pupille des Patientenauges geworfen, so daß diese rot aufleuchtet.

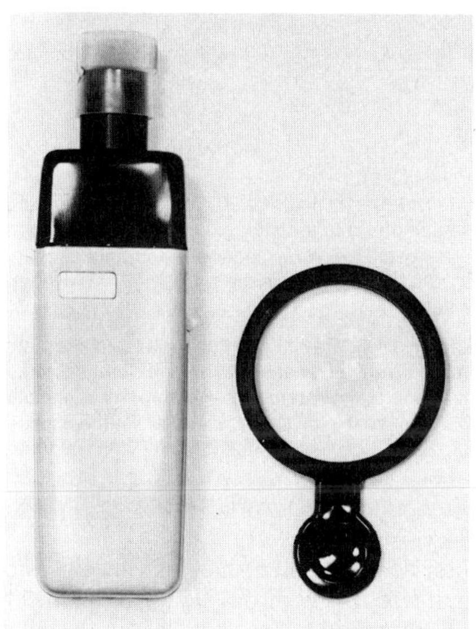

Abb. 160

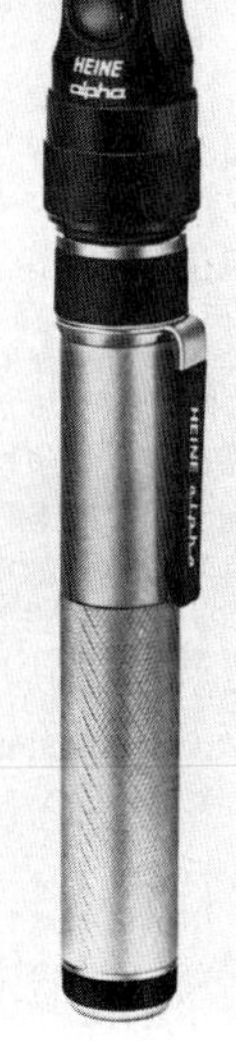

Abb. 161

Abb. 160 Visitenlampe mit Lupe. Die Visitenlampe zur Untersuchung des vorderen Augenabschnittes bei fokaler Beleuchtung. Mit Lupe ermöglicht sie die orientierende Spiegelung des Augenhintergrundes im umgekehrten Bild

Abb. 161 Visitenlampe (Heine). Das handliche Tascheninstrument mit Batteriegriff ist eine homogene Lichtquelle mit 5 Leuchtfeldblenden und Spalteinstellung zur Untersuchung des vorderen Augenabschnittes

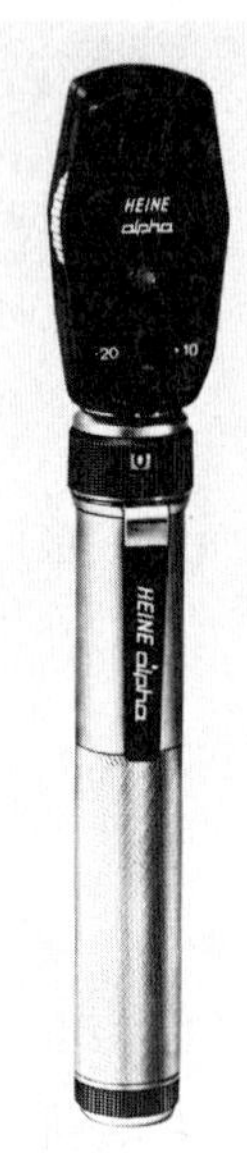

Abb. 162

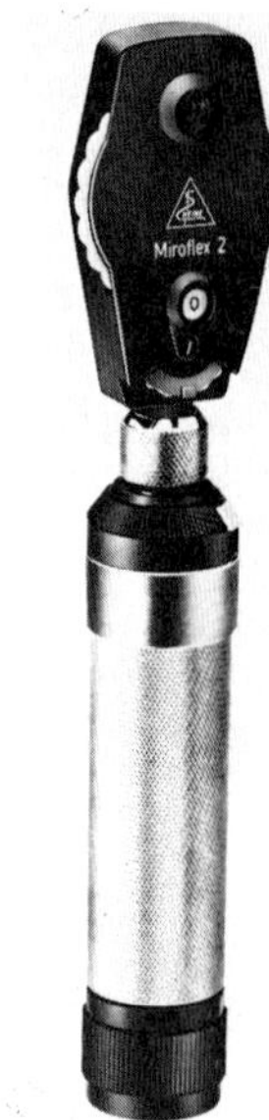

Abb. 163

Abb. 162 Alpha-Ophthalmoskop (Heine). Das kleine, nur 50 g schwere Instrument ist mit Batteriegriff und mit Kryptogenlampen ausgerüstet, die große Helligkeit und ein homogenes Lichtfeld ergeben. Es besitzt 4 verschiedene Leuchtfeldblenden, eine Rekoßscheibe mit beleuchteten und vergrößert ablesbaren Plus-, Minuswerten sowie ein vorschaltbares, rotfreies Filter

Abb. 163 Miroflex-2-Ophthalmoskop (Heine). Es ist ebenfalls ein Leichtgewicht von ca. 50 g mit Batteriegriff und Kabelgriff für Netzanschluß. Die hohe Leuchtstärke erzeugen wahlweise 2,5-V-Kryptogen- oder 2,5-V-Kryptogen-S-Lampen mit optisch justierbarer Blende. 5 Leuchtfeldblenden, ein Rotfilter sowie die Rekoßscheibe ergänzen die Ausstattung. Eine Zusatzlinse gibt Spaltbeleuchtung für den vorderen Augenabschnitt

Dann nähert sich der Beobachter dem Patientenauge, bis Einzelheiten des Augenhintergrundes erkannt werden. Wird das Netzhautbild nicht scharf gesehen, dann liegt ein Brechungsfehler vom Patienten oder Untersucher vor, der mit Hilfe der Rekoßscheibe, die entsprechende Minus- bzw. Plusgläser enthält, ausgeglichen werden kann. Voraussetzung ist, daß weder Patient (Mydriatikum!) noch Arzt akkommodieren. Bei diesem Verfahren wird der Augenhintergrund ohne Bildumkehr aufrecht gesehen. Der Augenspiegel wird bei der Spiegelung im aufrechten Bild so dicht wie möglich vor das Untersucherauge gehalten. Zur Untersuchung des rechten Patientenauges befindet sich der

Untersucher auf der rechten Seite des Patienten und hält den Augenspiegel mit der rechten Hand so dicht wie möglich vor sein rechtes Auge; entsprechendes Vorgehen am linken Auge. Der Augenspiegel wird zunächst in einer Entfernung von etwa 15 cm vor das Patientenauge gehalten und der Lichtstrahl auf die Pupille gerichtet, bis diese rot aufleuchtet. Dann nähert man sich dem Patientenauge bis auf 2–3 cm, bis ein klares Augenhintergrundbild entsteht.

Durch Spiegelung des Augenhintergrundes hat der Arzt die Möglichkeit, die Sehnervenscheibe, die vollkommen durchsichtige Netzhaut, das Netzhautgefäßsystem und je nach Dichte des Pigmentepithels, die darunterliegende Aderhaut in etwa 15facher Vergrößerung zu beurteilen. Der lichtstarke elektrische Spiegel wird heute auch zur Spiegelung mit Lupe im umgekehrten Bild benutzt, wodurch – im Gegensatz zu früher – die Verwendung einer weiteren Lichtquelle entfällt.

Mit der **Schattenprobe (Skiaskopie),** zu der man ebenfalls einen elektrischen Planspiegel benötigt in Verbindung mit der Skiaskopierleiste, oder am Phoropter, durch Vorschalten verschieden starker Gläser, ermittelt der Augenarzt Brechungsfehler am fehlsichtigen Auge. Die sog. Skiaskopierleisten enthalten Brillengläser in steigender Stärke. Technisch hochwertige Geräte sind das Strichskiaskop sowie das Fleckskiaskop von Heine. Automatisches Refraktometer S. 129.

Prüfung des Gesichtsfeldes

Unter „Gesichtsfeld" verstehen wir das Wahrnehmungsfeld des Auges bei unbewegtem Geradeausblick. Es umfaßt die Gesamtheit aller Punkte (Gegenstände, Flächen) im Raum, die bei Fixation *eines* Punktes *gleichzeitig* vom Auge gesehen werden.

Es werden jedoch nur jene Gegenstände scharf gesehen, die in unmittelbarer Nähe des Fixierpunktes liegen, d. h. jenes Punktes, der von der *Fovea* (Stelle schärfsten Sehens) fixiert wird. Nur das Sehen im fovealen Bereich ergibt volle Sehschärfe (1,0 oder mehr). Alle Punkte (Gegenstände) die neben dem Fixierpunkt liegen, also mit Netzhautstellen gesehen werden, die außerhalb der Fovea liegen, werden unscharf wahrgenommen. Schon 3 mm neben der Fovea beträgt die Sehschärfe des gesunden Auges nur noch 0,3; 10 mm entfernt nur noch 0,1 (Abb. 234, S. 225).

Wir unterscheiden ein zentrales und ein peripheres Gesichtsfeld. Das zentrale Gesichtsfeld ist eine Funktion der in der Netzhautmitte gelegenen Zapfen (Scharf- und Farbensehen). Das periphere Gesichtsfeld ist eine Funktion der Stäbchen (Bewegungs- und Dämmerungssehen), die von der mittleren zur äußeren Peripherie an Zahl zunehmen.

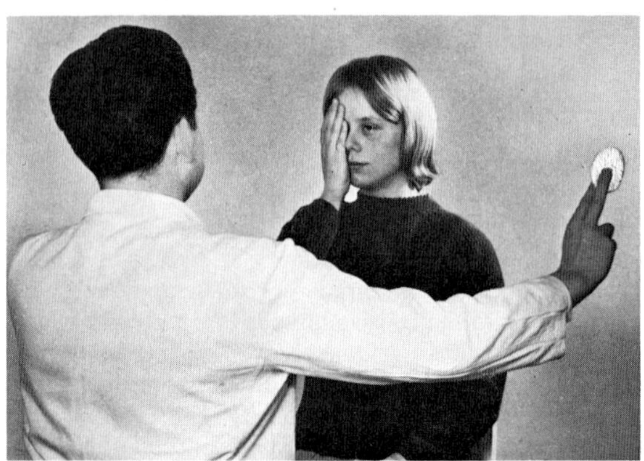

Abb. 164 Gesichtsfeld-„Parallelversuch" (Konfrontationstest). Der Patient fixiert mit dem linken Auge (unter Abdecken des anderen mit der Hand) das gegenüberliegende rechte Auge des Untersuchers. Der Untersucher bewegt eine weiße Marke z. B. Wattebausch mit der Hand in der Ebene zwischen sich und dem Patienten. Bei uneingeschränkten Gesichtsfeldaußengrenzen muß der Patient die von außen nach innen zu bewegte Marke zur gleichen Zeit wie der Untersucher wahrnehmen

Gesichtsfeldprüfung: Diese ist erforderlich z. B. bei Erkrankungen des Sehnerven (Glaukom), der Netzhaut (Ablösung) oder des Gehirns (Tumor). Die einfachste orientierende Untersuchung ist der **Parallel- oder Gegenüberversuch,** auch Konfrontationstest genannt (Abb. 164). Hierbei fixiert das zu prüfende Auge des Patienten das entsprechende gegenüberliegende Auge des Untersuchers, der im Abstand von 50 cm dem Patienten gegenübersitzt. Das nicht untersuchte Auge wird mit dem Verband oder der Hand abgedeckt. Der Untersuchende vergleicht nun sein eigenes Gesichtsfeld mit dem des Patienten, indem er einen Wattebausch von außen kommend langsam in das Gesichtsfeld hineinführt, bis zur Mitte zwischen Untersucher und Patienten. Bei normalem Gesichtsfeld wird die Marke vom Patienten und Untersucher zu gleicher Zeit erkannt.

Gesichtsfeldaußengrenzen (Abb. 165): Das normale einäugig wahrgenommene Gesichtsfeld reicht nach schläfenwärts etwa bis 90 Grad, nach nasal und oben etwa bis 60 Grad und nach unten bis 70 Grad. Die Außengrenzen des Gesichtsfeldes des sehtüchtigen Auges sind bei der Untersuchung von vielerlei Faktoren abhängig (z. B. Lage des Augapfels, Beschaffenheit der Nase, des Lidspaltes, Ermüdung, Blendung, Helligkeit).

Im Bereich des Sehnerven **(Papille)** sind keine Stäbchen und Zapfen vorhanden, infolgedessen besteht an dieser Stelle der sog. **blinde**

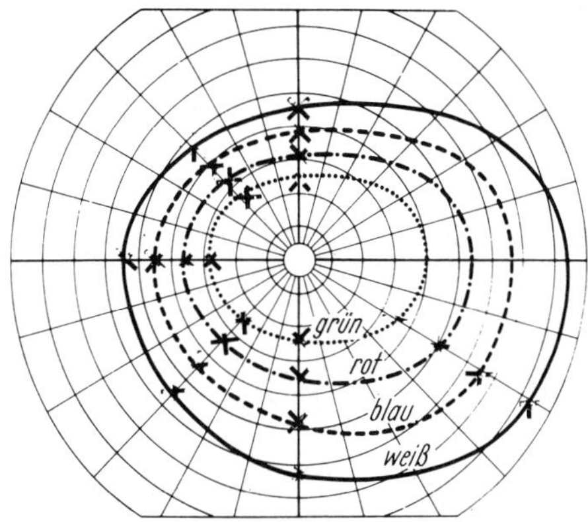

Abb. 165 Normale Gesichtsfeldaußengrenzen für Weiß und Farben. Durch Verbindung von Prüfpunkten gleicher Wahrnehmung (+) entstehen Linien, die als *Isoptoren* bezeichnet werden

Fleck, d. h. ein physiologisches Skotom. Diese Stelle liegt 12–15 Grad schläfenwärts vom Fixierpunkt und ist 5 Grad breit und 7 Grad hoch.

Der Gesichtsfeldbefund wird auf einem dafür vorgesehenen Formblatt eingetragen. Bei zahlreichen technisch hochentwickelten Geräten wird derselbe bereits digital ausgedruckt.

Neben der Größe und Helligkeit der Testmarke wird auch die Pupillenweite zur Zeit der Untersuchung vermerkt.

Prüfmethoden und Prüfgeräte

Kampimetrie nach Bjerrum
Unter Kampimetrie versteht man die Untersuchung der **Gesichtsfeldmitte,** vor allem des blinden Fleckes und seiner Umgebung mit dem von Bjerrum 1899 eingeführten Schirm (vgl. Abb. 159). Diese Untersuchungsmethode umfaßt den mittleren Gesichtsfeldanteil bis 30 Grad, sie wurde früher in erster Linie beim Glaukom angewendet, um Ausfälle im Bjerrum-Bereich (15–30 Grad) zu ermitteln.

Prüfung des Gesichtsfeldzentrums
Gitternetz von Amsler. Ein einfaches Gerät zur Untersuchung von Ausfällen im Bereich des *Netzhautzentrums* (Makulabereich) ist das Gitternetz von Amsler (Abb. 166).

Stereokampimeter nach Haitz. Zur Prüfung von Zentralskotomen, d. h. kleinen punktförmigen Ausfällen bei Erkrankung der Sehnerven, eignen sich die stereoskopischen Tafeln nach Haitz (Abb. 167).

Zahlreiche der nachstehend aufgeführten automatischen Perimeter enthalten heute Einrichtungen zur Prüfung sowohl der Gesichtsfeldperipherie als auch der Gesichtsfeldmitte und des Gesichtsfeldzentrums.

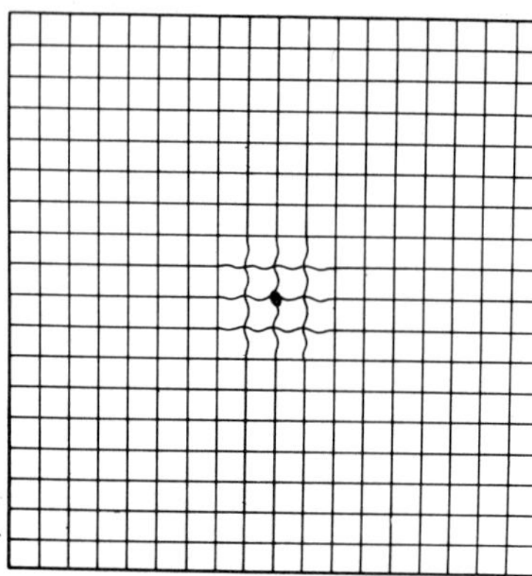

Abb. 166 Amsler-Netz. Verzerrtsehen der Linien (Metamorphopsie) infolge Ödems des Makulagebietes. Jedes der kleinen Quadrate entspricht bei einem Untersuchungsabstand von 30 cm einem Winkelgrad (= eine Zapfenbreite)

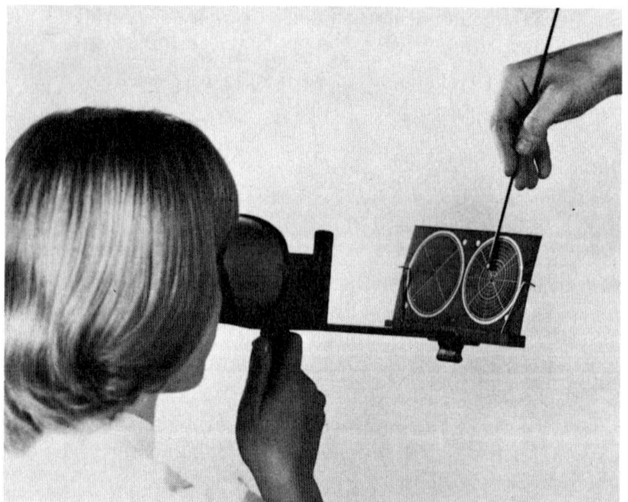

Abb. 167 Beidäugige Prüfung des zentralen Gesichtsfeldes nach Haitz. Der Patient betrachtet die durch ein Stereoskop vereinten, in Wirklichkeit jedem Auge getrennt dargebotenen, kreisförmigen Gesichtsfeldschemata. Der Untersucher bewegt die Testmarke entlang des Gesichtsfeldschemas für jedes Auge getrennt. Bei einem relativen Zentralskotom wird ein geringerer Farbkontrast der Testmarke auf der Seite des geschädigten Auges angegeben; bei absolutem Zentralskotom wird die Testmarke entsprechend der Größe des Skotoms für das betroffene Auge unsichtbar

Untersuchungsmethoden und -geräte zur Prüfung des Gesichtsfeldes

Vorbemerkung: Die Perimetrie war seit ihren ersten Anfängen um die Jahrhundertwende ein relativ einfaches, **kinetisches** Verfahren. Der technische Fortschritt des letzten Jahrzehntes hat eine völlig neue Entwicklung gebracht, nämlich die **statische** Perimetrie. Wir unterscheiden deshalb heute *zwei* grundverschiedene Prüfmethoden:

1. kinetische Isopterenperimetrie (topographische Perimetrie),
2. statische Profilperimetrie (quantitative Perimetrie).

Der entscheidende Unterschied zwischen den beiden Methoden ist, daß bei der **kinetischen** Perimetrie die Test- bzw. Reizmarke **bewegt** wird, während bei der *statischen* Perimetrie die Reizmarke (Prüfpunkt) *unbewegt* bleibt. Ein weiterer Unterschied besteht darin, daß bei der älteren kinetischen Perimetrie die Reizmarke mit konstanter Helligkeit alle 15 Grad horizontal von außen zur Mitte bewegt wird. Die Wahrnehmung durch den Patienten erfolgt um so früher, je größer und heller die Reizmarke ist. Hingegen trifft bei der neueren stati-

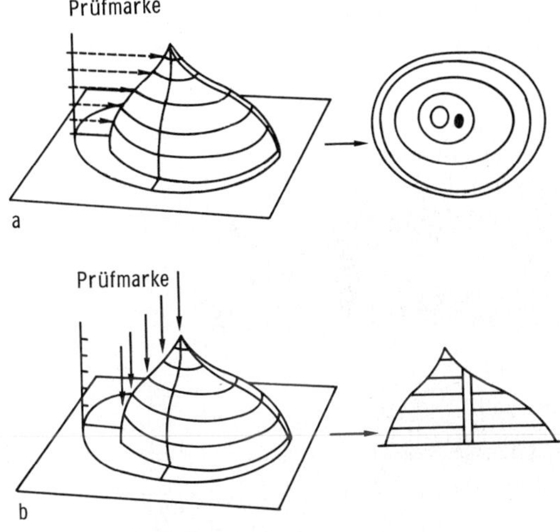

Abb. 168 a und b Isopteren- und Profilperimetrie (Harms und Aulhorn)

a) Bei der Isopterenperimetrie werden *bewegte* Lichtmarken (kinetische Perimetrie = horizontale Pfeile) von der Seite in das Gesichtsfeld geführt. Durch Abstufung der Größe der Lichtmarken und ihrer Helligkeit entsteht ein Wahrnehmungsbild des Patienten, das konzentrischen Kreisen entspricht, vergleichbar den Höhenlinien einer Landkarte. Der blinde Fleck ist schwarz gezeichnet

b) Bei der Profilperimetrie werden *unbewegte* Lichtmarken (statische Perimetrie) so lange in ihrer Helligkeit gesteigert, bis sie wahrgenommen werden. Das Empfindlichkeitsgefälle (die Höhenlinien) lassen sich dadurch noch exakter prüfen

schen Perimetrie die unbewegte Reizmarke (Prüfpunkt) vertikal (besser sagittal, d.h. pfeilschußartig) von vorne auf die zu prüfende Netzhautstelle auf (Abb. 168a u. b). Die unbewegten Prüfpunkte werden bei gleichbleibender Größe an den verschiedenen Stellen des Gesichtsfeldes in ihrer Helligkeit so lange gesteigert, bis sie wahrgenommen werden.

1. Kinetische Perimetrie

Bogenperimeter nach Förster (Abb. 169): Das erste Gerät zur Prüfung des peripheren Gesichtsfeldes war 1862 das Bogenperimeter von R. Förster. Es besteht aus einem drehbaren Halbkreisbogen mit einem Radius von 33 cm. Eine verstellbare Kopfstütze für den Patienten erleichtert die Fixation. Reizmarken verschiedener Größe und Farben werden unter gleichzeitiger Verschiebung des Bogens alle 15–30 Grad von außen radiär zum Zentrum (Fixierpunkt) geführt.

Halbkugelperimeter nach Goldmann (Abb. 170 u. 171):

Es war das erste Perimeter, mit dem unter konstanten Bedingungen (Helligkeit von Lichtmarke und Hintergrund) reproduzierbare und vergleichbare Ergebnisse zu erzielen waren. Die Verbindungslinie von Punkten gleicher Wahrnehmung bezeichnet man als *Isoptere,* weshalb diese Prüfmethode auch als Isopteren-Perimetrie bezeichnet wird (vgl.

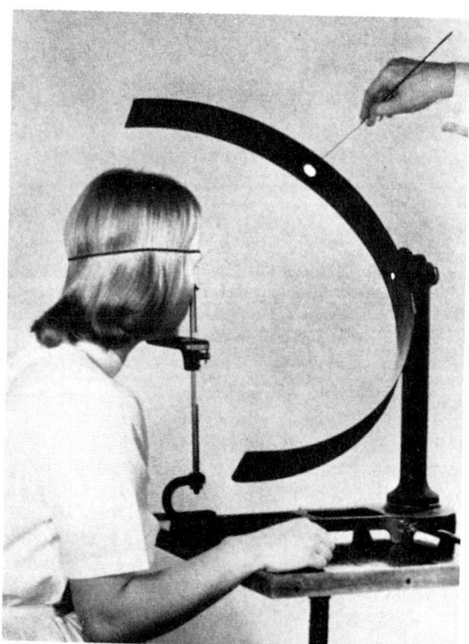

Abb. 169 Bogenperimeter nach Förster. Auf einem drehbaren Halbbogen wurden weiße sowie farbige Prüfmarken von verschiedener Größe von außen her zur Mitte hin geführt. Im Zentrum war ein weißer Punkt als Fixationsstelle für den Patienten angebracht

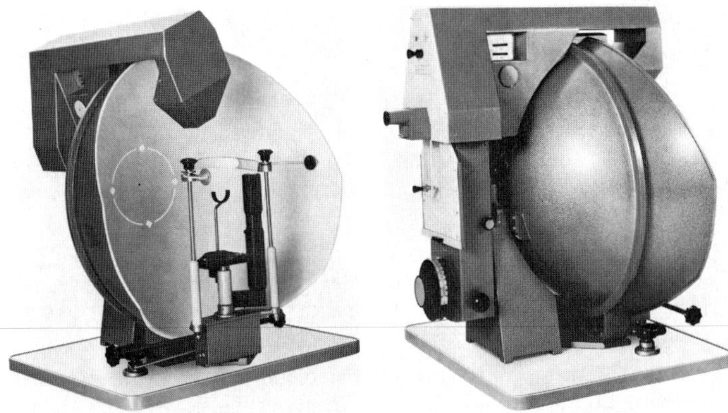

Abb. 170 Abb. 171

Abb. 170 Halbkugelperimeter (Fa. Rodenstock)
Patientenseite: Hohlkugel mit Kopfstütze zur Projektion der Testmarken. Der zentrale Gesichtsfeldbereich (30°) ist eingezeichnet. In der Mitte: Fixierpunkt für das Patientenauge. Erkennt der Patient die Marke, gibt er ein Klingelzeichen

Abb. 171 *Untersucherseite:* Registriereinrichtung für die vom Patienten wahrgenommenen Testmarken. Fernrohr, durch das der Arzt die Fixation des Patientenauges kontrolliert

Abb. 168a). Dieses Gerät eignet sich in erster Linie zur Prüfung des peripheren Gesichtsfeldes sowie auch der Gerichtsfeldmitte. Die Prüfung des Gesichtsfeldzentrums erfolgt mit einer Zusatzeinrichtung.

Halbkugelperimeter nach Haag-Streit: Gleichartiges Gerät!

2. Statische Perimetrie

Tübinger Perimeter: Das von Harms und Aulhorn entwickelte Tübinger Perimeter (Fa. Oculus) ist das Pioniergerät moderner Gesichtsfeldprüfung. Es eignet sich sowohl zur kinetischen als auch statischen Perimetrie (Profilschnitt).

Perimetron (Coherent Medical): Es kann sowohl kinetisch als auch statisch bedient werden, mit mehrfacher automatischer Programmauswahl (Glaukom, zentrale Ausfälle, Neuroophthalmologie).

Friedmann Gesichtsfeldanalysator: Halbautomatisches Perimeter für die zentralen 25 Grad des Gesichtsfeldes. Es besitzt 46 Prüfpunkte mit 15 Darbietungen und Glaukom-Frontscheibe mit Häufung der Prüfpunkte im Bjerrumbereich.

Peritest-Perimeter (Rodenstock): Das Gerät verfügt über 214 Testpunkte, von denen mehrere gleichzeitig angeboten werden. Es kann sowohl das Gesichtsfeldzentrum als auch die Peripherie geprüft werden. Die Grundausstattung ist elektronisch, was die Einfügung weiterer automatischer Programme gestattet. Durch automatische Fixationskontrolle und Speicherung falsch-positiver und falsch-negativer Antworten des Patienten ist eine Überprüfung des Ergebnisses möglich.

Perimat (Rodenstock): Elektronisch gesteuertes Gerät mit Schaltung für kinetische, statische, manuelle oder automatische Perimetrie. Die Gesichtsfeldmitte (zentrale 30 Grad) kann auch vergrößert geprüft werden, im Sinne einer kampimetrischen Untersuchung.

Computer-Perimeter (Taberna Pro Medicum): Das Gerät tastet 64 Positionen ab, innerhalb von 20 Grad der Gesichtsfeldmitte, mit überschwelligen Reizen nach orientierender Schwellenmessung an 4 Gesichtsfeldorten.

Fieldmaster 101 und 200 (Medikonzept): Computergesteuertes, vollautomatisches Perimeter für Zentrum und Peripherie. 99 Prüfpunkte für Gerät 101 und 133 Prüfpunkte für 200; 10 Programme, die krankheitsorientiert sind. Einzelne Punkte können vom Untersucher manuell nachgeprüft werden.

Tübinger Automatik-Perimeter: Das computergesteuerte Gerät arbeitet nach einem festgelegten Prüfpunktraster. Von 249 Prüfpunkten liegen 191 im besonders wichtigen zentralen Bereich von 0 bis 30 Grad, wodurch vor allem Ausfälle im Bjerrumbereich (Glaukom) sowie Zentralskotome (Sehnervenerkrankungen) erfaßt werden. Im peripheren Bereich von 40 bis 80 Grad werden 58 Prüfpunkte dargeboten. Beide Bereiche (Zentrum, Peripherie) können auch einzeln untersucht werden.

Humphrey-Field-Analyser: Dieses vollautomatische Perimeter entspricht nach Technik und Anwendungsbereich dem Octopus.

Octopus 2000 (Interzeag/Schweiz)
Dieses von Fankhauser entwickelte Gerät ist ebenso aufwendig wie präzise (Abb. 172). Es löst mit modernster Computertechnik alle Aufgaben einer perimetrischen Gesichtsfeldprüfung. Die Bedienung des Gerätes ist auch vom Hilfspersonal ohne perimetrische Kenntnisse erlernbar. Die Untersuchung verläuft manuell nicht beeinflußbar vollautomatisch und daher in allen Phasen konstant. Deshalb sind die Befunde jederzeit exakt reproduzierbar. Fünf Untersuchungsprogramme, die die mit zunehmendem Alter abnehmende Schwellenwert-Empfindlichkeit der Netzhaut berücksichtigen, ermöglichen die Prüfung sowohl des Zentrums als auch der gradweise (300) abgestuften mittleren und äußersten Peripherie, aber auch des ganzen Gesichtsfel-

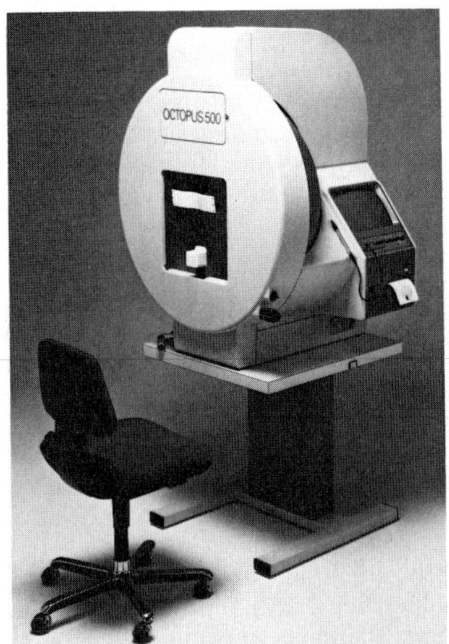

Abb. 172 Octopus 500. Das vollautomatische Gerät ist elektronisch gesteuert und erlaubt verschiedene Strategien für die statische Perimetrie. Die Testkonditionen sind standardisiert, so daß die Resultate vergleichbar sind. Die Resultate sind in verschiedenen Arten darstellbar

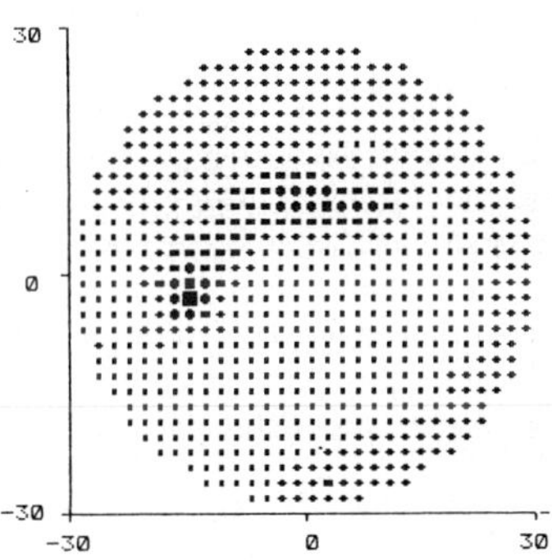

Abb. 173 Darstellung der Resultate des Octopus 2000. Eine der 4 Darstellungsarten ist die interpolierte Darstellung mit 9 verschiedenen Graustufen: Bogenskotom beim Glaucoma simplex des linken Auges

des. Zwei Programme dienen der schnellen Übersicht. Die Fixation des Patientenauges wird durch ein Videosystem überwacht. Alle Untersuchungs-, Darstellungs-, Kontroll- und Testprogramme (Abb. 173) sind speicher- und abrufbar für Verlaufskontrolle und Langzeitbeobachtung. Eine vereinfachte, weniger aufwendige Version ist der Octopus 500 (Abb. 172).

Untersuchung des Lichtsinns

Zu den besonderen Leistungen des Sehorgans gehört auch die Fähigkeit, sich an verschiedene Helligkeiten anzupassen. Dieser als Adaptation bezeichnete Vorgang kann sowohl für große Lichtintensitäten als auch für herabgesetzte erfolgen. Die Hellanpassung hat den Charakter einer Schutzfunktion. Bei Blendung erfolgt die sofortige maximale Pupillenverengung (Miosis) zur Verschmälerung des einfallenden Strahlenbüschels, gleichzeitig setzt die Netzhaut ihre Lichtempfindlichkeit herab.

Wesentlich langsamer geht die praktisch so wichtige Anpassung an die Dämmerung und die Dunkelheit vor sich. Während das Tages- und Farbensehen an die Tätigkeit der *Zapfen* gebunden ist, treten diese um so mehr zurück, je dunkler es wird. Die Fähigkeit des Sehens in der Dämmerung ist schließlich allein eine Funktion der *Stäbchen*. Bei der Prüfung der **Nachtfahrtauglichkeit** wird das Erkennen schwacher Lichtkontraste beim Sehen in der Dämmerung geprüft. Die Dämmerungssehschärfe sinkt bekanntlich bis auf etwa $^1/_{10}$ ab. Entsprechende Prüfgeräte sind das *Mesoptometer* von Ogi, mit dem das Erkennen schwacher Lichtkontraste beim Sehen in der Dämmerung mit und ohne Blendung geprüft wird. Beim *Nyktometer* von Rodenstock werden die nächtlichen Straßenverhältnisse mit und ohne Blendung simuliert. Zur Prüfung der *Nachtfahrtauglichkeit* ist ein kreisförmiges Sehzeichen mit abstehender Nocke konstant auf einen Visus von 0,1 eingestellt. Die Helligkeit des Sehzeichens wird gegenüber dem Umfeld so weit herabgesetzt, bis die Stellung der Nocke nicht mehr erkannt wird.

Dunkelanpassung (Adaptation). Dieser verläuft wesentlich langsamer als die Helladaptation. Zur Prüfung der Dunkelanpassung (Kohlrauschscher Knick beim Übergang vom Zapfen- zum Stäbchensehen!) sind zahlreiche sog. Adaptometer in Gebrauch (Registrieradaptometer nach Hartinger, Goldmann-Weekers, Nyktometer nach Comberg, Sofortadaptometer nach Schober). Die Adaptometer bestehen aus einer Lichtquelle mit stark variierbarer Helligkeit.

Untersuchung des Farbensinns

Das menschliche Auge vermag etwa 160 durch Mischung aus den 3 voneinander unabhängigen Grundfarben (Rot, Grün, Blau), hergestellten Farbempfindungen zu unterscheiden. Diese Beobachtung führte zur Theorie des trichromatischen Sehens (Young-Helmholtz), wonach es in der Netzhaut 3 verschiedene Zapfenarten gibt, die rot-, grün- und blau- bzw. violettempfindliche Sehpigmente enthalten. Gleichzeitige und gleich starke Erregung aller 3 Sehpigmente (Zapfenarten) führt zur Empfindung „weiß“. Diese Arbeits*hypothese* bildet auch heute noch die Grundlage der Einteilung der Farbsinnstörungen. Weitere Theorien des Farbensehens stammen von Hering (Vierfarben- oder Gegenfarbentheorie) und von Hartridge (Mehrfarbentheorie). Die praktische Bedeutung der Störungen wird aus Reihenuntersuchungen ersichtlich: 8% der Männer und 1% der Frauen zeigen Farbsinnstörungen.

Den nachfolgenden Einteilungen liegt die Beobachtung zugrunde, daß der Farbtüchtige alle sich aus den 3 Grundfarben (Rot, Grün, Blau) ergebenden Farbenmischungen durch 3 farbenempfindliche Sehsubstanzen seiner Netzhaut zu unterscheiden vermag. Die normale Farbentüchtigkeit wird daher als *Trichromasie* bezeichnet. Fehlt eine der 3 Farbempfindungen, so spricht man von *Dichromasie,* fehlen 2, von *Monochromasie.* Die Dichromaten werden unterschieden in Rotblinde *(Protanope),* Grünblinde *(Deuteranope)* und Blaugelbblinde *(Tritanope).*

Die Feststellung der *Farbenuntüchtigkeit* erfolgt über Proben, die sich der Verwechslungsfarben bedienen: Wollproben (Holmgreen), pseudoisochromatische Farbtafeln von Ishihara, pseudoisochromatische Tafel mit Kontrast- und Florkontrastproben von Velhagen, Anomaloskop (Nagel-Vierling).

Pseudoisochromatische Tafeln: Wegen der praktischen Bedeutung ist die Untersuchung auf Rot-Grün-Störungen besonders wichtig. Die Prüfung geschieht mit beiden Augen gleichzeitig in einer Untersuchungsentfernung von 50–100 cm bei Tageslicht. Die Darbietungszeit einer einzelnen Tafel beträgt höchstens 15 Sekunden; im allgemeinen ist die Dauer von 3–5 Sekunden ausreichend. Das richtige fehlerfreie Erkennen aller Tafeln spricht für Farbtüchtigkeit des Untersuchten. Bei mehreren Fehlern ist eine Anomaloskopuntersuchung anzuschließen.

Das *Anomaloskop* ist ein Farbmischgerät, das Licht in Spektralfarben zerlegt. Eine Prüfscheibe ist in 2 Hälften getrennt. Die obere Hälfte zeigt als Testprobe spektrales Gelb, für die untere Hälfte steht Rot und Grün zur Verfügung. Der Prüfling versucht mit Schraubeneinstellung das Rot und Grün zu Gelb zu mischen, bis er glaubt, daß seine Mischung der Testfarbe gleicht. Der Norm- oder Sollwert der Farbmischung entspricht der sog. Raleigh-Gleichung, einem bestimmten Mischungsverhältnis von Rot (Lithium-Rot) und Grün (Thallium-Grün) zu Gelb (Natrium-Gelb): 15 Teilstriche der Gelbskala und 40 Teilstriche der Mischskala (Rot und Grün) werden als *farbgleich* empfunden. Abweichungen bis zu 5 Teilstrichen werden noch als „normal“ bezeichnet.

Untersuchung der Pupillenreaktion

Bei der Untersuchung der Pupille ist zu achten auf Weite: eng, mittelweit, weit, gleichweit, ungleichweit im Vergleich zum zweiten Auge. In besonderen Fällen ist die Pupillenweite zu messen mit einem durchsichtigen Lineal, mit dem Pupillometer oder dem Keratometer nach Wessely. Weiterhin ist zu achten auf Lage der Pupille: zentral, exzentrisch sowie auf die Form der Pupille: rund, entrundet.

Große Bedeutung kommt der Prüfung der Pupillenreaktionen zu. Zu beachten ist die Pupillenreaktion auf direkten Lichteinfall, auf indirekten Lichteinfall und beim Übergang zur Naheinstellung (Konvergenzreaktion) (s. auch S. 92).

Exophthalmometrie

Mit dieser Methode wird festgestellt, wie weit der Augapfel aus der Augenhöhle herausragt. Eine wichtige Untersuchungsmethode bei Erkrankungen der Augenhöhle mit Vortreibung des Augapfels (z. B. Hirntumor, Myositis, endokriner *Exophthalmus*). Am häufigsten wird das Spiegel-Exophthalmometer nach Hertel verwandt (Abb. 174). Als Bezugspunkte gelten der Hornhautscheitel als vorderer Augenpol und der knöcherne, schläfenwärtige Augenhöhlenrand. Durch entsprechende Spiegelvorrichtung kann der Meßwert direkt abgelesen werden.

Untersuchung beim Schielen (vgl. S. 97ff)

Sofort nach Schielbeginn soll auch beim Kleinkind die augenärztliche Untersuchung stattfinden. Bis zum 3. Lebensjahr ist nur eine orientierende Untersuchung möglich. Zu dieser gehören die Prüfung der Sehschärfe mit Sehproben für Kinder (vgl. Abb. 241) oder mit Pflügerschen Haken (vgl. Abb. 239), die Prüfung der Beweglichkeit des Augapfels mit Hilfe von Führungsbewegungen, die Kontrolle der

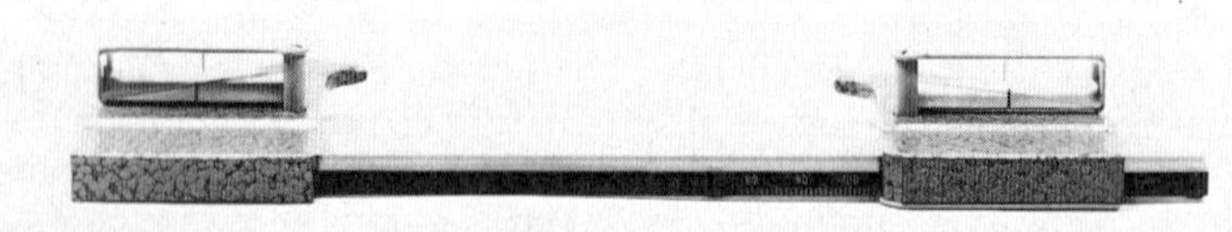

Abb. 174 Exophthalmometer nach Hertel zur Messung der Vortreibung des Augapfels (Exophthalmus) aus der Augenhöhle, z. B. bei Schilddrüsenüberfunktion. Durch eine entsprechende Spiegelvorrichtung kann abgelesen werden, wie weit sich der vordere Hornhautscheitelpunkt vor der horizontalen Linie befindet, die beide äußeren knöchernen Augenhöhlenränder miteinander verbindet

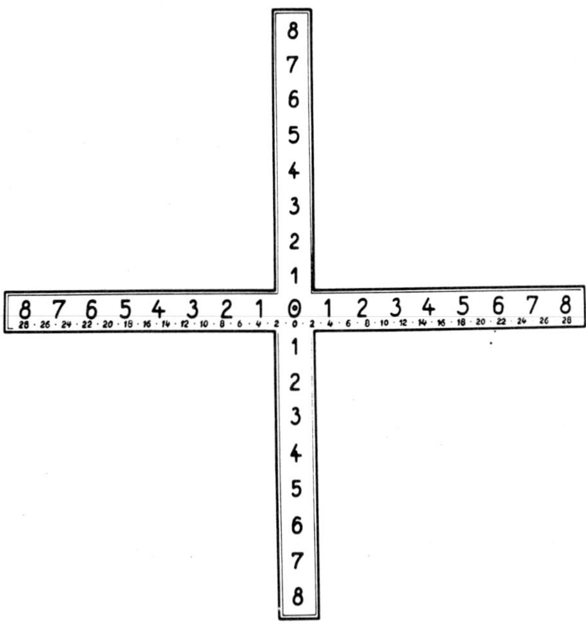

Abb. 175 Maddox-Kreuz: „Meßkreuz" zur Bestimmung des Schielwinkels. Die großen Zahlen entsprechen Winkelgraden bei einem Prüfabstand von 6 m, die kleinen Zahlen von 1 m. Fixationslämpchen im Zentrum des Kreuzes. Der Untersucher beobachtet die Lage des Reflexbildchens auf der Hornhaut

Einstellbewegung beim wechselseitigen Verdecken des Auges, das jeweilige Halten der Fixation, die orientierende Messung des Schielwinkels an der Tangentenskala von Maddox (Abb. 175) sowie die objektive Refraktionsbestimmung unter Atropin mit Hilfe der Schattenprobe (Skiaskopie, vgl. S. 157).

Untersuchungsgang beim Schielen

1. Prüfung der *Sehschärfe* mit Pflüger E-Haken (Abb. 176, vgl. auch Abb. 239), Landolt-Ringen oder Kinderbildern, bei älteren Kindern auch mit Zahlenreihen.
2. Untersuchung der *Augenstellung,* indem man den Patienten auffordert, aus etwa 1 m Abstand eine Lichtquelle zu fixieren. Bei dieser Untersuchung achtet man auf die Hornhautspiegelbildchen bzw. in welchem Auge das Hornhautspiegelbildchen annähernd zentral liegt und in welchem Auge es von der zentralen Lage abweicht, d. h. außerhalb der Pupillenmitte liegt.

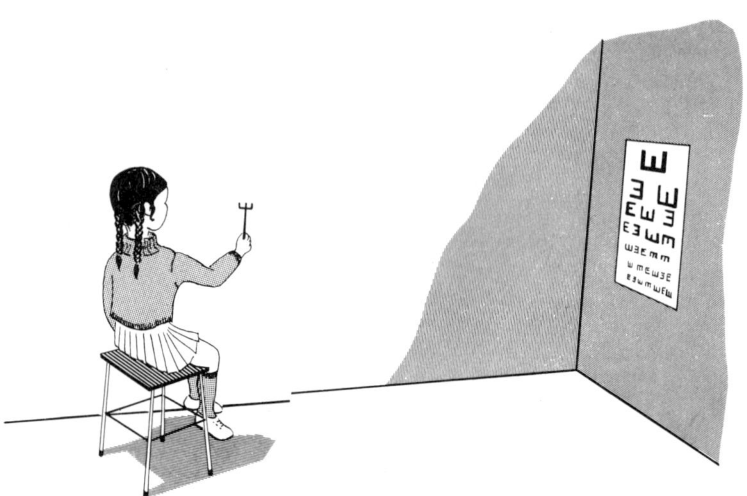

Abb. 176 Prüfung der Sehschärfe bei Kindern und Analphabeten. Mit dem in der Hand gehaltenen E-Haken vermag das noch nicht schulpflichtige Kind die Richtung der Öffnung des Pflügerschen E-Hakens auf der im Abstand von 5 m dargebotenen Tafel nachzuahmen

3. Prüfung der *Beweglichkeit* (Motilität) beider Augäpfel mit Hilfe von Führungsbewegungen: Der Patient wird aufgefordert, bei ruhig gehaltenem Kopf den Führungsbewegungen der Lichtquelle mit den Augen zu folgen. Der Untersucher hält die Lichtquelle in ½ m Abstand vor den Patienten in den 9 Hauptblickrichtungen, d. h. nach rechts oben, links oben, oben, nach unten, nach rechts unten, nach links unten, nach rechts, nach links, geradeaus. Während dieser Untersuchung wird das Hornhautspiegelbildchen beider Augen genauestens beobachtet und der Befund notiert. Beim Lähmungsschielen läßt sich nach dieser Untersuchung – wenn man die Zugwirkungen der Augenmuskeln kennt – mitunter bereits aussagen, welcher Muskel gelähmt (paralytisch) bzw. geschwächt (paretisch) ist. Beim Lähmungsschielen werden vom Patienten während dieser Prüfung Doppelbilder mit wechselndem Abstand angegeben.
4. *Abdecktest (Covertest):* Man verdeckt dem Patienten ein Auge und beobachtet, ob das andere Auge nach Freigabe der Abdeckung eine Einstellbewegung macht. Dieser Abdecktest wird am anderen Auge wiederholt. Weiterhin wird die Einstellbewegung beim wechselseitigen Verdecken eines Auges kontrolliert sowie das jeweilige Halten

der Fixation. *Beachte:* Bei einseitiger Schielschwachsichtigkeit zeigt das Kleinkind *sofort* Abwehrbewegung, wenn das sehtüchtige Auge abgedeckt wird.

5. Die orientierende *Messung des Schielwinkels* geschieht an der Tangentenskala von Maddox (vgl. Abb. 175). Der Untersucher sitzt unterhalb des zentral angebrachten Fixierlichtchens und beobachtet das Reflexbildchen auf der Hornhaut des in einem Abstand von 1 m von der Skala entfernt sitzenden Patienten. Der Kopf des Patienten befindet sich in gleicher Höhe wie das Fixierlicht. Der Untersucher fordert nun den Patienten auf, den entlang der Tangentenskala gleitenden Finger zu fixieren. Sobald sich das Lämpchen der Tangentenskala in der Mitte der Pupille des Schielauges spiegelt, zeigt der Finger des Untersuchers auf der Tangentenskala (kleine Zahlen!) den Schielwinkel an.
   Bei größeren Kindern kann die Untersuchung auch am *Synoptophor* erfolgen. An diesem Gerät ebenso wie am *Schweiftest* (Bagolini) kann gleichzeitig die Fusion, das Korrespondenzverhalten sowie das räumliche Sehen geprüft werden (S. 173f).
6. Anschließend wird die *objektive Refraktionsbestimmung* unter Atropin oder dem kurz wirkenden Cyklogyl, durch Skiaskopie (Schattenprobe) oder Refraktometrie durchgeführt. Bei Vorliegen eines Refraktionsfehlers wird eine Brille verordnet.
7. Zur *Feststellung des Fixationsortes* auf der Netzhaut fordert man das Kind auf, ein mit dem Augenspiegel auf die Netzhaut geworfenes Sternchen zu fixieren. Bei zentraler Fixation geschieht dies mit der Fovea, bei exzentrischer Fixation mit einem außerhalb der Fovea gelegenen unstet wechselnden Areal (Visuskop-Sterntest nach Cüppers).

Spezielle Untersuchungsverfahren sind der Worth-Test mit Rot-Grün-Brille (Abb. 177) zur Prüfung des *Binokularsehens* sowie die Prüfung des räumlichen Sehens mit Polaroidbrille z. B. Fassen eines Flügels der Titmusfliege sowie die Nachbildprobe nach Hering (Abb. 178) zur *Korrespondenzprüfung*.

Untersuchung beim Schielkind

Untersuchungsmethoden: Fixation der Lichtquelle. Beim Nichtschielenden fallen die Hornhautreflexbildchen beidseits genau auf die Hornhautmitte. Wird das Hornhautreflexbildchen nicht beidseits symmetrisch auf der Hornhautmitte abgebildet, besteht Schielen. Ist das schielende Auge nach innen abgewichen, spricht man von Innenschielen, ist es nach außen abgewichen, von Außenschielen. Die Größe des Schielwinkels läßt sich nach Lage des Reflexbildchens schätzen sowie durch verschiedene Methoden oder Instrumente wie Maddoxkreuz

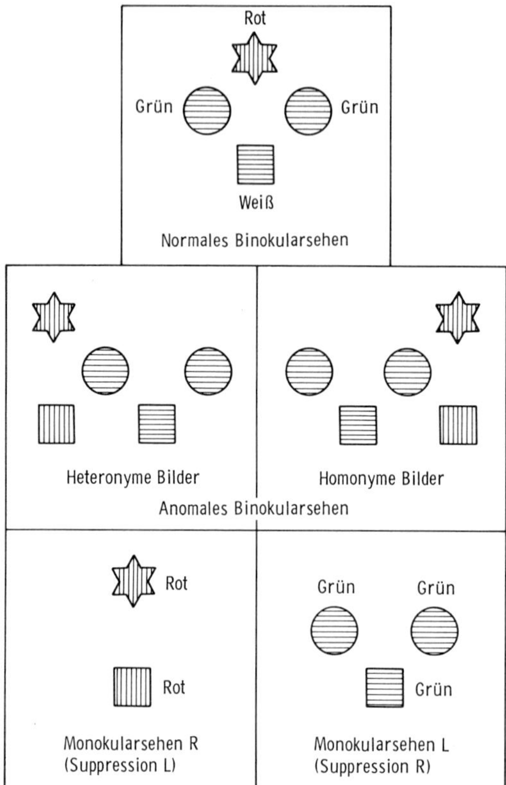

Abb. 177 Worth-Test mit Rot-Grün-Brille (Rot vor dem rechten Auge). Normales Binokularsehen: 4 Testmarken (roter Stern, 2 grüne Kreise, helles Quadrat). Anomales Binokularsehen: 5 Testmarken (roter Stern, 1 rotes Quadrat, 2 grüne Kreise, 1 grünes Quadrat). Monokularsehen R/L: Das Rotglas löscht die seitlichen grünen Testmarken, das Grünglas die obere rote Testmarke aus. Die untere weiße Testmarke bleibt für beide Augen sichtbar

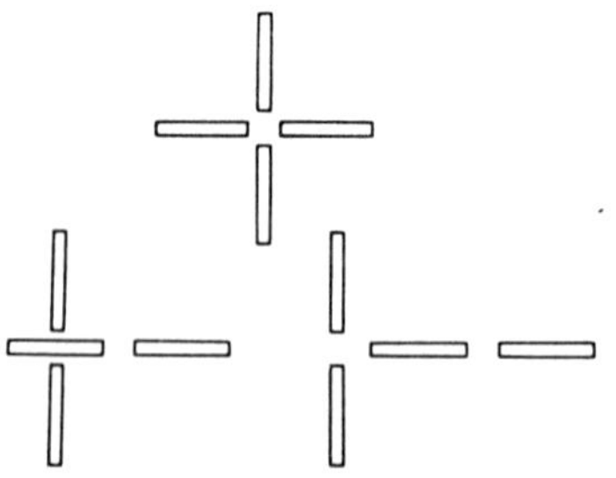

Abb. 178 Nachbildprobe nach Hering. Durch Fixation des vertikalen Balkens eines Kreuzes (mit dem rechten Auge) und anschließend des horizontalen (mit dem linken Auge) entsteht im abgedunkelten Raum ein Nachbild. Normale Korrespondenz: Die Nachbilder beider Augen ergeben ein symmetrisches Kreuz. Anomale Korrespondenz: Die Balken des Kreuzes liegen getrennt

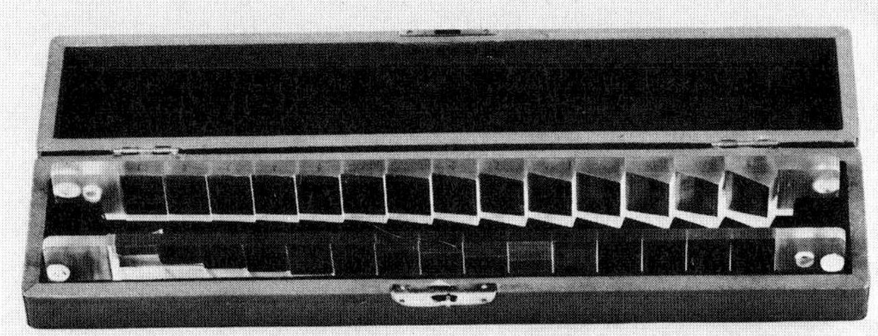

Abb. 179 Prismenleisten zur Messung des Schielwinkels und der *Fusionsbreite* (Fusion ist die Fähigkeit, 2 auseinanderliegende Punkte auf sich entsprechenden Deckstellen der Netzhaut so abzubilden, daß sie einfach gesehen werden). Die seitlich an den Prismenleisten angegebenen Zahlen geben die Prismendioptrien an (1 Prismendioptrie entspricht ½ Winkelgrad)

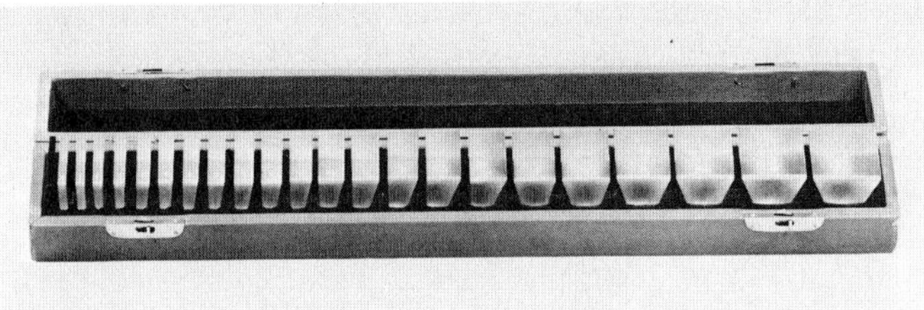

Abb. 180 Prismen unterschiedlicher Stärke zur Messung des Schielwinkels

Abb. 181 Synoptophorgerät. Die Orthopistin bedient die Schwenkarme zum Ausgleich der Schielstellung. Der Patient fixiert die jedem Auge – durch das Okular der beiden Schwenkarme – einzeln dargebotenen Bildchen

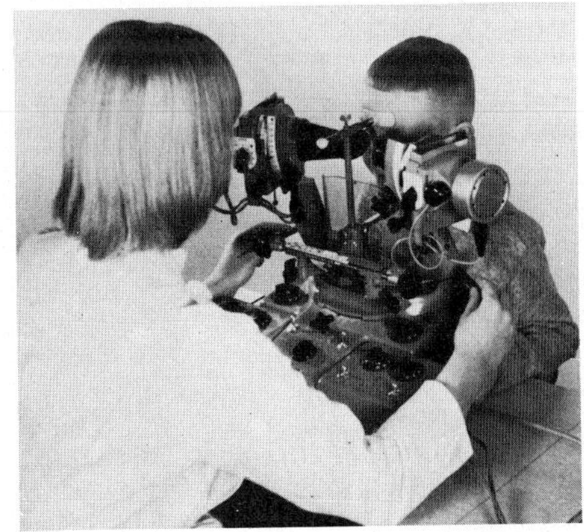

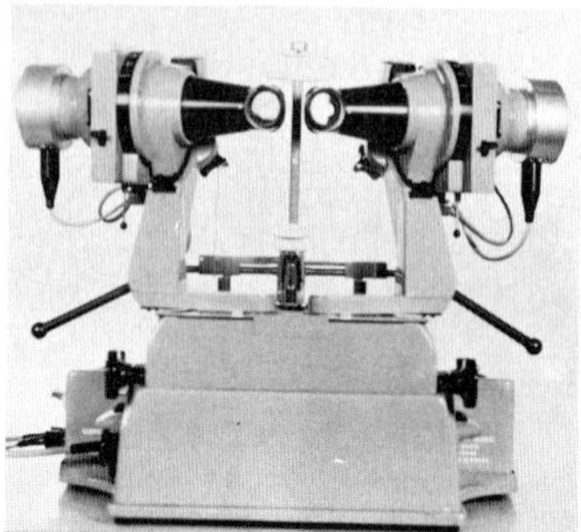

Abb. 182

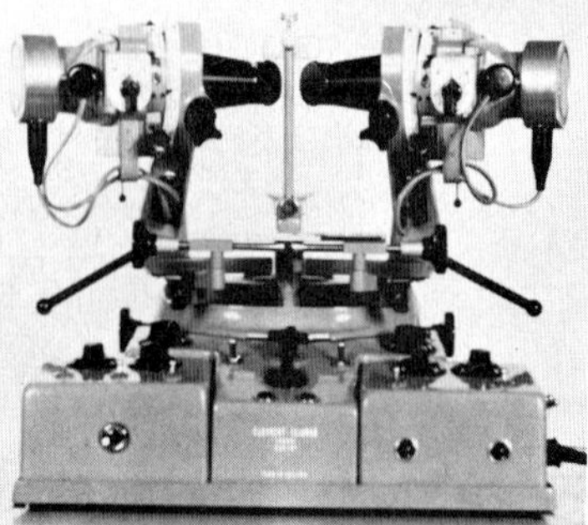

Abb. 183

Abb. 182 Von der Seite des Patienten: Die 2 Okulare vermitteln dem Patienten über die beiden beweglichen Bildgehäuseträger („Schwenkarme“) die jedem Auge einzeln dargebotenen Bildchen

Abb.183 Von der Seite des Untersuchers: Zahlreiche Schalthebel vermitteln die Variation der Darbietung der Bildchen (z. B. gleichzeitig, wechselseitig, bei abgestufter Helligkeit usw.)

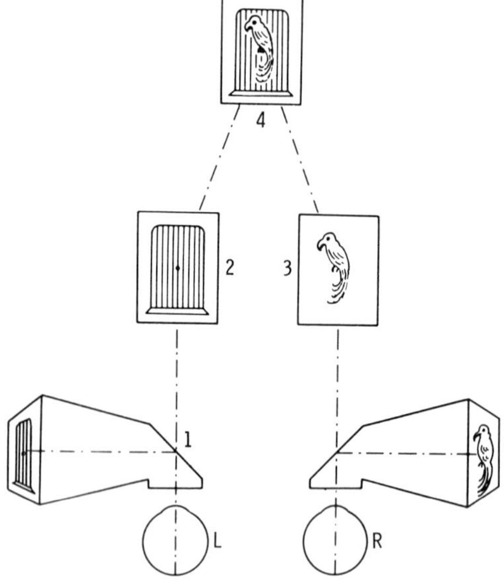

Abb. 184 Prinzip des Synoptophors bei Orthostellung und normaler Korrespondenz. Die Schwenkarme entsprechen der geraden Augenstellung. Der objektive Schielwinkel beträgt daher 0 Grad. In dieser Stellung kann der Prüfling beide Einzelbilder durch Fusion vereinigen (subjektiver Winkel). Somit sind objektiver und subjektiver Winkel gleich groß; es besteht normale Korrespondenz

1 Spiegel zur Projektion der Bilder, 2 und 3 Bild für linkes und rechtes Auge, 4 fusioniertes Bild: Die Fusion bewirkt die Verschmelzung beider Bilder (Käfig, Papagei) in der Sehrinde, die im Hinterhaupt gelegen ist

(vgl. Abb. 175), Prismen (Abb. 179 u. 180), *Synoptophor* (Abb. 181 bis 185) messen.

Abdeckprobe: Bei Fixation der Lichtquelle wird ein Auge abgedeckt. Fixiert das jeweils freie Auge die Lichtquelle, so besteht wechselweises (alternierendes) Schielen. Fixiert nur ein Auge, während das zweite Auge die Fixation bei Freigeben nicht aufnimmt, sondern in Schielstellung bleibt, so besteht einseitiges (unilaterales) Schielen mit Schwachsichtigkeit (Amblyopie) (vgl. Abb. 93 a u. b).

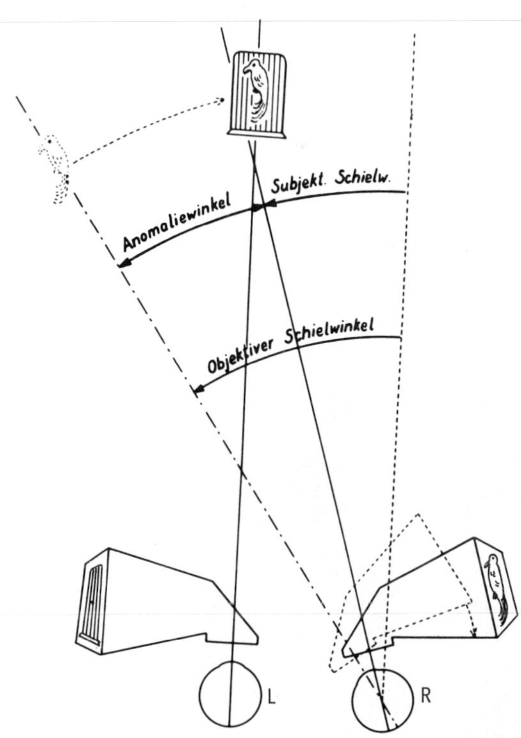

Abb. 185 Prinzip des Synoptophors bei unilateralem Einwärtsschielen rechts und anomaler Korrespondenz. Die Schielstellung des rechten Auges ist durch den Schwenkarm des Synoptophors ausgeglichen (objektiver Winkel = Schwenkarm gestrichelt). Die beiden Bildchen werden nicht vereinigt gesehen. Der Schwenkarm des rechten Auges wird nun so weit zurückgedreht, bis das Bild des rechten Auges sich mit dem des linken Auges vereinigt (subjektiver Winkel = Schwenkarm ausgezogen). Die Strecke, um die der Schwenkarm zurückbewegt wurde, entspricht der Differenz zwischen dem objektiven und dem subjektiven Winkel („Anomaliewinkel")

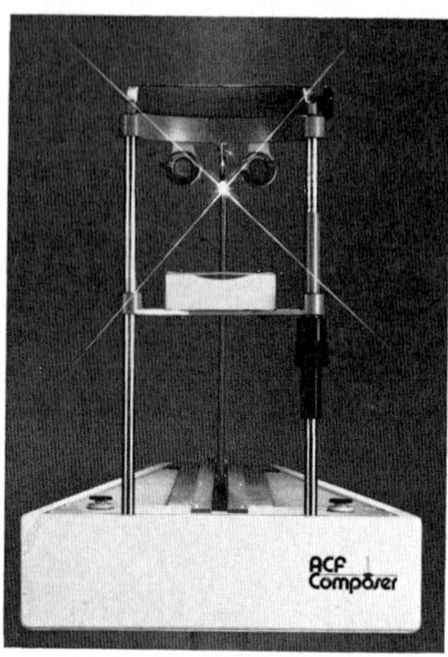

Abb. 186 Composer (Ocutec). Das Gerät wurde von einer Cheforthoptistin entwikkelt. Es eignet sich zur Prüfung der Dissoziation von rechts- und linksäugigen Bildern, der Vergenz und Fusion mit binokularen Doppelprismen sowie der Fusion und Akkommodation durch wechselnde Fixation von Punktobjekten. Die binokulare Zusammenarbeit ist in jedem Lese- und Arbeitsabstand prüfbar

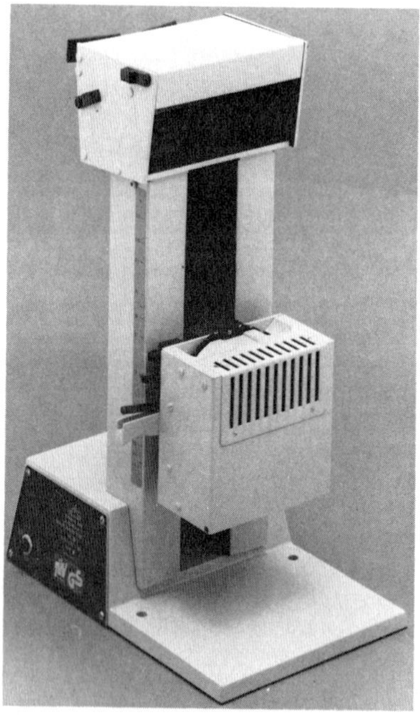

Abb. 187 Binoptometer (Oculus). Dieses Allroundgerät erlaubt die Prüfung folgender optischer Funktionen des Auges im freien Raum: Sehschärfe für Ferne und Nähe, Phorie (Augenstellung), Fusion, Stereosehen, Farbsinnprüfung und Sehteste für Arbeitsplätze mit verschiedener Objektentfernung

Den Brechungsfehler bestimmt man unter Ausschaltung der Akkommodation durch Atropin beim Kleinkind, durch Cyclogyl beim Erwachsenen. Mit der korrigierenden Brille bestimmt man erneut Sehschärfe und Schielwinkel.

Weitere orthoptische Geräte

ACP-Composer nach M. Reitz (Ocutec) (Abb. 186): Dieses einfache, von einer Cheforthoptistin entwickelte Gerät ermöglicht die Untersuchung der wichtigsten Komponenten binokularer Zusammenarbeit im freien Raum sowie – im Gegensatz zum Synoptophor – auch in jedem Lese- und Arbeitsabstand. Durch seine einfache Handhabung eignet es sich auch zur Schulung.

Binoptometer nach J. Reiner (Oculus) (Abb. 187): Es handelt sich um ein Universalgerät, das vom Leiter der Höheren Optikerschule in Köln entwickelt wurde. Das Mehrzweckgerät ist freisichtig, d. h. die Prüfentfernung kann kontinuierlich zwischen unendlich und 35 cm eingestellt werden. Es enthält Vorrichtungen zur Prüfung der Sehschärfe (Ferne, Nähe), der Binokularfunktion (Phorie = Augenstellung, Fusion = zentrale Verschmelzungskraft der Bilder des rechten und linken Auges, Akkommodation und Stereosehen [Stufe I, II und III]) sowie eine Spezialtestscheibe für das Bildschirmpersonal.

Augenärztliche Behandlung

Nach Abschluß der augenärztlichen Untersuchung und Diagnose der Krankheit bestimmt der Augenarzt die notwendige Behandlung. Er verordnet aufgrund seiner **persönlichen Erfahrung die entsprechenden Medikamente,** heutzutage meist Fertigpräparate; nur noch in Ausnahmefällen kommen nach dem Rezept des Arztes hergestellte Apothekenzubereitungen zur Anwendung.

Die **lokale** Behandlung besteht in der Verabreichung von Tropfen oder Salben in den Bindehautsack (vgl. Abb. 188–193). Weil der Bindehautsack eine schleimhautähnliche Auskleidung hat, sind nur spezielle Augensalben, die eine sehr milde Salbengrundlage haben, für das Auge verträglich. Beispiel: Medikamente, die äußerlich angewandt werden, wie z. B. die Leukomyzinsalbe, sind nur für Hautwunden anwendbar. In das Auge darf lediglich die spezielle Leukomyzin*augen*salbe eingestrichen werden.

Unter bestimmten Voraussetzungen verabreicht der Augenarzt das Medikament in Form einer Lösung durch Injektion unter die Bindehaut. Dadurch wird der Aufnahmeweg verkürzt, die Wirkung erfolgt beschleunigt und intensiver. Auch für diese Injektionen sind nur ganz bestimmte Lösungen geeignet. Die subkonjunktivale Injektion wird nach Betäubung der Bindehaut vom Arzt durchgeführt.

Vorbemerkung. Virus-, Pilz- und Chlamydienerkrankungen des Auges sind in Zunahme, bakterielle in Abnahme begriffen. Ein wesentlicher Grund liegt in der zu häufigen Anwendung von Antibiotika und Corticosteroiden. Auch als Augentropfen und -salben lokal angewendet, schädigen sie das Immunsystem des Auges und begünstigen bei **langdauerndem** Gebrauch dadurch das Auftreten von Pilz- und Viruserkrankungen. Es sollte deshalb stets gegenwärtig sein, daß die Tränenflüssigkeit einen wirksamen *Selbst*schutz darstellt (S. 24). Vor allem durch ihren Gehalt an Immunglobulinen, Lysozym und Lactoferrin haben die Tränen eine *antimikrobielle,* die Erreger hemmende und zerstörende Wirkung. Es sollte deshalb nicht jede harmlose Bindehautentzündung oder jeder Epitheldefekt – bei intakten Tränenwegen – eine Indikation für die genannten Medikamente darstellen.

Die gebräuchlichsten Medikamente in der Augenheilkunde

Desinfizierende und adstringierende Medikamente

Hierfür sind als *nebenwirkungsfrei* bei *Bindehautentzündungen* geeignet: z. B. Dacrin AT, Ophtopur AT, Chibro-Bora AT, Zincfrin AT, ferner das Silbernitratpräparat Dulcargan AT.

Außerdem verhütet die 1%ige Argentum-nitricum-Lösung als gesetzlich vorgeschriebene Credésche Prophylaxe die Gonokokkeninfektion bei Neugeborenen: Für jedes Neugeborene eine neue Ampulle. Ein neueres Mittel stellt die Mova Nitrat Pipette dar.

Desinfizierende und adstringierende Augensalben wirken keimabtötend sowie entzündungs- und sekretionshemmend bei entzündlichen Erkrankungen des vorderen Augenabschnittes (Lider, Bindehaut und Hornhaut) sowie oberflächlichen Infektionen (z. B. Gerstenkorn: Noviform AS, Irgamid AS).

Medikamente gegen Allergie

Allergie ist die abnorme Überempfindlichkeitsreaktion des Immunsystems auf Substanzen, die nur von bestimmten Personen („Allergikern") als „fremd" empfunden werden. Diese Stoffe z. B. Pollen, Erdbeeren, Medikamente, aber auch Konservierungsstoffe werden als „Allergene" oder auch als „Antigene" bezeichnet, da sie eine „Antigen-Antikörperreaktion" auslösen: *lokal* z. B. Lid-Bindehautschwellung (Abb. 32, S. 28), *allgemein* z. B. Nesselsucht (Urtikaria).

Der enorme Anstieg der Allergie an Bindehaut und Lidern (Tab. 3, S. 32) hat entsprechende Medikamente entwickeln lassen: Allergopos, durachroman, Opticrom, Naaxia, Spectramedryn, Vistosan, Vividrin u. a.

Lokalanästhesierende Medikamente

Zur Anästhesie von Hornhaut, Bindehaut, zur Untersuchung oder Behandlung (Augendruckmessung, Einsetzen von Kontaktgläsern, diasklerale Durchleuchtung, Entfernung von Fremdkörpern, Bindehautnaht) eignen sich: Procain, Lidocain (Xylocain), Proxymetacain (Kerakain), Novesin (0,4%). Cocain (2-, 4- bis 10%ig) wird nur bei operativen Eingriffen verwendet. – Längerer Gebrauch eines schmerzbetäubenden Mittels trocknet das Hornhautepithel aus und führt zu schweren Schäden.

Keinesfalls darf ein schmerzbetäubendes Mittel am Auge lokal während längerer Zeit verabreicht werden, da es durch Austrocknung des Hornhautepithels zu schweren Hornhautschäden führen kann. In der Hand des Unwissenden und bei kritikloser Anwendung können diese sonst sehr nützlichen schmerzbetäubenden Medikamente schweren Schaden anrichten.

Sulfonamide und Antibiotika

Sulfonamidhaltige Präparate sind wirksam bei grampositiven *und* gramnegativen Erregern der *bakteriellen* Konjunktivitis. Keine Superinfektion mit Pilzen; z. B. Aristamidaugentropfen, Gantrisinaugentropfen, Irgamid oder Sulfacetamid-Liquifilm (Sulfableph).

Antibiotika: Nur bei *dringender* Indikation. Lokal angewandt werden Efflumidex, Rifamycin, Aquamycetin, Ecolicin und Dexamethason. Oleomycetin, Aureomycinaugensalbe, Leukomycinaugensalbe und -tropfen oder Kanamytrexaugentropfen und -salbe, Refobacin AT, AS sowie Tobramaxin AT, AS, um nur einige Medikamente zu nennen. Den breitesten Wirkungsspiegel haben derzeit Gentamicin enthaltende Präparate.

Antibiotika finden bei besonders schweren und hartnäckigen Infektionen Anwendung oder bei durchbohrenden Augenverletzungen und als Infektionsschutz vor dem Eingriff.

Antimykotika und Virostatika

Antimykotika (Mykostatika). 3 pilzwirksame Substanzen: Nystatin spezifisch gegen Candida-Infektion. Die auch augenverträgliche Hautsalbe Moronal 1% (100 000 E) oder Nystatinpulver mit physiologischer Kochsalzlösung auf 1 : 10 verdünnt als Augentropfen. *Natamycin* (Pimarizin) gegen Aspergillosen (Schimmelpilz), Candida albicans (Hefepilz) als Pima-Biciron-Augensalbe 1%. *Amphotericin B* gegen Schimmel- und Hefepilze sowie Histoplasmose. Die Substanz (50 mg) in Durchstechampulle mit Dextrose 5% auf 1 : 10 verdünnt als Augentropfen. *Virostatika.* Gegen Viruskeratitiden (Herpes-simplex-Virus 1): Keratitis dendritica, Keratitis metaherpetica, Keratitis disciformis, Zoster-Keratitis: 6 Handelsformen als Augentropfen und -salben: Idoxyuridin (IDU), Ethyl-Desoxyuridin (ÄDU), Trifluridin (TFT), Vidarabin als Augensalbe, Tromantadin (Viru-Merz) AT und Zovirax (Aciclovir) als Augensalbe.

Gefäßverengende Mittel

Sie dienen häufig als Zusatz bei der Behandlung einfacher entzündlicher Erkrankungen des vorderen Augenabschnittes. Es handelt sich um handelsübliche Präparate: wie z. B. Zetryzolin (Yxin), Ophthalmin, Antistin-Privin, Otriven, Visadron. Diese Mittel besitzen neben der gefäßverengenden Wirkung eine schleimhautabschwellende Komponente, die sich günstig bei allergischen Entzündungen auswirkt. Bei langfristiger Anwendung nimmt die Wirkung ab.

Gefäßerweiternde und resorptionsfördernde Medikamente

Sie werden angewandt zur Durchblutungsverbesserung, z. B. nach Verätzung und bei degenerativen Hornhauterkrankungen. Hier sind zu nennen z. B. die 10%ige Priscolaugensalbe und -tropfen sowie Ophtosol AT.

Pupillenerweiternde Mittel (Mydriatika)

Mehrere Stunden anhaltend: Mydriaticum „Roche“, Neosynephrine, Homatropin, Ophtomydrol. Mehrere Tage anhaltend: Atropin und Scopolamin; diese lähmen, ebenso wie auch in geringerem Maße das Homatropin, die Akkommodation.

Die sog. *„Sprengspritze“* dient als subkonjunktivale Injektion zur „Sprengung“ von frischen Verklebungen der Regenbogenhaut mit der Linsenkapsel und zur Pupillenerweiterung. Sie besteht aus: 0,2 ml Atropin 1%ig; 0,2 ml Adrenalin 1 : 1000; 0,2 ml Cocain 4%ig.

Pupillenerweiternde Medikamente benötigt man zur Untersuchung der Linse, des Glaskörpers und des Augenhintergrundes.

Zur objektiven Refraktionsbestimmung (Skiaskopie, Refraktometrie) bei Kindern, zur Ruhigstellung bei Entzündungen der Regenbogenhaut und bei Netzhautablösungen werden pupillenerweiternde Mittel benutzt, die gleichzeitig die Akkommodation lähmen, wie Atropin 1%ig, Atropin ½ in der Ophtiole (Casuspackung) oder das kurzfristig wirkende Cyclopentolat. Der Arzt wird jeweils entscheiden, ob ein kurz- oder langanhaltendes pupillenerweiterndes Medikament notwendig ist. Pupillenerweiternde Mittel dürfen nur vom Augenarzt verordnet werden. Bei älteren Patienten mit engem Kammerwinkel (vgl. S. 68) kann durch ihre falsche Anwendung (Pupillenerweiterung) ein Glaukomanfall ausgelöst werden (Gefahr der Erblindung).

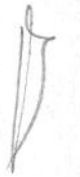

Pupillenverengende Mittel (Miotika)

Hierzu zählen Pilocarpin, meist als 1- bis 2%ige wäßrige Lösung, Borocarpin, das im allgemeinen besser verträglich ist, Isoptopilocarpin, Pilocarpol als ölige Lösung, 1- bis 2%ig sowie Physostigmin (Eserin) und Ersatzpräparate, z. B. Carbachol, Glaucotat und Acetylcholinum Ophthalmicum. Mintacol, DFP und Tosmilen, die sog. starken Miotika, besitzen intensive Nebenwirkungen allgemeiner Art, weshalb sie kaum noch angewendet werden.

Die pupillenverengenden Pharmaka finden ihre Anwendung vorwiegend in der Behandlung des *Glaukoms.* Kombinationstropfen, die zwar den Augeninnendruck senken, jedoch durch ihren Adrenalingehalt die störende Pupillenverengung abschwächen, sind u. a. das Piladren und das Glaucadrin. Zu den augeninnendrucksenkenden, die Pupille aber nicht verengenden Mitteln gehört das Isoglaucon, das, in den Bindehautsack gegeben, jedoch gleichzeitig den Blutdruck senkt. Ein neueres Präparat, der Betablocker Timolol, senkt den Druck durch Verminderung der Kammerwasserproduktion und ist ohne Nebenwirkungen auf Pupille, Akkommodation oder Allgemeinbefinden. Vorbeugend zu achten ist auf Asthma oder Rhythmusstörungen des Herzens mit niedriger Pulszahl. Weitere Betablocker sind Pindolol; Betamann, Befunolol, Betaxolol, Metipranolol, Levobunolol u. a.

Entzündungshemmende Mittel (Corticosteroide)

Hier finden corticosteroidhaltige Augentropfen und -salben ihre Anwendung. Sie sind bei allergischen Entzündungen der vorderen Augenabschnitte (Lider, Bindehaut, Lederhaut, Hornhaut und Regenbogenhaut) indiziert. Bei falscher Anwendung richten sie jedoch großen Schaden an, der u. a. zum Verlust des Auges führen kann. Bei Hornhautverletzungen bzw. Entzündungen der Hornhautoberfläche kann es z. B. neben der Verlangsamung der bindegewebigen Wundheilung und Aufbauhemmung zur Aktivierung von *Viren* (Herpesvirus) und zu Pilzwachstum kommen (Durchbruchgefahr der Hornhaut!). Augendrucksteigerung *(Cortisonglaukom)* kann nach mehrwöchiger Anwendung vorkommen. Cortisonpräparate bzw. Kombinationspräparate mit Antibiotika gehören daher in die Hand des Arztes.

Tränenersatzflüssigkeiten („Trockenes Auge")

Nach *Marquart* leidet heute nahezu jeder dritte, nicht nur ältere Patient, am trockenen Auge (*Sjögren-Syndrom,* siehe S. 24 und 49). Die Sekretion der Tränenflüssigkeit (Film) ist zumeist in allen 3 Schichten (Fettschicht, wässerige und Schleimschicht) vermindert. Quantitativer Nachweis: *Schirmer*-Probe (Abb. 134, S. 135). Qualitativer Nachweis: *Tränenaufreißzeit* (S. 23 und 135). Der reduzierte, sich zwischen den Lidschlägen erneuernde Tränenfilm benetzt die Hornhaut nicht mehr intensiv und lange genug. Folge: Die Hornhaut trocknet aus. Die Bindehaut wird rauh. Fremdkörpergefühl wie bei Bindehautentzündung (Fehldiagnose!).

Ursachen. Umweltschadstoffe, auch Zigarettenrauch, Medikamente (abschwellende Augentropfen, Psychopharmaka, Schlafmittel, zu hoch dosierte Antibabypille).

Zum Ausgleich der Hornhaut-Benetzungsstörung gibt es zahlreiche Tränenersatz-Augentropfen. Diese sind jedoch nur nach ärztlicher Verordnung und laufender Kontrolle anzuwenden. Keine Verordnung nur vorübergehend abschwellende Augentropfen, die zunächst lindern, bei längerem Gebrauch die Austrocknung begünstigen.

Aufbewahrung der Medikamente

Die Aufbewahrung der Augentropfen geschieht am besten in der Originalpackung. Beim Verbrauch größerer Mengen, in Kliniken, empfiehlt es sich, die preisgünstigeren Tropfen vom Apotheker steril anfertigen zu lassen. Sie werden dann in braunen, hohen, durch einen Korken verschlossenen Flaschen geliefert. Die jeweils benötigte Menge füllt man unter sterilen Bedingungen in die keimfreien beschrifteten Strohscheinfläschchen um. Zu beachten ist, daß der Inhalt einmal geöffneter Fläschchen, Tuben oder Salbentöpfe bald verbraucht werden muß, da Augentropfen und -salben nur begrenzt haltbar bzw. wirksam sind. Die vom Apotheker gefertigten Tropfen werden in länglichen Standgefäßen, die durch eine Tropfpipette mit Gummihütchen verschlossen sind, aufbewahrt. Die Strohscheinfläschchen werden vor ihrer Verwendung gesäubert, mit Aqua dest. ausgespült und im Trockensterilisator sterilisiert. Die Gummihütchen sterilisiert man im Dampfsterilisator.

Salbenstäbchen sind nur in sterilem Zustand in die Salbentöpfchen zu stecken. Das mit der Hand berührte Ende darf weder in die Salbenkruke noch ins Auge kommen. Salben aus Tuben werden zweckmäßigerweise erst auf ein Glasstäbchen gedrückt, es sei denn, die Salbe findet nur bei ein und demselben Patienten Anwendung.

Bei stationärer Behandlung verhindert man eine Ausbreitung von Infektionen, indem der infizierte Patient sein eigenes Augentropfenfläschchen und seine eigene Salbentube erhält.

Anwendung von Augentropfen

Die Krankenschwester hat streng darauf zu achten, daß ein Verwechseln von Medikamenten für das Auge ausgeschlossen ist. Falsch angewandte Medikamente können am Auge zu katastrophalen Folgen führen, besonders wenn pupillenverengende mit pupillenerweiternden Mitteln verwechselt werden. Ebenso muß es für die Schwester oberstes Gebot sein, bei der Aufbewahrung für Sauberkeit und Keimfreiheit zu sorgen. Ganz allgemein ist zu sagen, daß wäßrige Lösungen eine kürzere Sterilitätsdauer haben als ölige und als Salben.

Augentropfen sollten beim Einträufeln körperwarm sein. Im Zimmer aufbewahrte Tropfen haben eine Temperatur von 18 °C. Das Auge im vorderen äußeren Abschnitt, d. h. Bindehaut-Hornhaut, hat eine solche von 36 °C. Deshalb werden Tropfen bei Zimmertemperatur stets als unangenehm kalt empfunden. Die Folge ist ein reflexartiges Zukneifen beider Augen. Dies kann bei Augenverletzungen oder nach Operationen schwerwiegende Folgen haben (Sprengung der Wunde mit Abfließen des Kammerwassers, Herauspressen des Augeninhaltes, z. B. der Regenbogenhaut oder des Glaskörpers). Es empfiehlt sich, das Tropffläschchen auf Körpertemperatur anzuwärmen. Dies geschieht durch Eintauchen in warmes Wasser, zu Hause durch Anwärmen in der Hand. Visitenwagen nicht in den *kalten* Flur!

Technik des Einträufelns

Beim Einträufeln von Augentropfen neigt der Patient den Kopf leicht nach hinten. Mit dem Zeigefinger der linken Hand wird das Unterlid *nahe* dem Wimpernrand (Abb. 188 u. 189) ein wenig nach unten gezogen. Der angewärmte Tropfen wird nunmehr vorsichtig mit der Pipette oder aus der Ophtiole auf die Karunkel aufgeträufelt. Die Karunkel sitzt im inneren Lidwinkel (vgl. Abb. 6b), sie hat hautartigen Charakter und ist daher für Temperaturunterschiede nicht so empfindlich wie die Bindehaut oder die extrem berührungsempfindliche Hornhaut. Von der Karunkel rollt der Tropfen in die untere Übergangsfalte. Man fordert dann den Patienten auf, die Augen nicht sofort zu schließen, und hält das Unterlid noch 10–20 Sekunden leicht abgezogen. Im Gegensatz zum Kind kann – wenn erforderlich – beim Erwachsenen sofort anschließend auch das zweite Auge getropft werden. Salbenanwendung siehe Abb. 190–193.

Weiter sollte man sorgfältig darauf achten, daß weder Medikament, z. B. Atropin, noch infizierte Tränenflüssigkeit vom kranken Auge in das gesunde Auge gelangt. Mit der Pipette dürfen weder das Auge noch die umgebende Lidhaut oder die Wimpern(!) berührt werden. Geschieht das versehentlich doch, muß man die Pipette ablegen und später sterilisieren.

Werden Wimpern, Bindehaut oder gar Hornhaut mit der Pipette berührt, besteht neben der Gefahr der Verunreinigung von Pipette und Tropflösungen und der damit späteren Keimübertragung auf

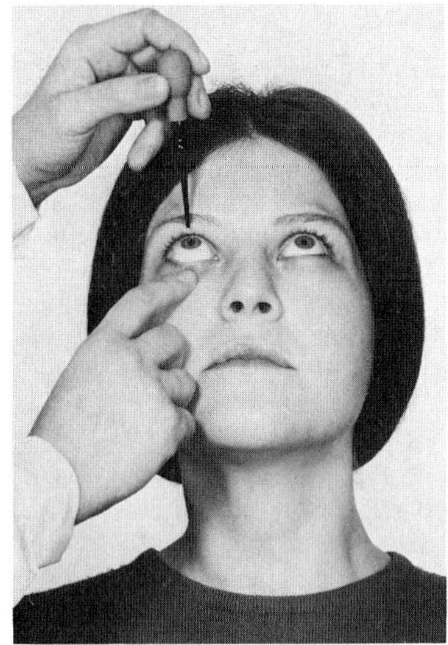

Abb. 188

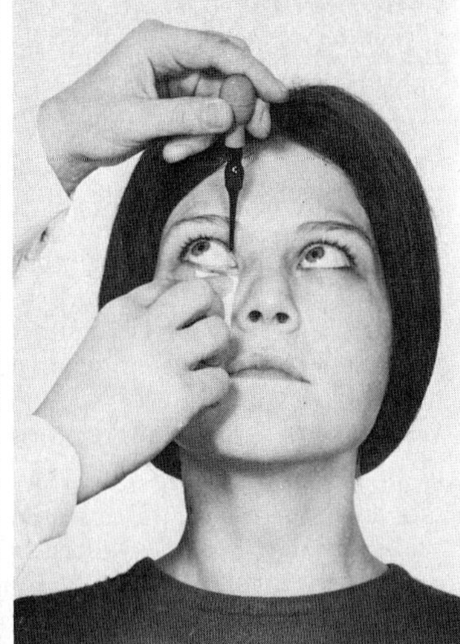

Abb. 189

Abb. 188 *Falsches* Eintropfen (leider die Regel) von Augentropfen mit der Tropfpipette. Die kalten, oft als „brennend" empfundenen Augentropfen kommen direkt auf die empfindliche Hornhaut

Abb. 189 *Richtiges* Eintropfen von Augentropfen (Blick nach oben und außen!): Die körperwarm angewärmten Augentropfen kommen zuerst mit der hautartigen Karunkel in Berührung, laufen in den unteren Bindehautsack, wo sie sich mit der Tränenflüssigkeit mischen, und kommen erst nach längerer Verweildauer durch den Lidschlag mit der Hornhaut in Berührung

andere Patienten die Möglichkeit der Hornhautabschürfung, vor allem bei beschädigten Pinzettenspitzen.

Kindern werden die Augentropfen am besten liegend eingetropft; auch wenn bei geschlossenen Lidern in den inneren Lidwinkel getropft wird, gelangen die Tropfen zumeist beim anschließend spontanen Öffnen des Lides in den Bindehautsack.

In der Regel kann man bei Kindern zunächst nur *ein* Auge tropfen. Die sofort eintretende Abwehrbewegung, d.h. das krampfartige Zukneifen der Lider mit Wegdrehen des Kopfes, verhindert das Tropfen des zweiten Auges. Erst nach einer Pause von etwa 5 Minuten gelingt es, durch Ablenken oder mit Hilfe geeigneten Zuredens (je nach Alter) das Kind erneut zu überlisten und das zweite Auge zu tropfen.

Anwendung von Augensalben

Bei der wiederholten Behandlung ein und desselben Patienten können die Salben direkt aus der Tube in den unteren Bindehautsack eingestrichen werden. Beim Gebrauch für mehrere Patienten geschieht dies mit Hilfe eines Glasstäbchens, das einem sterilen Behälter entnommen wird. Salben haften am längsten und gewährleisten eine anhaltende intensive Wirkung der Medikamente, die in besonders feiner Salbengrundlage enthalten sind. Deshalb werden Salben entweder bei Verbandbehandlung oder *abends* vor dem Schlafengehen angewandt. Dadurch entfällt bei Berufstätigen die tagsüber störende Trübung des Sehens durch den Salbenfilm auf der Hornhaut.

Technik des Einstreichens von Augensalben (Abb. 190–193)

Der Patient blickt nach oben, das Unterlid wird *nahe* dem Wimpernansatz leicht abgezogen. Das sterile Glasstäbchen, mit der etwa linsengroßen Menge Salbe behaftet, wird horizontal in die untere Übergangsfalte eingelegt. Daraufhin schließt der Patient, ohne dabei zu kneifen, bei noch abgezogenem Unterlid das Auge, und das Glasstäbchen wird nach schläfenwärts aus dem sich jetzt erst schließenden Bindehautsack wieder herausgezogen. Wenn Salbentuben mit konischem Ansatz für mehrere Patienten benutzt werden, ist die Möglich-

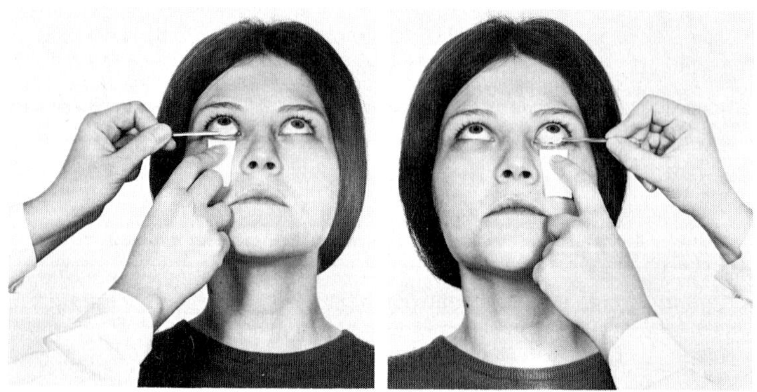

Abb. 190 Abb. 191

Abb. 190 Einstreichen von Augensalbe mit Glasstäbchen in das rechte Auge. Der Patient blickt nach oben, während die Augensalbe in das rechte Auge mit der linken Hand nach leichtem Abziehen des Unterlides eingestrichen wird

Abb. 191 Die Augensalbe wird am linken Auge mit der rechten Hand, nach leichtem Abziehen des Unterlides, in den unteren Bindehautsack von nasenwärts nach schläfenwärts eingestrichen

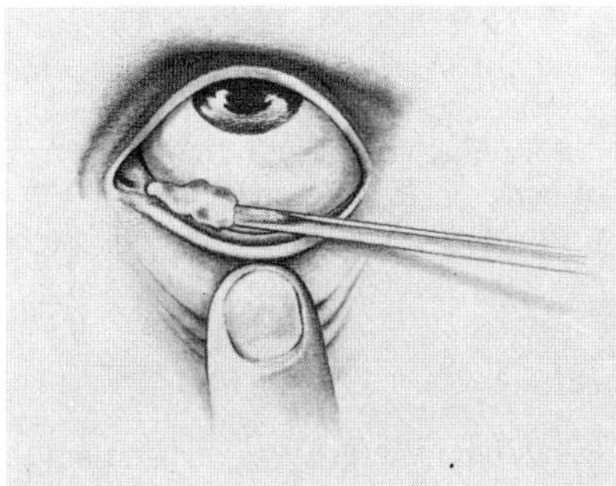

Abb. 192

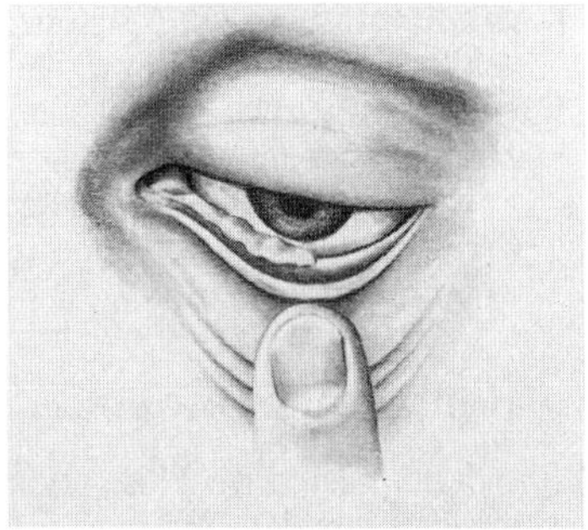

Abb. 193

Abb. 192 Um zu vermeiden, daß die in die untere Übergangsfalte eingestrichene Salbe beim gleichzeitigen Schließen der Lider herausgepreßt wird, empfiehlt sich *zweizeitiges* Vorgehen. Beim Blick nach oben wird nach leichtem Abziehen des Unterlides nahe dem Wimpernrand die Salbe in den unteren Bindehautsack eingestrichen

Abb. 193 Nach der Aufforderung an den Patienten, das Auge zu schließen, wird das Unterlid noch weiterhin leicht abgezogen gehalten, damit die Salbe sich gleichmäßig im Bindehautsack verteilen kann, wodurch das Auspressen derselben verhindert wird

keit der Keimübertragung gegeben. In solchen Fällen ist es besser, die Salbe auf sterile Glasstäbchen zum Einstreichen aufzutragen.

Augenverband

Ein Augenverband ist derart anzulegen, daß er das kranke Auge schützt, wärmt und ruhigstellt, d. h., daß auch die Lidbewegung verhindert wird. Da immer beide Augen gleichzeitig bewegt werden, ist die völlige Ruhigstellung auch eines Auges nur möglich, wenn man beide Augen mit je einem Verband verschlossen hält. Ein einseitiger Augenverband heißt „Monokulus", ein doppelseitiger „Binokulus" (Abb. 194 u. 195).

Nach Operationen oder bei Gesichtswunden wird zweckmäßigerweise, um das Verkleben mit dem Verband zu vermeiden, zuerst ein Salbenläppchen über das geschlossene Lid ausgebreitet und sodann der eigentliche Verband darüber gelegt.

Schwarze Augenklappe

Sie ist der bekannteste und bei der Bevölkerung beliebteste Augenverband. Dieser Verband besteht entweder aus fester, harter, mit schwarzem Stoff bezogener Pappe, oder aber nur aus doppelt gelegtem schwarzem Stoff mit zwei Haltebändern. *Nachteil:* Zum einen ist eine solche Augenklappe schlecht sauberzuhalten, zum anderen werden die Haltebänder, um einen guten Sitz zu gewährleisten, meist so fest angezogen, daß es zu Striemenbildung im Kopfbereich kommt. *Vorteil:* Da kein Pflaster benötigt wird, ist die Haut geschont (Pflasterüberempfindlichkeit!).

Heftpflasterverband (Abb. 194–197)

Am häufigsten wird als Augenverband der Heftpflasterverband angewandt, zumal es heute hautschonende Pflaster gibt, die auch von Pflasterempfindlichen gut vertragen werden. Der Einfachheit halber

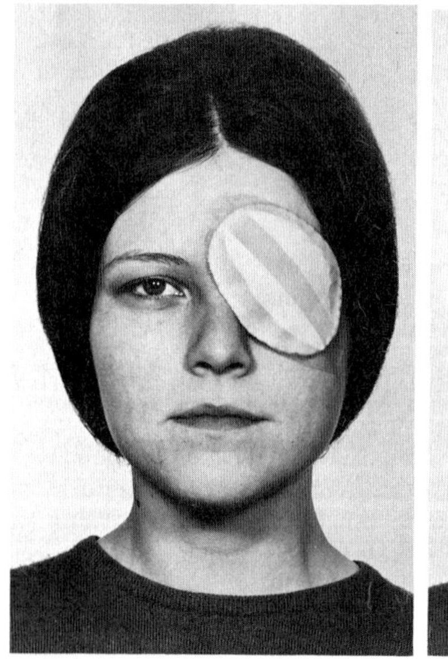

Abb. 194

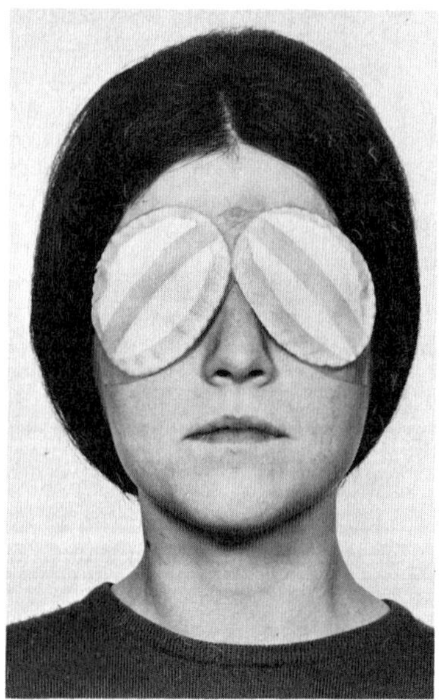

Abb. 195

Abb. 194 *Einseitiger* ovalärer Augenverband mit 3 hautschonenden Pflasterstreifen auf der Stirn und über dem Jochbein befestigt. Zuerst wird der mittlere Pflasterstreifen über die Längsachse des ovalären Augenverbandes mit Fixierung auf der Stirn und über dem Jochbein gelegt. Anschließend werden die *beiden* äußeren Streifen halbbogenförmig über den freien Rand des Verbandes gelegt und an Stirn und Jochbein über dem zuerst geklebten Pflasterstreifen fixiert

Abb. 195 *Doppelseitiger* ovalärer Augenverband

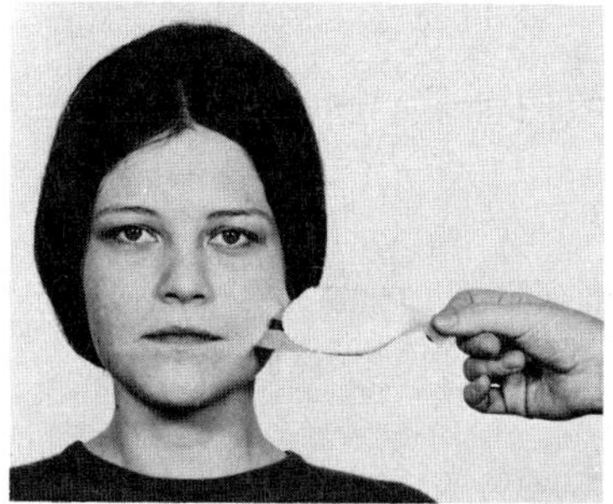

Abb. 196

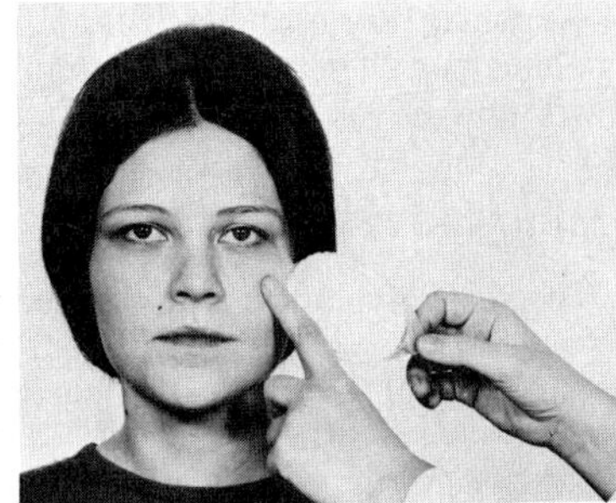

Abb. 197

Abb. 196 *Falsches Abziehen* des falsch geklebten Verbandes: Die lose Haut über der Wange haftet an 2 Pflasterstreifen und wird schmerzhaft mit abgezogen, was den Patienten zum Zukneifen des operierten Auges veranlassen kann

Abb. 197 *Richtiges Abnehmen* eines richtig angelegten Verbandes. Um das Mit-Abziehen der Haut zu vermeiden, wird mit der einen Hand die Haut nahe den 3 übereinander geklebten Pflasterstreifen auf ihre Unterlage gedrückt, während man mit der anderen Hand den Verband behutsam löst

werden von der Krankenschwester mit einer Verbandsschere (vgl. Abb. 198) bereits zugeschnittene Pflasterstreifen am Verbandswagen oder auf einem dafür vorgesehenen Brettchen bereitgelegt. Der Augenverband besteht aus ovalär zugeschnittenem Verbandsmull und eingelegter weicher Augenwatte, die dem Verbandsmull ein kissenartiges Aussehen verleiht. Über diesen Verband kommen 3 Pflasterstreifen eines hautschonenden Pflasters. Bei doppelseitigem Verband wird das operierte Auge zuerst verschlossen, damit man die Streifen des nicht operierten Auges zuerst oder auch allein öffnen kann (z. B. bei

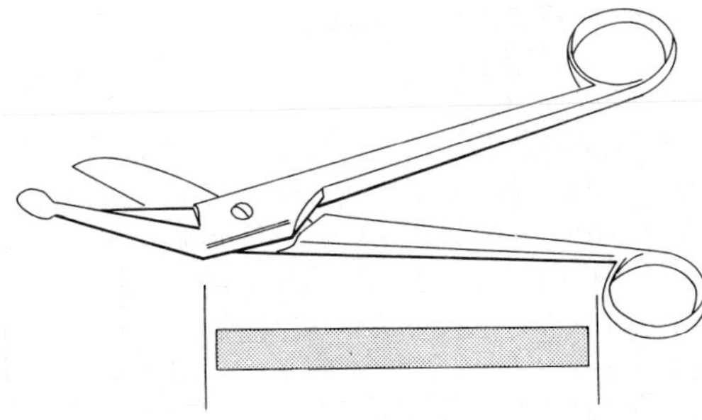

Abb. 198 Große Verbandschere, die gleichzeitig zur Abmessung des Pflasterstreifens bei der Anlegung eines Augenverbandes dient. Der eingezeichnete Streifen zeigt die erforderliche Länge zur Befestigung des ovalären Verbandes auf Stirn und Wangenknochen

Verwirrtheitszuständen), ohne den Verband des operierten Auges abnehmen zu müssen. Den einseitigen Augenverband bezeichnet man, wie bereits erwähnt, als Monokulus, den doppelseitigen als Binokulus.

Uhrglasverband (Abb. 199)

Ist ein Lidschluß unmöglich, sei es infolge Lähmung der Lidschlußmuskulatur oder durch Narbenzug, verordnet der Arzt einen „Uhrglasverband", der wie eine feuchte Kammer wirkt. Die Hornhaut des Auges wird normalerweise durch den Lidschlag feucht gehalten. Fehlt dieser, kommt es bald zur Hornhautaustrocknung und zur Geschwürsbildung.

Ein sehr großes, durchsichtiges uhrglasförmiges Plexiglas, das dem Rand der Augenhöhle aufliegen muß, wird mit einem Heftpflasterstreifen, der so breit ist, daß er nach allen Seiten über die Ränder des Uhrglases hinausreicht, befestigt. Es gibt auch fertige Uhrglasverbände, die man nur aufzukleben braucht.

Der Uhrglasverband wird auch gelegentlich an ein gesundes Auge angelegt, um es vor einer Infektion vom anderen Auge her zu schützen. Außerdem ermöglicht dieser durchsichtige Verband dem Patien-

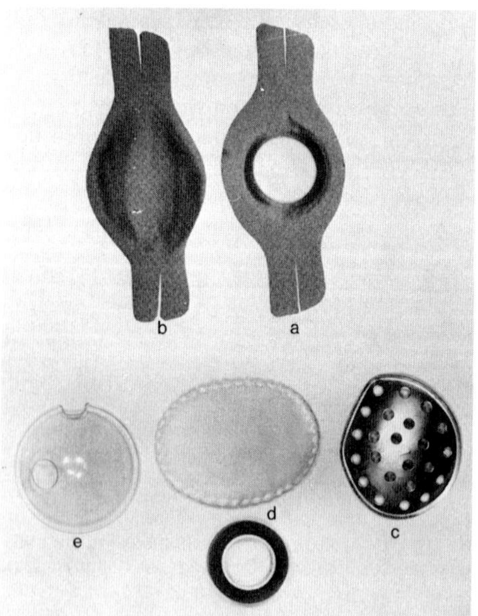

Abb.199 a bis e Spezielle Augenverbände
a) Fertiger Uhrglasverband
b) Okklusionsverband nach Engelbrecht, findet meist Anwendung in der Schielbehandlung
c) Lochklappe als Schutz vor Stoß nach augenärztlichen Operationen
d) Ovalärer Augenverband (Standardausführung) mit darunter liegender hautschonender Heftpflasterrolle
e) Halbkugeliges Kunststoffglas mit runder Tropföffnung bei 12 Uhr zum Anfertigen eines Uhrglasverbandes

ten den Ausblick, dem Arzt den Einblick in das Auge, ohne daß der Verband abgenommen zu werden braucht.

Leichtmetallklappe

Soll das Auge vor Stoß gesichert werden, z. B. bei unruhigen Patienten oder Kindern, so wird eine Leichtmetallklappe über dem Verband befestigt. Ist ein fest abschließender Verband nicht oder nicht mehr erforderlich, kann diese Leichtmetallklappe ohne Einlage über dem Auge mit Heftpflasterstreifen als Schutzkappe fixiert werden.

Druckverband

Dieser nur selten angewandte Verband soll Nachblutungen vermeiden (z. B. nach Enukleation, Eviszeration). Über den ovalären Augenverband legt man mit einer elastischen Binde einen festen Halfter-Kopfverband (Kapistrum) an.

Lindner-Lochbrille

Sollen beide Augen ruhiggestellt werden, ohne daß ein Verband erforderlich ist, erhält der Patient eine Lochbrille (Abb. 200 u. 201), die nur den Blick geradeaus ermöglicht. Sie enthält nur ein ganz kleines Loch, durch das Licht eindringen und der Patient hindurchsehen kann, ohne daß er dabei seine Augen bewegt. Dadurch werden seitliche Blickbewegungen ausgeschaltet, die z. B. bei Netzhautablösung schädlich sind.

Anwendung von Augenbädern

Das Augenbadewännchen wird mit einer vom Arzt verordneten stark verdünnten Lösung gefüllt. Der Patient neigt sich vornüber und drückt das geschlossene Auge wie einen Deckel von oben auf die Augenbadewanne. Nunmehr richtet der Patient sich auf, legt den Kopf nach hinten und öffnet das Auge unter der Wanne, so daß es von der Lösung benetzt wird. Die Dauer eines Augenbades beträgt 5 Minuten.

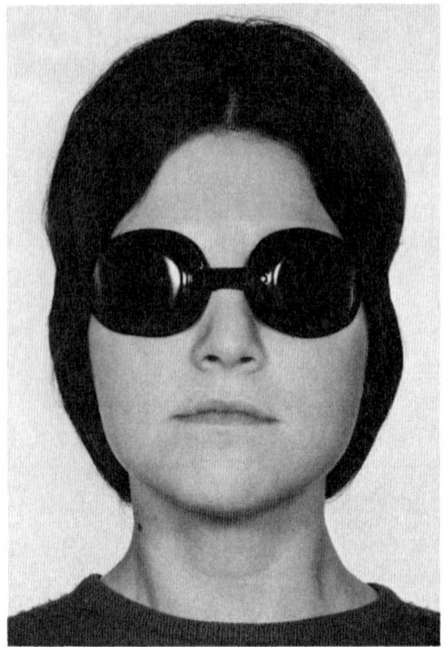

Abb. 200

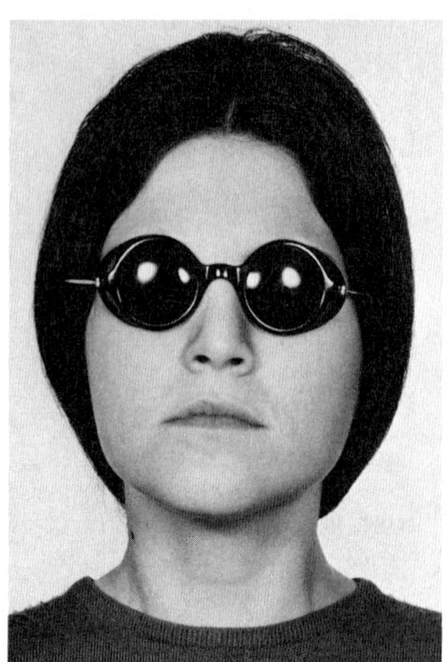

Abb. 201

Abb. 200 Lochbrille mit Bandbefestigung. Sie dient zur Ruhigstellung beider Augen, ohne daß der Patient die Orientierung verliert. Die Sehachsen werden auf die kleinen Löcher eingestellt. Um Druckstellen der Bügel beim liegenden Patienten zu vermeiden, ist die Brille mit Bändern am Hinterkopf befestigt

Abb. 201 Lochbrille mit festem Steg und Bügel für nicht bettlägerige Patienten. Licht kann eindringen, ohne daß es blendet

Örtliche physikalische Behandlung

Wärmeanwendung

1. Wärmestrahlung durch die Solluxlampe. Die Lampe wird in einem Abstand von 20 cm vor dem *geschlossenen* Auge aufgestellt; die Behandlung dauert 20–30 Minuten.
2. Erwärmung des Auges durch das elektrische Heizkissen (Abb. 202 u. 203). Dieses wird dem Auge über einer Mullzwischenlage aufgelegt. Es kommt nur mäßige Wärme zur Anwendung (Heizkissenstromstärke 2 bei einer Behandlungsdauer von 20–30 Minuten). Die Wärmeanwendung wird oft nach Einstreichen von Salbe verordnet, da sie ein rasches Aufsaugen (Resorption) des Medikamentes bewirkt.

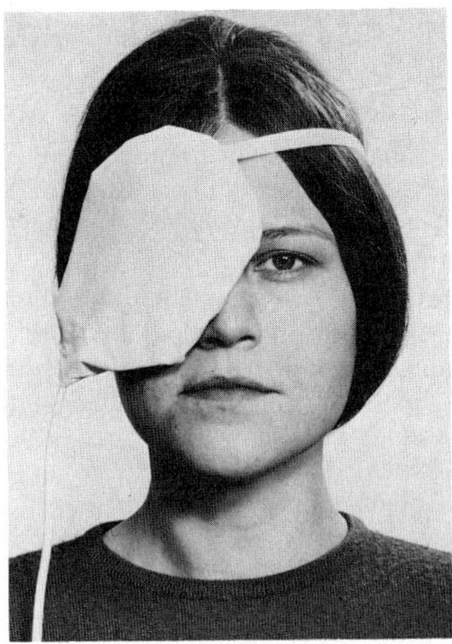

Abb. 202

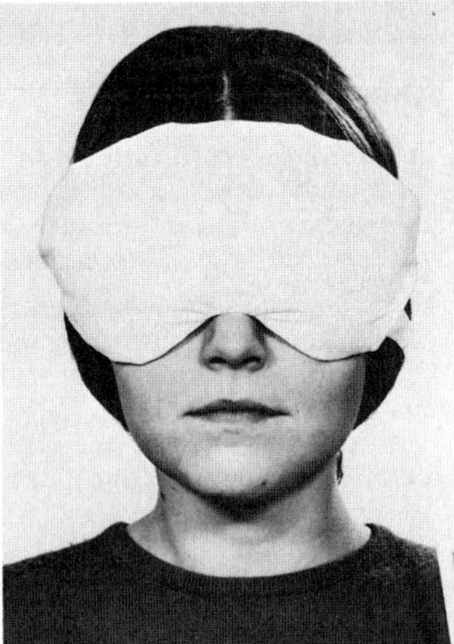

Abb. 203

Abb. 202 Monokulares Heizkissen zur Wärmeanwendung an einem Auge

Abb. 203 Binokulares Heizkissen zur Wärmeanwendung an beiden Augen

3. Diathermieanwendung (erfolgt nach Vorschrift).
4. Kauterisation (nur durch den Augenarzt). Am gebräuchlichsten ist die Anwendung des Passow-Kauters beim Herpes corneae oder beim Ulcus serpens.

Kälteanwendung

Sie erfolgt als Kryoverfahren beim Herpes corneae, in der Augenchirurgie zur Entfernung der getrübten Linse (Abb. 60c) und bei Netzhautoperationen (Kryokoagulation S. 88).

Strahlenbehandlung des Auges

Diese wird mit Kurzwellen (Gerstenkorn, Lidabszeß, Tränensackphlegmone), Röntgen- (Lidtumoren) und Radiumstrahlen (Netzhaut-, Aderhauttumoren) durchgeführt.

Spezielle Maßnahmen in der Augenheilkunde

Spülungen

In der *Notfallbehandlung* ist bei Verätzungen sofortiges Spülen des Bindehautsackes zur Verdünnung und Ausspülung der ätzenden Stoffe dringend erforderlich. Ziel der Behandlung ist die völlige Entfernung dieser Ätzstoffe aus dem gesamten Bindehautsack.

Die Spülung des Bindehautsackes geschieht in der Regel mit physiologischer Kochsalzlösung oder Isogutt-Augentropflösung im Spülbeutel. Die Lösung soll körperwarm sein und sich in einer Undine oder dem Spülbeutel befinden (Abb. 204). Zum Auffangen der Spülflüssigkeit hält der Patient selbst eine Nierenschale an Kinn und Wange. Zur Vermeidung von Flecken auf den Kleidungsstücken wird dem Verletzten zweckmäßigerweise ein Plastik- oder Gummiumhang übergelegt. Die Augenlider werden mit Lidhaltern geöffnet, so daß die angewärmte Spülflüssigkeit aus der Undine in den Bindehautsack und über

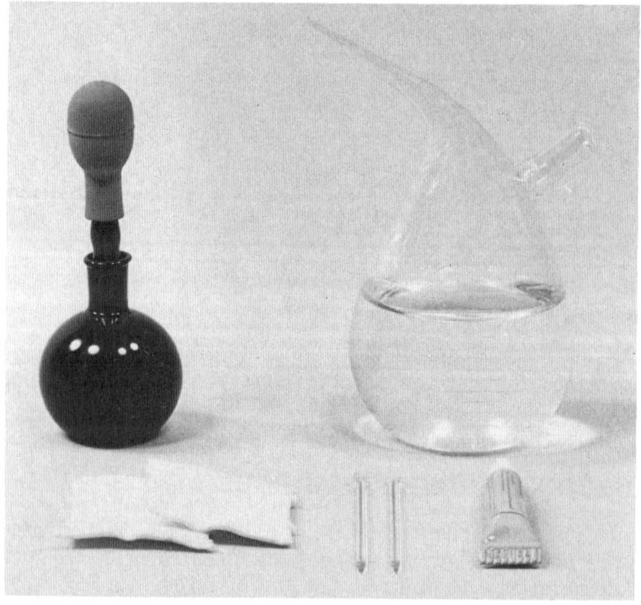

Abb. 204 Zur Sofortbehandlung von Verätzungen: schmerzlindernde Tropfen, Undine mit physiologischer Kochsalzlösung oder Isogutt-Lösung aus einem nicht abgebildeten Spülbeutel, Zellstofftupfer, Glasstäbchen, Augensalbe

den Augapfel läuft. Man ektropioniert die Lider einfach und doppelt (vgl. Abb. 131–133). Der Patient wird aufgefordert, bei der Spülung der oberen Übergangsfalte nach unten, bei der Spülung der unteren Übergangsfalte nach oben zu blicken (vgl. Abb. 123).

Festsitzende Partikelchen müssen mit einem angefeuchteten Wattetupfer oder Stieltupfer entfernt werden. Bei festerem Sitz oder großer Schmerzhaftigkeit ist es erlaubt, mehrere Tropfen eines lokalen Anästhetikums einzuträufeln.

Entfernung von Bindehaut-Fremdkörpern

Die in der *Bindehaut* befindlichen losen Fremdkörper können häufig von der Krankenschwester zur Linderung der Schmerzen bereits entfernt werden. Oft sind die Patienten in der Lage, Angaben über den Sitz des Schmerzes und damit des Fremdkörpers zu machen. Der Verletzte wird sodann aufgefordert, in die dem Fremdkörperschmerz entgegengesetzte Richtung zu blicken. Dadurch wird der Fremdkörper meist sichtbar. Bei Sitz unter dem Oberlid stülpt man die Innenseite des Oberlides nach außen. Der Patient blickt nach unten. Mit einem leicht angefeuchteten Stiltupfer kann der lose sitzende Fremdkörper (Abb. 30, S. 27) dann entfernt werden, und der Patient ist sofort beschwerdefrei. Schon staubkorngroße Körnchen können am Auge heftige Beschwerden verursachen, sofern sie auf der Hornhaut scheuern: Sie rufen Lidkrampf mit Tränen, Fremdkörpergefühl und Rötung der Bindehaut des Auges hervor.

Augenprothesen (Abb. 205–209)

Nach Verlust, Entfernung eines Augapfels oder nach Augapfelschrumpfung wird die kosmetische Entstellung durch das Einsetzen eines Glasauges behoben. Das Einsetzen und Herausnehmen der Augenprothese muß vom Patienten erlernt werden. Die Prothese wird angewärmt und angefeuchtet, das Oberlid leicht abgezogen; während der Kranke den Blick nach unten richtet, wird das Glasauge in die obere Übergangsfalte geschoben. Dann richtet der Patient den Blick nach oben, man zieht das Unterlid ab, und nun läßt sich die Prothese leicht über den unteren Lidrand in die untere Übergangsfalte einschieben. Beim Herausnehmen der Prothese hebt man das Oberlid mit der einen Hand etwas an, zieht mit der anderen Hand das Unterlid leicht ab, worauf sich das Glasauge meist durch leichten Druck auf das Oberlid herausschieben läßt. Noch einfacher läßt sich das Glasauge herausnehmen, wenn man von schläfenwärts her ein Glasstäbchen unter seinen unteren Rand schiebt und es so heraushebelt. Es ist

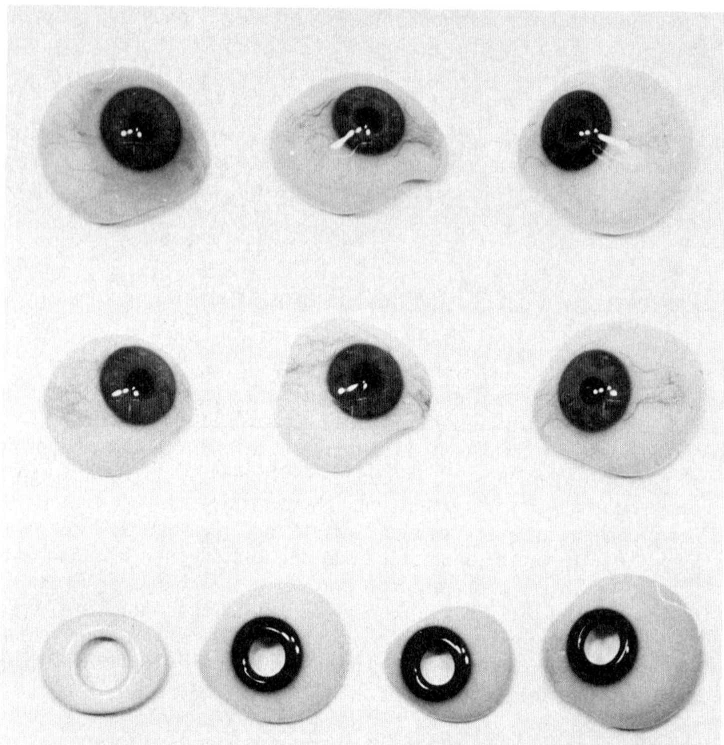

Abb. 205 Verschiedene Glasaugen: Die oberen 2 Reihen zeigen Augenvollprothesen. Diese künstlichen Augen sind dem natürlichen Auge in Farbe der Regenbogenhaut, Form und Bindehautgefäßzeichnung weitgehend angepaßt. Die untere Reihe zeigt Lochprothesen, die anstelle der Pupille ein Loch haben. Sie werden 5–7 Tage nach der Operation als Platzhalter in die Augenhöhle eingesetzt. Durch das Loch kommt Luft an die Wunde, was die Heilung beschleunigt

---

Abb. 208 Patient mit Augenprothese (rechts) ▶

Abb. 209 Herausnehmen der Augenprothese. Der Patient blickt nach oben. Das Unterlid wird leicht abgezogen. Mit dem unter die Prothese geschobenen Glasstäbchen wird das künstliche Auge herausgehoben. Der Patient hält gleichzeitig mit beiden Händen ein Tuch, damit bei etwaigem Herunterfallen die kostspielige Prothese aufgefangen wird ▶

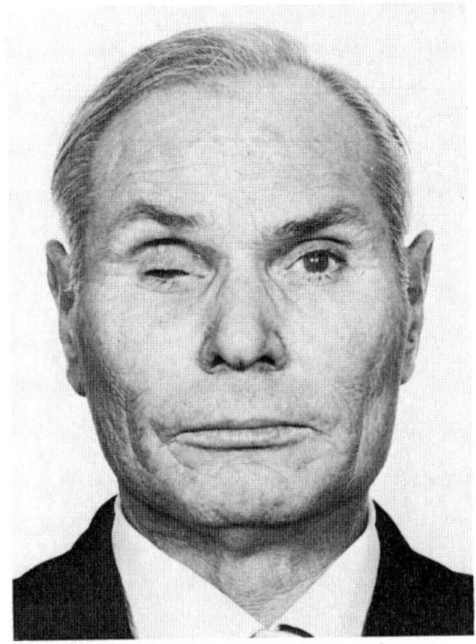

Abb. 206

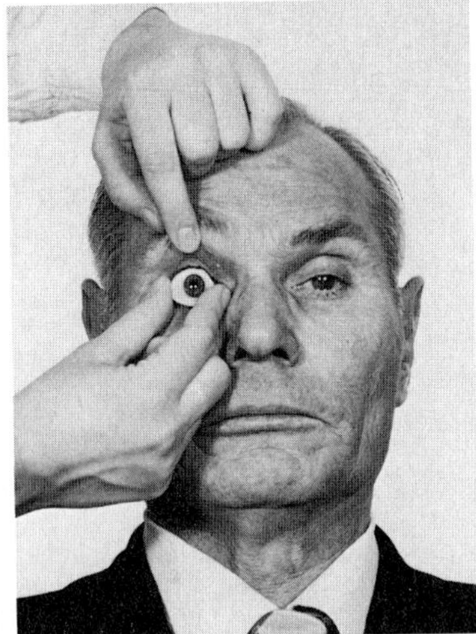

Abb. 207

Abb. 206 Patient ohne Augenprothese

Abb. 207 Einsetzen der Augenprothese. Die Prothese wird zwischen Daumen und Zeigefinger gefaßt, mit der anderen Hand wird das Oberlid abgezogen. Während der Patient nach unten sieht, wird die Prothese unter das Oberlid eingeführt. Anschließend sieht der Patient nach oben, und das Unterlid wird abgehoben, so daß die Prothese in den unteren Bindehautsack gleitet

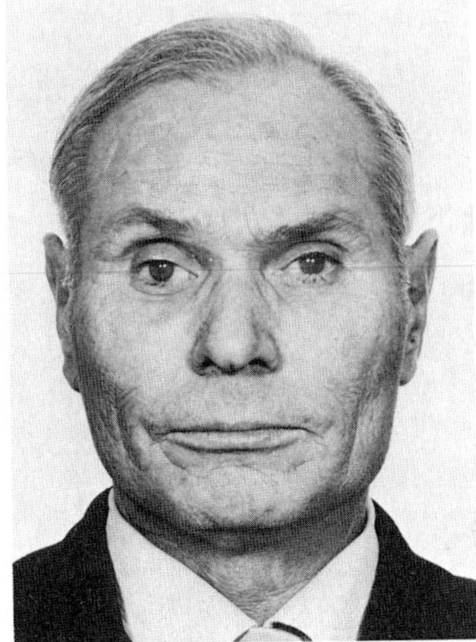

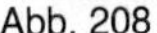

Abb. 208

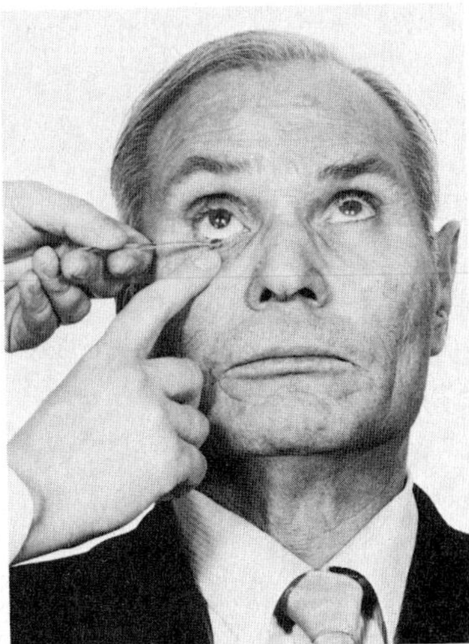

Abb. 209

zweckmäßig, beim Einsetzen und Herausnehmen der Prothese immer eine weiche Unterlage und ein Handtuch vorzulegen, damit das Glasauge nicht beschädigt wird, falls es aus der Hand gleiten sollte. Glasaugen müssen sehr vorsichtig behandelt werden, da ihre Oberfläche sonst rauh wird und Reizung des Bindehautsackes hervorruft. Täglich sind sie in lauwarmem Wasser zu reinigen und mit einem weichen Tuch abzutrocknen. Über Nacht werden sie, entsprechend der ärztlichen Anweisung, entweder trocken oder in desinfizierender Lösung aufbewahrt.

Augenärztliche Operationen

Operationsräume

Sie bilden eine abgegrenzte Einheit und bestehen aus Räumen mit gekachelten Wänden und fugenlosem Bodenbelag. In größeren Kliniken sorgt eine Klimaanlage für staubfreie, keimarme Frischluft. Warteräume für die Patienten der Krankenstation und der Narkosevorbereitungsraum sind dem Operationstrakt vorgelagert. Daneben finden sich Räume für die Händedesinfektion und der Sterilisationsraum. Operationsräume für Augenoperationen müssen verdunkelbar sein (z. B. bei Netzhautoperationen). Operationslampen sorgen für ein gut beleuchtetes Operationsfeld. Die Augenoperation verlangt von allen Beteiligten äußerste Konzentration, daher Vermeidung von Anrufen und Fragen, Gesprächen und unnötigen Geräuschen.

Desinfektion und Sterilisation

Die Oberflächendesinfektion der Operationsräume geschieht abends durch UV-Bestrahlung. Morgens wird der Operationssaal mit Bodenpflegemitteln gewischt, 1mal wöchentlich müssen die Wände des Operationssaales, die Operationstische und das gesamte Inventar mit Desinfektionsmitteln abgewaschen werden.

Händedesinfektion

Die Hände werden 5–10 Minuten lang mit Bürste und Seife unter fließendem Wasser bis zum Ellenbogengelenk gründlich gereinigt und in 70%igem Alkohol gewaschen. Nach Abschluß der Händedesinfektion darf kein unsteriler Gegenstand mehr berührt werden.

Ein neueres Verfahren der Händedesinfektion besteht darin, die Hände in stark desinfizierenden Lösungen (Rapidosept) zu waschen.

Manche Händedesinfektionsmittel (z. B. Rapidosept, Septikal, Sterillium) säumen und reinigen gleichzeitig, andere werden nach dem Waschen mit Seife angewandt. Bei konzentrierten Desinfektionsmitteln, die in Schüsseln aufbewahrt werden, ist zu beachten, daß die Lösungen regelmäßig und in richtiger Konzentration erneuert werden.

In diesen Lösungen sind die Hände mindestens 2 Minuten lang intensiv zu waschen. Besser bewähren sich jedoch Handspender.

Beispiel einer Händedesinfektion:

1. Mit warmem Wasser und Seife gründlich waschen, unter Benutzung einer Nagelbürste;
2. 14 ml Sterillium oder Desderman bis zum Ellenbogen verreiben. Ein Spritzer aus dem Handspender entspricht 1 ml. Bei einem Hebeldruck entleert sich also 1 ml Sterillium aus dem Handspender. Die zur Desinfektion notwendige Zeit beträgt ca. 5 Minuten.

Sterilisation der Instrumente (Abb. 210)

Das Operationsmikroskop wird, wie jeweils im Prospekt angegeben, mit einem Pinsel gesäubert.

Die einzelnen Operationsinstrumente werden nach den durchgeführten Operationen auf Sieben entsprechend der Operation (z. B. Schieloperation) geordnet und durchlaufen folgenden Arbeitsgang:

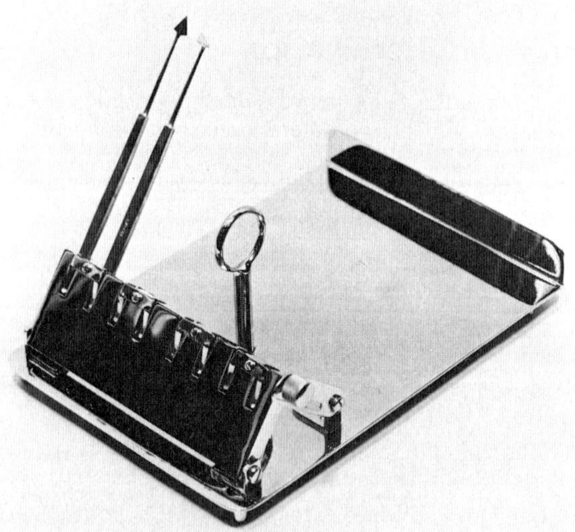

Abb. 210 Sterilisationsgestell für 8 Augeninstrumente. Hochgeklappt sind die Instrumente durch einen Federmechanismus gehalten und leicht herausnehmbar. Bei Nichtgebrauch liegen sie ohne die Unterlage zu berühren mit geschützter Schneidefläche auf dem Bänkchen

1. 3–6 Minuten in der Ultraschallanlage. Durch dieses Verfahren werden gröbere Verschmutzungen herausgeschüttelt. Scheren und Klemmen sind vorher zu öffnen. Schneidende Instrumente (Lanzen, Hockeymesser, Skalpelle usw.) beschallt man nicht, da sie durch dieses Verfahren unscharf werden; sie bedürfen einer anderen, später zu beschreibenden Behandlung.
2. Zur Vermeidung von Flecken, Eintauchen der Instrumente in Aqua dest.
3. Abtrocknen der Instrumente und Besichtigung unter dem Vergrößerungsglas (Speziallupe, Abb. 211), ob sie verbogen oder defekt bzw. schadhaft sind.
4. Nach Reinigung und Abtrocknung, 30–70 Minuten Sterilisation im Heißluftsterilisator bei 180 °C.

Hand- und Riesenmagnet sind zu waschen und bei Gebrauch mit einem sterilen Überzug zu versehen.

Lochtücher und Operationstücher werden

1. in einer Waschmaschine richtig gewaschen und gekocht,
2. gemangelt,
3. entsprechend in Falten gelegt,
4. in die gereinigte Trommel gepackt,
5. im Autoklaven sterilisiert, und zwar 20 Minuten lang bei 134 °C unter Druck bei 2,2 atü.

Starmesser, schneidende Instrumente, Skalpell usw. werden mit dem Instrumentenleder auf ihre Schärfe hin geprüft, ebenso *Wecker-Schere* und *Trepane*. Über alle schneidenden Instrumente muß genau Buch geführt werden, da sie bei entsprechend guter Pflege 12mal und öfter benutzt werden können. Anschließend werden sie zum Schleifen eingeschickt. Messer werden trocken sterilisiert, etwa 20 Minuten im Heißluftsterilisator (bis höchstens 160 °C). Diese Maßnahme erübrigt sich bei 1mal-Schneideinstrumenten (1 × Skalpelle u. a.), wie heute bevorzugt.

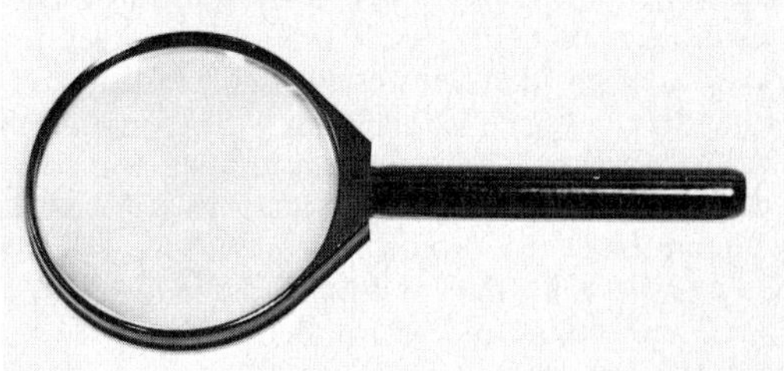

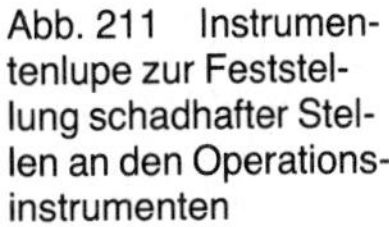

Abb. 211 Instrumentenlupe zur Feststellung schadhafter Stellen an den Operationsinstrumenten

Die empfindlichen schneidenden Instrumente werden auf das dafür vorgesehene Bänkchen gesteckt (vgl. Abb. 210) und so in den heißen Sterilisator kurz hineingestellt. Instrumentengruppe für bestimmte Operationen (z. B. Schieloperation) macht man in einer siebartigen Metallschale keimfrei.

Alle Zubehörteile aus Gummi werden bei 120 °C 15–20 Minuten lang sterilisiert.

Kanülen wiederholt mit destilliertem Wasser durchspritzen. Nach Größe und Verwendungsart getrennt geordnet (z. B. Tränenwegskanülen) und sortiert in Petri-Schalen legen, mit Gummiballon durchpusten. Entfällt bei 1×Spritzen.

Einmalspritzen und Kanülen: Zum einmaligen Gebrauch vom Hersteller steril verpackte Spritzen und Kanülen werden nach Benutzung fortgeworfen. Daneben gibt es auch Einmalgummihandschuhe, Einmalinfusionsbestecke usw.

Verbandstoffe: in Trommeln gepackt sterilisieren.

Operationstücher: locker in große Sterilisationstrommeln packen und sterilisieren. Entfällt bei 1×OP.-Tüchern.

Durch Anwendung von Klebestreifen, die ihre Farbe bei der Sterilisation ändern, kann eine Verwechslung mit unsterilem Material vermieden werden. Regelmäßige Kontrolle der Sterilisationsanlage ist unbedingt erforderlich.

Operationsvorbereitung

Am Tage vor der Operation (nach Bindehautabstrich und Spülung der Tränenwege S. 137) übt man mit dem Patienten *Blickbewegungen,* indem man ihn auffordert, mit beiden geöffneten Augen nach rechts, nach links, nach oben und nach unten zu sehen. Man übt mit ihm sodann beide Augen langsam zu schließen und zu öffnen, da der ungeübte Patient unter der Operation das nicht anästhesierte Auge regelmäßig zukneift. Auch müssen postoperativ *beide* Augen stets *gleichzeitig* geöffnet und geschlossen werden, wodurch der Kneifeffekt am anderen Auge abgeschwächt wird. Angeführt sei, daß die willkürlich reagierende Augenmuskulatur über eine erhebliche Kraft verfügt. Die Hebekraft des M. rectus internus z. B. beträgt 80 g, des Augenschließmuskels (M. orbicularis) bis zu 300 g. Unnötiges Pressen gefährdet das Gewebe durch Wundsprengung mit Kammerwasserabfluß, Einriß der Glaskörpergrenzmembran und Vorfall der Regenbogenhaut vor die Wunde (Irisprolaps!).

Da Augenerkrankungen häufig als Folge von inneren Erkrankungen (Zucker-, Nieren-, Kreislaufkrankheit usw.) entstehen, werden bei der klinischen Aufnahme Augenkranker entsprechende Untersuchungen vorgenommen, so vor allem Urinuntersuchungen auf Zucker- und Eiweißausscheidung. Wurden innere Krankheiten nachgewiesen, so müssen die Patienten, bevor eine Augenoperation durchgeführt wird, entsprechend internistisch vorbehandelt werden.

Die Augenwimpern an dem zu operierenden Auge schneidet man am Vorabend mit einer gebogenen Schere ab (Abb. 212 u. 213). Die Schere ist leicht eingefettet, damit die Wimpern an ihr haften bleiben und nicht in den Bindehautsack fallen. Der Patient ist davon zu unterrichten, daß die Wimpern wieder nachwachsen. Buschige Augenbrauen muß man ein wenig stutzen. Die Tränenwege werden gespült.

Am Operationstag darf der Patient weder essen, trinken noch rauchen. Vor der Operation, am besten am Abend zuvor, muß der Patient gut abgeführt haben. Unmittelbar vor dem Transport in den Operationssaal wird der Patient aufgefordert, die Harnblase zu entleeren;

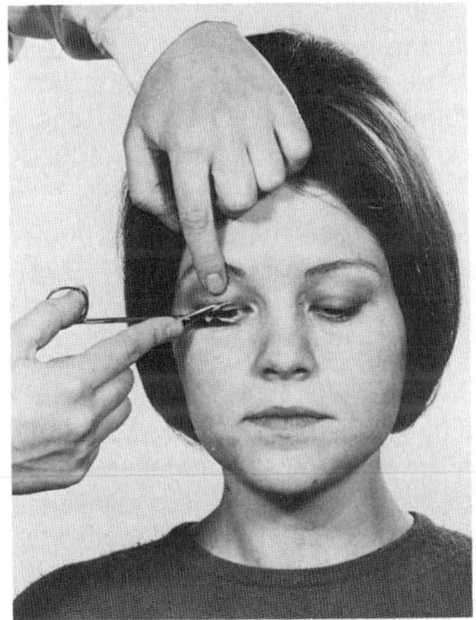

Abb. 212

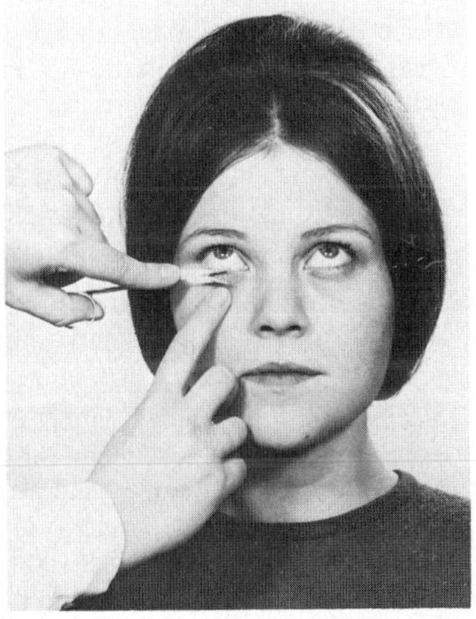

Abb. 213

Abb. 212 Wimpernschneiden am Oberlid zur Operationsvorbereitung. Der Patient blickt nach unten; durch Hochziehen des Oberlides wird die Wimpernreihe leicht umgestülpt, so daß sich die Wimpern aufstellen. Die Schere bestreicht man zuvor mit Borsalbe, um das Hineinfallen der Wimpern in den Bindehautsack zu vermeiden

Abb. 213 Wimpernschneiden am Unterlid. Technik vgl. Abb. 212. Der Patient blickt nach oben

hierauf ist insbesondere bei älteren Männern mit Prostatahypertrophie zu achten, die man auch nach der Operation hinsichtlich ihrer Urinausscheidung überwachen muß. Patienten mit voller Harnblase werden unruhig, was sich störend auf die Operation auswirkt.

Vor dem Transport in den Operationssaal erhält der Patient nach Anweisung des Arztes eine beruhigende und schmerzhemmende Spritze. Zur Narkosevorbereitung enthält die Injektion auch meist noch Atropin. Beruhigende Zusprache und die Aufforderung zu schlafen wirken sich günstig auf den Patienten aus. Der Kranke wird vom Pfleger in den Operationstrakt gefahren und dort bequem und für den Operateur gut zugänglich auf dem Operationstisch gelagert. Das Kopfhaar wird unter einem Tuch oder einer Operationsmütze festgehalten.

Die Umgebung des zu operierenden Auges, einschließlich der Augenbraue, reinigt man mit Wasser, Seife und einem sterilen Tupfer und spült anschließend mit physiologischer NaCl-Lösung nach. Augentropfen und anästhesierende Injektionen sind nur nach besonderen Anweisungen des Arztes zu geben. Der Bindehautsack wird mit physiologischer, lauwarmer Kochsalzlösung gründlich ausgespült. Verbliebene Schleimfäden, insbesondere im inneren Lidwinkel, werden mit einem Tupfer vorsichtig entfernt.

Nach Befestigung des sauerstoffzuführenden Schläuchchens (Abb. 214) in der Nasolabialfalte der nicht zu operierenden Seite mit hautschonendem Pflaster, wird der Kopf bis zur Schulter-Oberarm-Region steril abgedeckt, so daß nur die Augenpartie unbedeckt bleibt (durch Verwendung eines Lochtuches; Abb. 215).

Viele augenärztliche Operationen sind in Lokalanästhesie durchführbar. Der Patient wird vorher beruhigend darauf hingewiesen.

Bei Operationen in Narkose muß man darauf achten, daß vorhandene Zahnprothesen herausgenommen und in ein Wasserglas gelegt werden.

Nach Durchführung der örtlichen Betäubung zur Schmerzausschaltung oder Einleitung der Allgemeinnarkose deckt die steril eingekleidete Schwester den Patienten bis auf das zu operierende Auge mit keimfreien Tüchern ab. Nachdem der Operateur mit Lidhaltefäden oder Lidsperrer das Auge geöffnet hat, wird mit körperwarmer physiologischer Kochsalzlösung aus einer 5-ml-Spritze mit Augenbrause der Bindehautsack ausgespült (Abb. 216). Nach Beendigung der Operation gibt man die vom Arzt verordneten Augentropfen oder Augensalben in das operierte Auge und bedeckt es mit einem Salbenläppchen. Über das Salbenläppchen kommt eine sterile ovaläre Augenkompresse, die mit hautschonendem Pflaster fixiert wird. Zur Ruhigstellung des frisch operierten Auges werden zumeist beide Augen verschlossen. Dann ist der Patient vorsichtig vom Operationstisch ins Bett

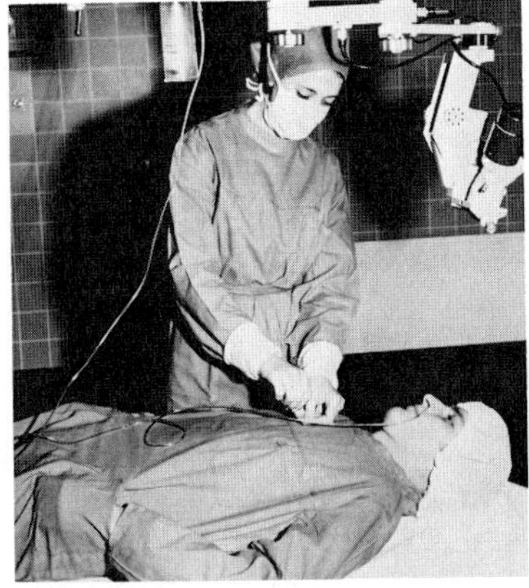
Abb. 214

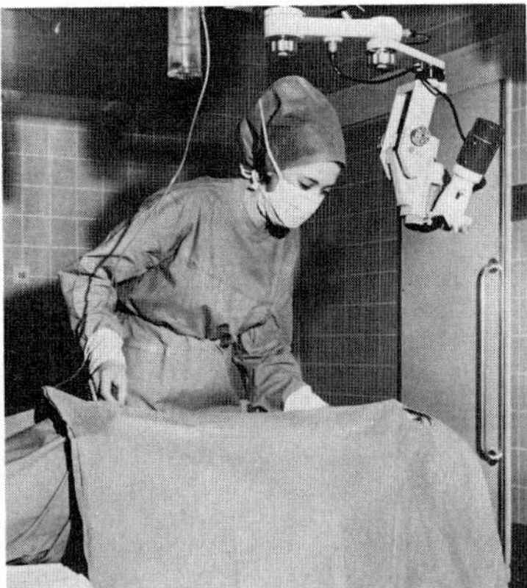
Abb. 215

Abb. 214 Die sterile Abdeckung mit dem Lochtuch ruft bei ängstlichen Patienten „Erstickungsgefühl" hervor. Um dies zu vermeiden, wird über einem dünnen Plastikschlauch, der in der Nasolabialfalte der nichtoperierten Augenseite und über dem Brustbein fixiert wird, Sauerstoff zugeleitet. Der Patient wird aufgefordert, seine Hände in die Taschen des Operationskittels zu stecken; so bekommen die Hände einen Halt und die nachfolgende sterile Abdeckung wird nicht durch sie behindert

Abb. 215 Auflegen des sterilen Lochtuches vor der Operation. Durch eine brillenglasgroße Öffnung über dem Auge bleibt das Operationsgebiet frei, während die Umgebung steril abgedeckt ist

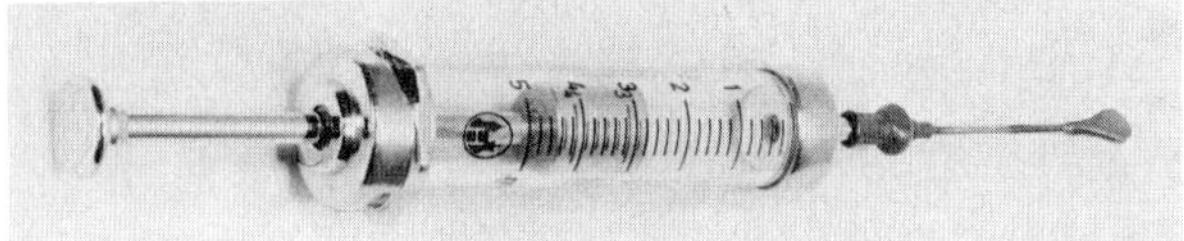

Abb. 216 5-ml-Rekordspritze mit Augenbrause zum Ausspülen des Bindehautsackes vor der Augenoperation

umzulagern. Er wird dabei aufgefordert, den Mund zu öffnen, um Pressen zu vermeiden. Während eine Schwester den Kopf hält und vor Stoß und Druck schützt, wird der Körper von 2 Pflegekräften ins Bett gehoben (Abb. 217). Auch nach der Operation muß der Augenoperierte sorgfältig überwacht werden. Durch den *beiderseitigen* Verband (Abb. 218) bedingt, kommt es bei älteren Patienten mitunter zu Desorientierung und Verwirrtheitszuständen, zu Verlassen des Bettes, Lösen des Verbandes und Herumirren in fremder Umgebung. Bei den ersten Anzeichen dieser Art löst man am besten den Verband des nicht operierten Auges!

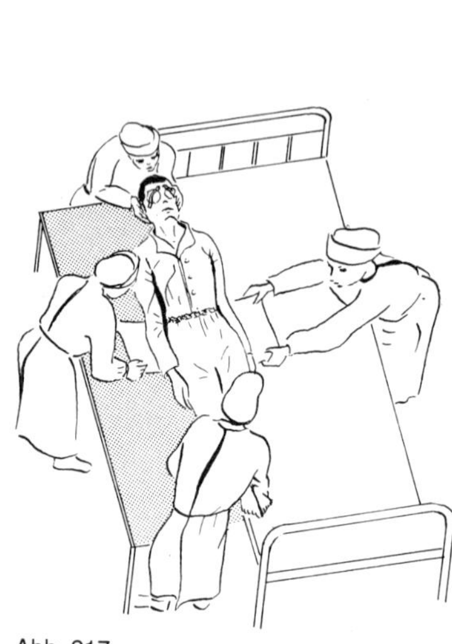

Abb. 217

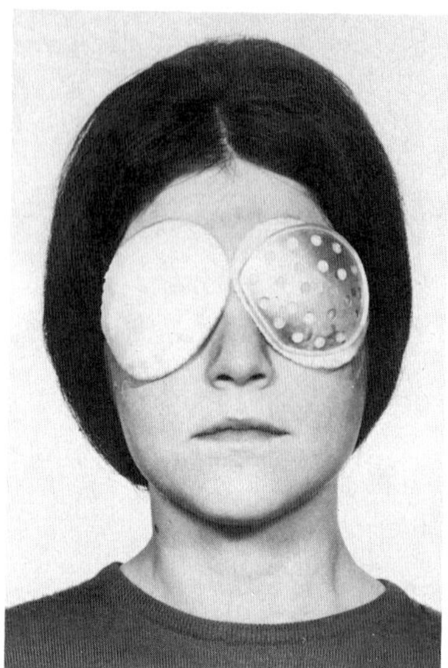

Abb. 218

Abb. 217 Transport des frisch-augenoperierten Patienten vom Operationstisch ins Bett: Eine Schwester hält den Kopf, während eine zweite und dritte Kraft (Pfleger oder Schwester) mit Hilfe eines unter dem Gesäß des Patienten liegenden festen Tragetuches den Patienten ins Bett heben. Gleichzeitig werden Beine und Füße ins Bett gelegt

Abb. 218 Doppelseitiger Augenverband. Das frischoperierte linke Auge wurde zusätzlich mit einer metallischen, luftdurchlässigen Schutzklappe versehen

Auf dem Transport in den Operationssaal und zurück ins Krankenzimmer muß der Patient sorgfältig vor Zugluft geschützt werden. Ruckartige Kopfbewegungen durch Niesen und Husten können bei frischoperierten Kranken Wundsprengung, Blutung im Augeninneren u. a. m. hervorrufen.

Am Auge bedeuten Schmerzen stets ein Warnzeichen und sind daher nie zu bagatellisieren! Der Arzt ist sofort zu benachrichtigen. Die Schwester hat jede Klage über Schmerzen ernstzunehmen und sich die Schilderung des Kranken anzuhören (Schmerzen bei Lid- oder Augenbewegungen usw.).

Nachbehandlung

Nach Augenoperationen ist unbedingte Ruhe erforderlich. Ein Erschrecken des nicht sehenden Patienten durch plötzliches Ansprechen, zuschlagende Türen usw. ist strengstens zu meiden. Der Kranke muß je nach Anweisung des Arztes flach oder leicht erhöht, auf dem Rücken oder in Seitenlage ruhig liegen. Anstrengungen und Kopfbewegungen sowie unnötiges und vieles Sprechen sind zu unterlassen. Wichtig ist eine Klingel in unmittelbarer Nähe seiner Hand, am besten an der Bettdecke befestigt, so daß er jederzeit der Schwester läuten kann. Bei Unruhe des Patienten muß man den Arzt benachrichtigen. Der Kranke wird in den ersten Tagen nach der Operation von einer erfahrenen Schwester äußerst vorsichtig im Bett gewaschen, nach dem Motto: Lieber „Katzenwäsche“ und ein gut heilendes Auge, als ein durch zu intensives Waschen sauberer Patient mit vollgeblutetem Auge. Leichte Kost erleichtert dem Kranken die Bettlägrigkeit und der Schwester das Füttern. Darm- und Blasenentleerung müssen überwacht werden. Pressen ist wegen der Gefahr der Nachblutung zu meiden. Nachts geben Bettgitter insbesondere älteren Menschen ein Gefühl der Sicherheit.

Eine besondere Gefahr bedeuten für den Patienten unverständige Besucher, die zu Aufregung und Beunruhigung Anlaß geben und allerlei verbotene Nahrungs- und Genußmittel mitbringen, so z. B. Süßigkeiten, die Magen-Darm-Beschwerden und Verstopfung verursachen, oder Alkohol, der Gefäßerweiterung im Kopfbereich, Unruhe und Blutungsneigung bewirkt. Allgemein bekannt ist die klinische Erfahrung von der *„Besuchsblutung“* bei der Visite am nächsten Tage. Hier muß die Schwester an Besuchstagen aufmerksam, freundlich und bestimmt ihres Amtes walten zum Schutze des Patienten.

Kleinen Kindern werden vorsorglich Manschetten um die Ellenbogengelenke gelegt (vgl. Abb. 231), um ein Reiben der Augen mit den Fingern oder ein Abreißen der Augenverbände zu verhindern. Auch bei älteren Kindern, sogar bei Erwachsenen, und hier vor allem auch bei alten Menschen, ist darauf zu achten, daß sie nicht bei starkem Schmerz, bei Juckreiz oder im Schlaf ihren Verband entfernen oder gar das Auge reiben. Eine über dem Verband befestigte Metallklappe schützt das Auge vor Stoßverletzungen.

Bei Untersuchungen läßt man vorsichtshalber die Hände des Kranken am Körper langlegen, notfalls festhalten.

Augenärztliche Instrumente

Die bei den augenärztlichen Operationen verwendeten Instrumente zeigen die Abb. 219–229.

Bei den verschiedenen Operationen ist das *Instrumentarium* wie folgt zusammengestellt:

Hornhautfremdkörperentfernung

Fremdkörpernadel
Fremdkörpermeißel
Fräse für elektrische Fremdkörperbohrer
Fremdkörperbohrer
Lidsperrer

Chalazionoperation

1 Chalazionklemme rund
1 Chalazionklemme oval
2 Skalpelle
1 gerade Schere
1 gebogene Schere
1 scharfer Löffel
1 Lidplatte
2 Pinzetten
1 Spritze und Kanüle
sterile Tupfer

Xanthelasmenoperation

2 Skalpelle
1 gerade Schere
1 gebogene Schere
2 Pinzetten
1 Nadelhalter
Hautnadeln
Seide
Catgut
sterile Tupfer
1 Spritze und Kanülen

Tränenwegsondierung

Tränenwegsonden (konische gerade Sonden in den Stärken 00, 0, 1, 2)
Dilatator
Kanülen (stumpfe Kanülen mit runder Öffnung)
Spritzen
Nierenschale
Watte-Stieltupfer zum Zudrücken des oberen Tränenpünktchens beim Spülen durch das untere
Chibrokerakain zur Anästhesie, Privin zur Abschwellung. Fluoresceinnatriumlösung, 2%ig

Schieloperation

5-ml-Spritze mit angewärmter physiologischer NaCl-Lösung
2 Sperrer
1 Hornhautnahtpinzette nach Castroviejo
2 Klemmen
1 kleine spitze Schere
1 abgesetzte chirurgische Pinzette
2 anatomische Pinzetten
2 Nadelhalter nach Kalt
4 Klippscheren
2 Schielhaken
gedrehte Stieltupfer
Barraquer-Nadelhalter
1 Muskelschere
1 Maßstab
1 Muskelklemme (Myostat)
Tupfer: Spitztupfer
Nahtmaterial (Abb. 225, S. 215)

Katarakt-Extraktion (intra-, extrakapsuläre)

1 5-ml-Spritze mit angewärmter (36 °C) physiologischer NaCl-Lösung
2-ml-Spritze mit dünner Luftkanüle
2 Nadelhalter nach Kalt
3 Klemmen
1 Zügelnahtpinzette
1 Lidhaltepinzette
1 abgesetzte chirurgische feine Pinzette
1 kleines spitzes Scherchen
gedrehte Stieltupfer
1 Schaberchen oder Hockeymesser
1 Faßpinzette (schmal)
1 abgewinkelte kleine Lanze, gerade Lanze

2 Spatel
1 große, 1 kleine Bonner Pinzette
1 Barraquer-Nadelhalter, besonders fein
Keratom bzw. Starmesser nach v. Graefe
1 Paar Castroviejo-Scherchen
1 Wecker-Schere
2 periphere Iridektomie-Pinzetten
2 totale Iridektomie-Pinzetten
2 Knüpfpinzetten, Kolibripinzette
Saugkeile mit Stiel zum Tupfen
Intrakapsuläre Extraktion:
Kryogerät oder Kapselpinzette (Arruga oder Fanta)
Extrakapsuläre Extraktion:
2 Schlingen
2 Daviel-Löffel
Zweiwegespritze (Fuchs), Saug-Spülgerät (Friedburg), Phakoemulsifikationsgerät (Kelman) zur extrakapsularen Extraktion

Intraokulare Linsenimplantation

1. Implantation in die Hinterkammer

a) in die Linsenkapsel (endokapsulär)
b) in den Sulcus ciliaris (Abb. 50)

1 5-ml-Spritze für Ringerlösung
1 2-ml-Spritze für Acetylcholin
1 Lidsperrer nach Barraquer
1 Nadelhalter (Abb. 223a–c)
1 feine chir. Pinzette
1 Klemme
1 Augenbrause
1 Satomesser zum Einschneiden der vorderen Linsenkapsel (periphere Kapsulotomie)
1 Fixierpinzette
1 Klingenhalter (dazu 1 Klinge) oder Diamantmesser
1 Hornhautscherchen rechtläufig
1 Hornhautscherchen linksläufig
1 Kernrotator (Fa. Storz/Klein, nach Uthoff, Abb. 229 a/1)
1 Sklera-Iris-Kapseldepressor (Fa. Storz/Klein, Abb. 229 a/2)
Kunststofflinse mit 2 elastischen Bügeln
1 Linseninjektor (Fa. Storz/Klein, nach Uthoff) zum Einschieben der Linse in den Kapselsack, Abb. 229 a/3
1 Positionierhäkchen
1 Kapselscherchen
1 Kapselpinzette

1 Nadelhalter nach Barraquer
1 Kolibripinzette
2 Knüpfpinzetten
1 Schere
1–2 Stieltupfer
Saug-Spül-Gerät, z. B. nach Friedburg oder Phakogerät nach Kelman
Nahtmaterial (Mersilene als Zügelnaht, Tübinger Naht als korneosklerale Naht)

2. Implantation in die Vorderkammer
Wird nur noch selten ausgeführt; in der Regel nach intrakapsulärer Kataraktoperation oder fallweise nach extrakapsulärer Kataraktoperation, wenn die hintere Kapsel einreißt. Das *Instrumentarium* entspricht jenem bei peripherer Iridektomie. Der Schnitt mit der Lanze wird jedoch breiter ausgeführt. Zahlreiche Linsenmodelle z. B. nach Dannheim, Choyce oder Kelman

Periphere Iridektomie

5-ml-Spritze mit physiologischer NaCl-Lösung, angewärmt auf 30 °C, und Augenbrause
1 Nadelhalter nach Arruga
1 Zügelnahtpinzette
1 Lidhaltepinzette oder Sperrer
1 kleine abgesetzte Pinzette
1 kleine spitze Schere
1 Schaberchen
1 Paar gedrehte Stieltupfer
1 abgewinkelte Lanze, gerade Lanze
1 Faßpinzette
1 kleine Bonner-Pinzette
1 Weeker-Schere
1 periphere Iridektomie-Pinzette
1 kleiner Barraquer-Nadelhalter
1 kleine Kolibripinzette
Tupfer: Saugkeile mit Stiel

Goniotrepanation mit Skleradeckel, Trabekulektomie

5-ml-Spritze mit angewärmter (36 °C) physiologischer NaCl-Lösung, Augenbrause
1 Lidsperrer
1 Nadelhalter nach Arruga
1 Zügelnahtpinzette
1 kleine abgesetzte chirurgische Pinzette
1 kleine spitze Schere

2 Paar gedrehte Stieltupfer
1 Schaberchen/Hockeymesser
1 Elliot-Trepan in entsprechender Größe (1,2; 1,3; 1,5)
1 abgeschliffenes Starmesser, gerade Lanze
1 totale Irispinzette
evtl. 1 kleine Bonner-Pinzette
1 Elliot-Pinzette (für Iridektomie)
1 Wecker-Schere
1 feine Nadelhalter (nach Barraquer)
1 Kolibripinzette

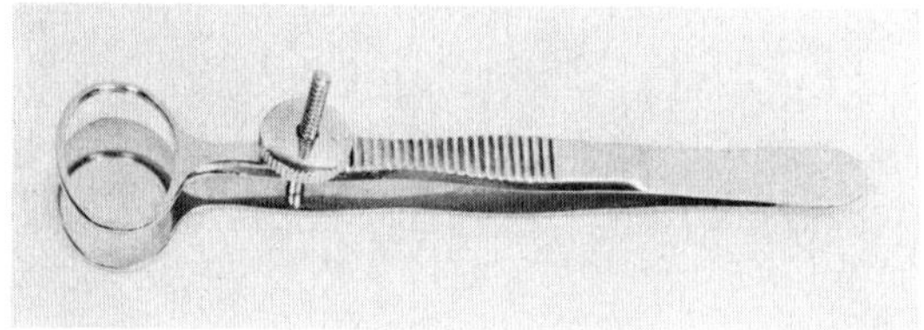

Abb. 219 Chalazionpinzette nach Desmarres

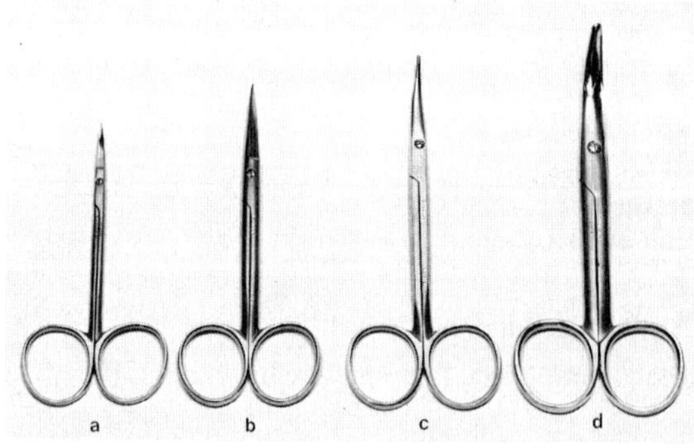

Abb. 220 a bis d Verschiedene Augenscheren
a) Feine, spitze, gebogene Augenschere
b) Spitze, gerade Augenschere
c) Stumpfe Augenschere
d) Schwach gebogene Enukleationsschere

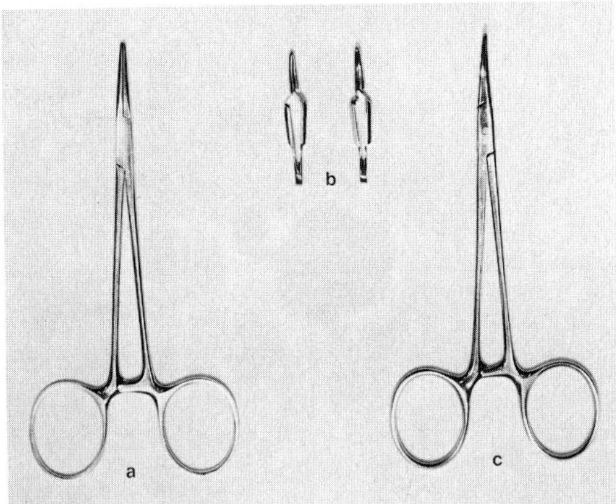

Abb. 221 a bis c Klemmen in der Augenheilkunde
a) Gerade Arterienklemme nach Halstead
b) Gerade und gebogene Fadenklemme nach Dieffenbach
c) Gebogene Arterienklemme nach Halstead

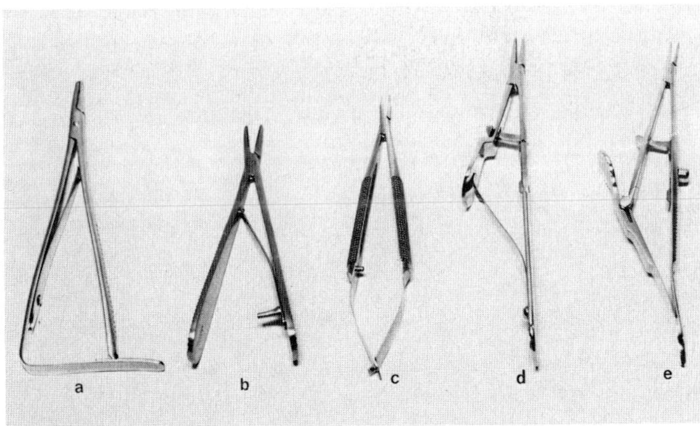

Abb. 222 a bis c Verschiedene Nadelhalter der Augenchirurgie
a) Hornhautnadelhalter nach Barraquer
b) Nadelhalter nach Kalt
c) Nadelhalter nach Arruga

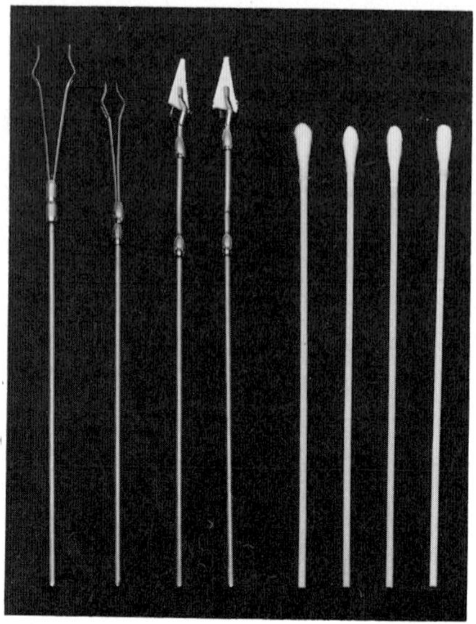

Abb. 223

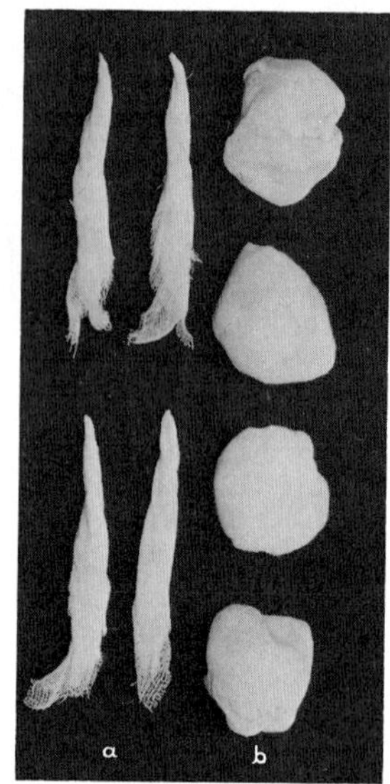

Abb. 224

Abb. 223 Halter ohne und mit Saugkeilen, Stieltupfer bzw. Watteträger

Abb. 224 Tupfer: a) Spitztupfer, b) dicke, pflaumengroße Mullgaze-Tupfer

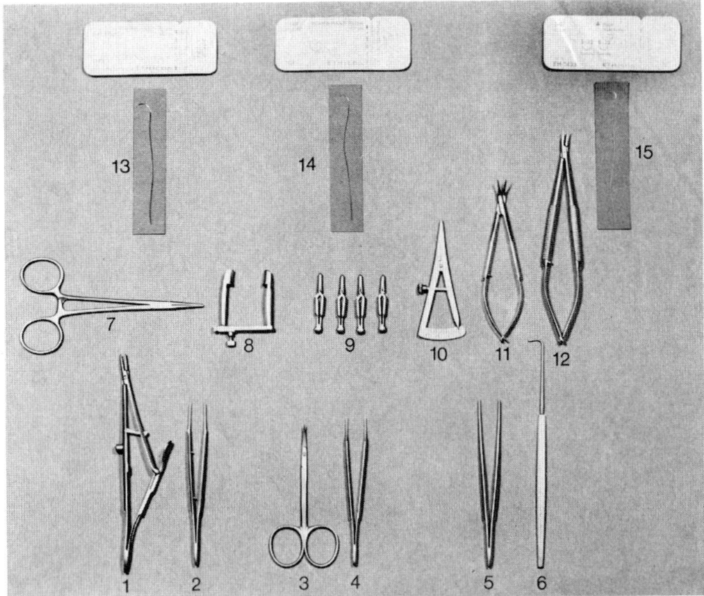

Abb. 225 Instrumentarium und Nahtmaterial für die Schieloperation:
1 Nadelhalter nach Kalt, 2 Chirurgische Pinzette nach Paufique, 3 Bindehautschere Bonner Modell, 4 Abgesetzte chirurgische Pinzette, 5 Anatomische Pinzette, 6 Schielhaken, 7 Gefäßklemme, 8 Sperrer, 9 Klemmen nach Dieffenbach, 10 Zirkel nach Castroviejo, 11 Muskelschere, 12 Nadelhalter nach Castroviejo, 13 5 × 0 Seide armiert, 14 6 × 0 Seide armiert, 15 6 × 0 Catgut

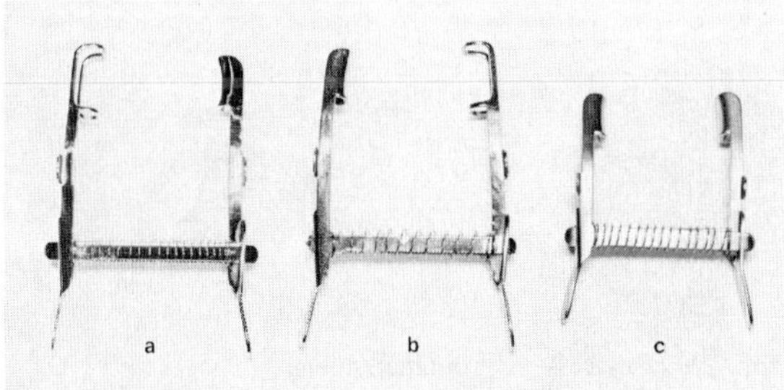

Abb. 226 a bis c Verschiedene Lidsperrer zum Offenhalten der Lider
a) Lidsperrer nach Mellinger-Axenfeld für das rechte Auge
b) Lidsperrer nach Mellinger-Axenfeld für das linke Auge
c) Lidsperrer nach Liebreich

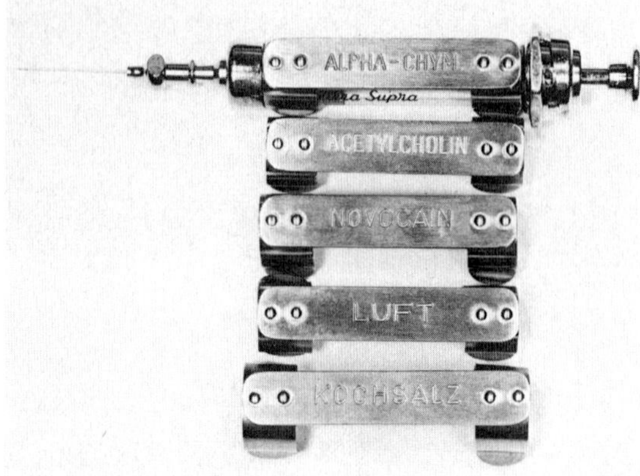

Abb. 227 Markierungsbänkchen für Spritzen verhindern das gefährliche Verwechseln der Spritzen

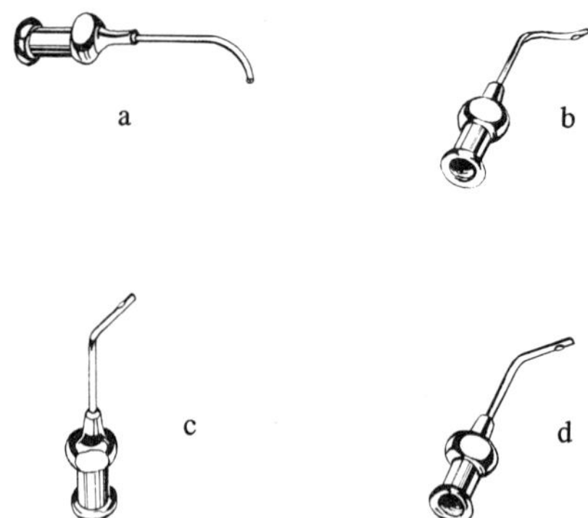

Abb. 228 a bis d Vorderkammerkanülen

a) Vorderkammerkanüle für Luft oder physiologische Kochsalzlösung mit Öffnung am Ende
b) Vorderkammerkanüle für physiologische Kochsalzlösung mit Öffnung nach oben
c) Vorderkammerkanüle für Alpha-Chymotrypsin mit Öffnung nach unten
d) Vorderkammerkanüle mit Öffnung nach oben für Luft

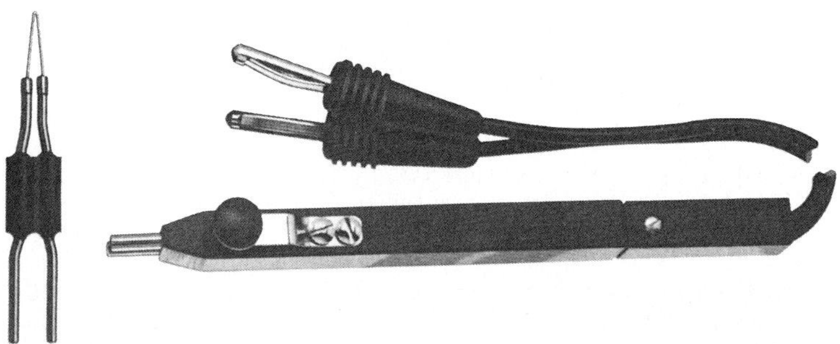

Abb. 229 Bipolarer Kauter zur Blutstillung auch im feuchten Milieu. Galvanokautergriff mit Unterbrecherknopf. Galvanokauteransatz mit gerader, spitz ausgezogener Platinnadel (Fa. Storz/Klein)

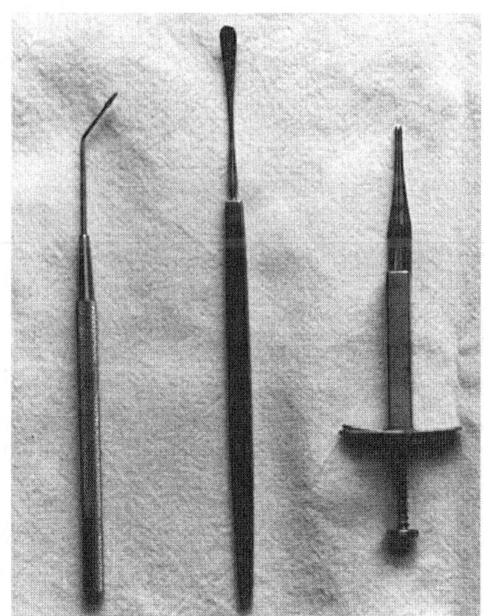

Abb. 229 a Spezialinstrumente zur „Intraokularen Linsenimplantation" (IOL)

1) Kernrotator
2) Sklera-Iris-Kapseldepressor
3) Linseninjektor zur Einführung der IOL

Augenärztliche Station

Die Krankenstation in der Augenklinik unterscheidet sich bezüglich Pflege und Verhalten des Personals weitgehend von anderen Stationen. Da Kranke mit Binokulus nicht sehen können, sind sie hilflos, oft depressiv und sehr empfindlich, was besondere Anforderungen an das Pflegepersonal stellt. Menschliche Fürsorge und Zusprechen von Mut erleichtern den Patienten oft ihre Situation. Die Krankenzimmer sollten stufenlos verdunkelbar sein, um an hellen Sonnentagen beim Verbandswechsel bzw. bei nur einseitigem Verband das lichtempfindliche entzündete oder operierte Auge nicht dem Reiz des grellen Sonnenlichtes auszusetzen. Auf Gängen, in Vorräumen und im Krankenzimmer selbst ist jedes unnötige Geräusch zu vermeiden. Auch Privatgespräche des Pflegepersonals untereinander oder über andere Patienten sind für den Augenkranken äußerst störend und beunruhigend. Er kann die Gesprächspartner nicht sehen, infolgedessen ist sein Gehör hellwach, jedes Geräusch beunruhigt ihn, jedes Gespräch bezieht er auf sich und seine Krankheit. Stöße ans Bett, z. B. beim Umbetten (!), sind strengstens zu meiden, da diese ihn erschrecken, zu plötzlichem Kneifen des operierten Auges und dadurch zur Wundsprengung und Blutung im Auge führen können. Ebenso sollte jede ruckartige Bewegung vermieden werden. Der Transport eines Augenkranken im Bett, auf der Trage oder im Sitzstuhl hat ruhig und mit gleichmäßigen Bewegungen zu erfolgen.

Dem Pflegepersonal muß bekannt sein, daß bei Augenkranken gefährliche *Verwirrtheits- und Erregungszustände* vorkommen können, die meist postoperativ innerhalb kurzer Zeit auftreten. Sie entstehen durch Überempfindlichkeit gegen Medikamente (z. B. Atropin, seltener Scopolamin) oder nach Anlegen eines doppelseitigen Verbandes, insbesondere bei älteren Patienten. Die Kranken stehen auf, können sich nicht orientieren, sie verletzen und stoßen sich: Sofort das gesunde Auge freigeben und den Arzt rufen!

Bei den *Mahlzeiten* müssen die Patienten mit doppelseitigem Augenverband sachgemäß und mit Geduld gefüttert werden. Die Speisen dürfen nicht zu heiß und nicht zu kalt sein, und man muß sie richtig zerkleinern. Besondere Wünsche des Patienten sollten berücksichtigt werden. Sogenannte Schnabeltassen erleichtern das Trinken und ermöglichen auch dem nichtsehenden Patienten, die Tasse selber zum

Mund zu führen. Bei doppelseitigem Verband sind die Patienten oft ängstlich und ungeschickt, langsam und unbeholfen. Lachen und ein Sich-lustig-Machen in Gegenwart des Patienten über seine vielleicht seltsamen Angewohnheiten und Eigenheiten sind unbedingt zu vermeiden, da solche Kranke erfahrungsgemäß sehr empfindlich reagieren. Das Pflegepersonal muß mit viel Verständnis und Einfühlungsvermögen dem Patienten helfen und entgegenkommen, denn die Furcht vor der Erblindung ist oft größer als vor dem Tod.

Auf der *Krankenkurve* eines jeden Patienten werden genaue Angaben über Temperatur, Puls, Stuhlgang, Augeninnendruck, die verordneten und verabreichten Medikamente zu dem jeweiligen Zeitpunkt, gegebenenfalls auch über eine Diät (Zuckerdiät, Nierendiät, Magenschonkost usw). eingetragen. Zur Kennzeichnung der Augen werden bei der Eintragung auf der Kurve verschiedene Farben benutzt. Am gebräuchlichsten sind rot für das rechte, blau für das linke Auge. Sind dem Patienten vom Hausarzt oder behandelnden Internisten irgendwelche Medikamente verordnet worden, so muß er diese weiterhin regelmäßig einnehmen (z. B. Herz- oder blutzuckersenkende Tabletten), damit keine Unterbrechung in der Behandlung entsteht. Auf eine abwechslungsreiche und schmackhafte Kost ist besonderer Wert zu legen, da der appetitanregende Reiz des Betrachtens der Speisen wegfällt. Blähende Speisen (Erbsen, Bohnen) sind zu vermeiden. Das Rauchen sollte nach Möglichkeit im Krankenzimmer unterbleiben. *Gewohnheitsraucher* (30–40 Zigaretten täglich) zeigen jedoch häufig bei plötzlichem Rauchverbot Entzugserscheinungen (Nervosität, Händezittern, Unruhe, Verstopfung), so daß es für den Heilverlauf oft günstig ist, wenn man dem Patienten das Rauchen einiger Zigaretten in kontrollierten Abständen täglich gestattet. Er wird hierzu in den Tages- bzw. Aufenthaltsraum geführt. Ähnlich ist die Reaktion bei *Gewohnheitstrinkern,* bei denen ein Delirium zum Ausbruch kommen kann, wenn sie ihren gewohnten Alkohol nicht erhalten. Auch hier ist evtl. mit Cognac bzw. mit Flaschenbier ein Alkoholminimum zuzuführen.

Es ist Aufgabe der pflegenden Schwester, auf *regelmäßige Darm- und Blasenentleerung,* insbesondere bei älteren Patienten (Männern), zu achten. Hierüber sind entsprechende tägliche Eintragungen auf der Kurve vorzunehmen. Starkes Pressen nach Operationen ist zu meiden, leicht pflanzliche Abführmittel fördern den Stuhlgang. Der Patient muß zur Toilette hin- und wieder zurück ins Bett geführt werden. Er darf sich keinesfalls mit verbundenen Augen allein in einer fremden Umgebung zurechttasten. Das *Führen von Blinden* oder Patienten mit verbundenen Augen bedarf besonderer Technik (Abb. 230). Stoßen und ruckartiges Bewegen sind strengstens zu meiden, da es hierdurch zu Blutung oder Wundsprengung im Auge kommen kann.

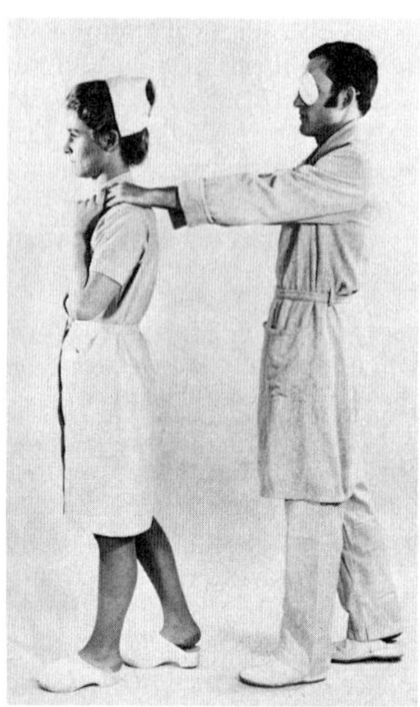

Abb. 230 Führung des Patienten mit Binokulus

Nach Augenoperationen oder infolge eines doppelseitigen Verbandes treten gelegentlich Übelkeit und Erbrechen auf. Dies beruht nicht auf einer Magen-Darm-Störung, sondern ist die Folge des operativen Eingriffs durch Zug am Augenmuskel oder Folge der Narkose. Beruhigung des Patienten und entsprechende Medikamente, vom Arzt verordnet, führen schnell zur Linderung. Auch Husten und Niesen können eine schwere Nachblutung im Auge hervorrufen und müssen daher medikamentös unterdrückt werden.

Ansteckende Augenkrankheiten bedürfen besonderer, sorgfältiger Pflege und entsprechender Desinfektionsmaßnahmen. Gebrauchter Verbandsstoff und Tupfer sind in eigens dafür vorgesehene Behälter, am besten in verschließbaren Plastikbeuteln, zu sammeln. Eine desinfizierende Lösung und Handtücher, auch Einmalhandschuhe müssen im Zimmer des Kranken verbleiben. Die Hände des Patienten und des Pflegepersonals sind häufig zu reinigen und zu desinfizieren, besonders ehe Türklinken und andere Gegenstände angefaßt werden. Die nur für diese Kranken benötigten Medikamente bleiben in seinem Zimmer und werden nach Abschluß der Behandlung vernichtet. Günstig hat sich auch die Methode bewährt, Patienten mit ansteckenden Augenerkrankungen bei der Visite als letzte zu verbinden.

Mit besonderer Geduld muß sich das Pflegepersonal den *Kindern* widmen. Diese leiden einmal durch Entfernung aus dem häuslichen

Abb. 231 Kleinkind mit Manschetten, die eine Beugung im Ellenbogengelenk verhindern und somit die Berührung von Gesicht und Augen (z. B. Abreißen des Verbandes) unmöglich machen

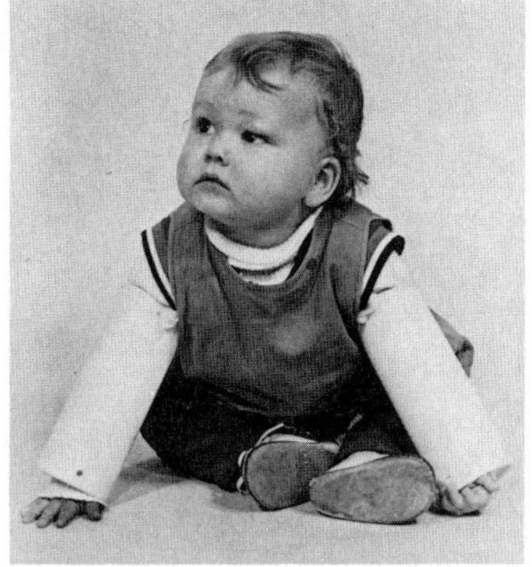

Milieu, zum anderen durch das Nicht-sehen-können. Sie sind nur schwer davon abzuhalten, mit den Fingern am Auge zu reiben und den Verband abzureißen. Dadurch wird oft das Anbringen von Armmanschetten (Abb. 231) erforderlich. Im übrigen bewährt sich auf Kinderstationen ein Spielzimmer, in dem sie von einer Kindergärtnerin beschäftigt und abgelenkt werden. Durch das Glasfenster in der Tür des Spielzimmers können Arzt und Schwester das Verhalten der Kinder beobachten (Verhalten mit der neuen Brille, Kopfhaltung, Sehvermögen und Orientierungsmöglichkeiten). Insbesondere auf Kinderstationen wird der Arzt häufig die Schwester über einzelne Kinder befragen (z. B. Zurechtfinden in fremder Umgebung, Greifen nach Gegenständen).

Das Einträufeln von Augentropfen, Einstreichen von Salbe oder Spülungen des Bindehautsackes sind bei schreienden, sich wehrenden Kindern häufig schwierig und bedürfen spezieller Festhaltetechnik. Kleine Kinder werden in ein großes Tuch gewickelt, mit am Körper anliegenden Armen. Mit aufgestützten Unterarmen wird beidseits der Kopf fixiert (Abb. 232). Bei größeren Kindern müssen Beine, Arme und Kopf von verschiedenen Personen gehalten werden. Auf den Augenstationen gewöhnen sich die Kinder rasch an die Notwendigkeit des Einträufelns von Augentropfen. Ein sicheres Auftreten der Schwester gegenüber dem Kind ist erforderlich, sie muß den kleinen Patienten ruhig, aber bestimmt von der notwendigen Behandlung überzeugen. Oft sehen neuangekommene kleine Patienten auch am Beispiel der schon länger auf der Station sich befindenden, daß die Behandlung ohne Geschrei vor sich geht. Auch bei der Behandlung von Kindern ist nach Möglichkeit die Anwendung von körperwarmen, nicht brennen-

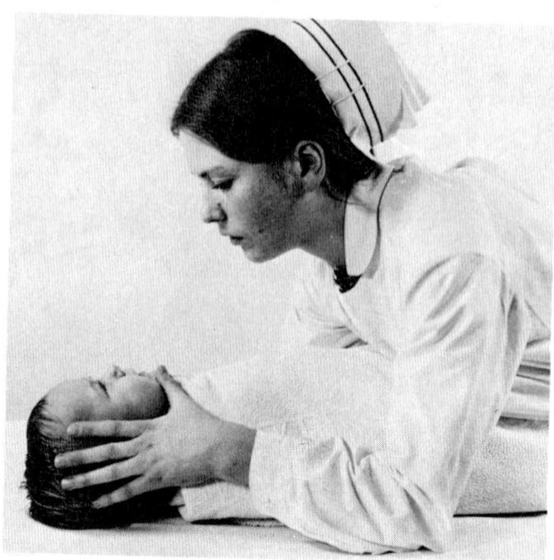

Abb. 232 Haltegriff beim Kleinkind und Säugling zur augenärztlichen Untersuchung und Spülung der Tränenwege. Das Kind wird bis zu den Schultern in ein Badetuch gewickelt, die Schwester beugt sich über den Untersuchungstisch und fixiert nach Aufstützen der Ellenbogen mit beiden Händen seitlich den Kopf

den Augentropfen den kalten, das Auge reizenden Tropfen vorzuziehen.

Bei der *Stationsvisite* begleitet die Schwester den Arzt mit dem Visitenwagen. Bei Abnahme des Verbandes stellt sie sich zunächst gegen das vom Fenster einfallende Licht, damit nicht der volle Lichtreiz das kranke Auge trifft und dort zu einer starken schmerzhaften Abwehrreaktion mit Zukneifen des Auges führt. Vorsichtig löst man die Pflasterstreifen, dabei wird der Patient aufgefordert, beide Arme seitlich am Körper zu halten und nicht mit seinen Händen plötzlich in das Gesicht oder zum Auge zu greifen. Nach Lösen der Pflasterstreifen wird langsam, unter Aufforderung des Patienten, die Augen *leicht* geschlossen zu halten, der Verband vorsichtig abgenommen (vgl. Abb. 197). Nach Abnahme des Verbandes reicht die Schwester dem Arzt einen feuchten, in Borwasser oder Aqua dest. getauchten Wattebausch. Der Arzt faßt diesen Wattebausch an der Stelle an, an der er auch von den Fingern der Schwester berührt wurde (Abb. 233). Mit der nicht berührten feuchten Wattebauschhälfte wischt er das Lid vorsichtig nahe der Wimpernreihe, von schläfenwärts nach nasenwärts hin, entfernt den Schleim und löst Verkrustungen behutsam, nicht ruckartig, um Kneifen der Lider zu vermeiden. Dann wird der Patient aufgefordert – die Schwester steht noch im Licht –, beide Augen *gleichzeitig* langsam zu öffnen. Der Arzt hilft leicht nach, indem er die Lider etwas auseinanderzieht. Nun fordert man den Patienten auf, geradeaus zu blicken, damit der Arzt durch leichtes Anheben des Oberlides den Augapfel und die Wunde besichtigen kann. Wenn

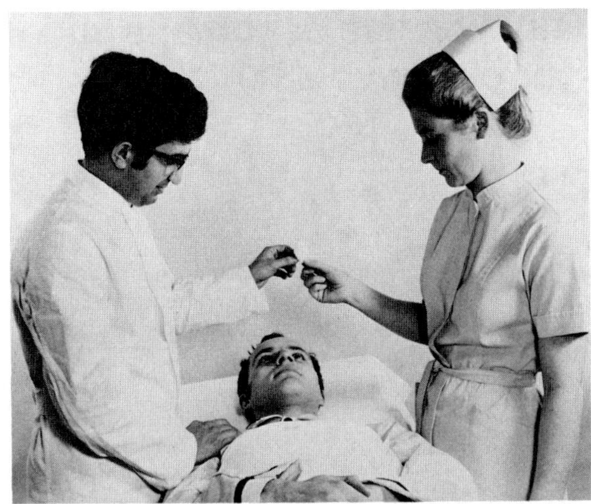

Abb. 233 Anreichen des Tupfers am Krankenbett. Um die Sterilität zu wahren, darf der Tupfer nur an *einer* Stelle von Arzt *und* Schwester berührt werden

nötig, werden noch vorgewärmte Tropfen oder Augensalbe verabreicht und der Verband erneuert. Bei vernünftigen Patienten ist ein vorübergehendes Weglassen des Verbandes bei geschlossengehaltenen Augen im abgedunkelten Zimmer stundenweise möglich und wirkt sich oft günstig auf den Heilungsvorgang aus. Während dieser Zeit darf der Patient jedoch weder das Bett verlassen noch Aufregungen, z. B. durch Telefonate von Angehörigen, erfahren.

Funktion des Sehorgans und Korrektion von Sehfehlern

Das menschliche Auge vermittelt nicht nur verschiedene Stufen des Sehens, Helligkeitsbild und Farbensehen, sondern durch Verschmelzung der Seheindrücke beider Augen in der Sehrinde (Fissura calcarina) des Hinterhauptes auch das räumliche Sehen oder Tiefensehen. *Zapfensehen* = Tag- und Farbensehen. *Stäbchensehen* = farbloses Dämmerungssehen.

Sehvorgang

Der *lichtbrechende* Anteil des Auges besteht in Hornhaut, Kammerwasser, Linse und Glaskörper (Abb. 50, S. 56). Die Lichtstrahlen, die von einem Gegenstand auf das Auge treffen, werden durch diesen lichtbrechenden Anteil zu einem *umgekehrten verkleinerten* Bild gesammelt, das in der Netzhaut entsteht. Die Scharfeinstellung wird dabei durch die *Akkommodation* bewirkt und geht folgendermaßen vor sich: Hinter der Pupille liegt die Linse. Sie ist aufgehängt an einem Faserkranz (Zonulafasern), der vom Strahlenkörper ausgeht, einem Ringmuskel, der an die Regenbogenhautwurzel anschließt. Zieht sich dieser Muskel zusammen, so entspannt sich der Aufhängeapparat der Linse. Vom Zug der Zonalfasern befreit, nimmt die Linse infolge ihrer Elastizität Kugelform an. Dadurch vergrößert sie ihre Brechkraft und ermöglicht das Sehen in der Nähe (Abb. 51, S. 57).

Durch die mit der Akkommodation gekoppelte Fähigkeit der Pupille, sich beim Blick in die Nähe zu verengen, wird, ähnlich der Blende des Fotoapparates, die scharfe Abbildung auf der Netzhaut unterstützt. In der Netzhaut erfolgt auf elektrochemischem Weg, d.h. mit Hilfe der chemisch aktiven Sehpigmente der Zapfen und Stäbchen die Umwandlung der Lichtenergie in elektrische Nervenreize. Diese gelangen zum Sehzentrum im Gehirn, wo sie schließlich als *aufrechtes, der Größe des Gegenstandes* entsprechendes Bild wahrgenommen werden und ins Bewußtsein treten. Jeder Teil dieses zweibahnig (2 Augen!) angelegten langen Weges, der die Schädelbasis durchzieht, kann erkranken und so das Sehen beeinträchtigen.

Alle Strahlen, die von einem Gegenstand ausgehen und auf die Netzhautgrube (Stelle schärfsten Sehens) im zentral gelegenen gelben

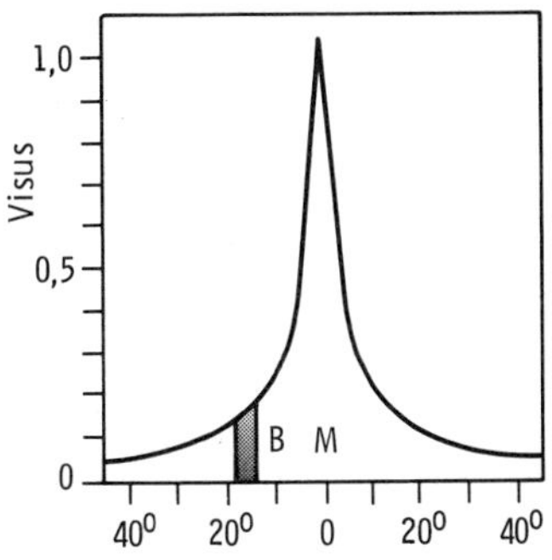

Abb. 234 Abnahme der Sehschärfe zur Netzhautperipherie. M Makula (gelber Fleck) mit zentraler Netzhautgrube (Fovea) = Stelle schärfsten Sehens: größte Zapfenzahl pro m^2. B Blinder Fleck entspricht der Sehnervenscheibe: durch Fehlen der Sehzellen (Zapfen und Stäbchen) „blind". Schon 10 Grad von der Makula entfernt, fällt die Sehschärfe (Visus) auf 0,3 ab

Fleck der Netzhautmitte *(Makula)* auftreffen, werden *scharf* gesehen (Abb. 2, „Sehgrube" S. 2). Alle Strahlen, die auf andere, peripher gelegene Stellen der Netzhaut auftreffen, ergeben durch Abnahme der Sehschärfe zur Netzhautperipherie, unscharfe Abbildungen. Die Unschärfe nimmt zu, je weiter die Netzhautstelle von dem gelben Fleck, dem „Zapfenzentrum" entfernt ist (Abb. 234). Obwohl jeder Gegenstand mit beiden Augen, also zweimal, gesehen wird, erscheint er einfach. Die Fähigkeit des Gehirns, die beiden Bilder des rechten und des linken Auges zu einem einzigen zu verschmelzen, bezeichnet man als *Fusion*. Die Fähigkeit, sie räumlich einzuordnen, wird als stereoskopisches Sehen oder *Tiefensehen* bezeichnet.

Das normalgebaute, rechtsichtige *(emmetrope)* Auge vereinigt Strahlen, die aus der Ferne parallel einfallen, auf der Netzhaut zu einem scharfen Bild. Es kann nun vorkommen, daß das Auge länger oder kürzer ist und somit nicht der Norm entspricht. Dann werden die Strahlen vor bzw. hinter der Netzhaut vereinigt, und es entsteht ein unscharfes Bild (Abb. 235–237): Das Auge ist fehlsichtig. Bei dem zu kurz gebauten übersichtigen *(hyperopen)* Auge treffen sich die Strahlen erst hinter der Netzhaut, während sie sich bei dem zu lang gebauten kurzsichtigen *(myopen)* Auge schon vor der Netzhaut vereinigen. *Prophylaxe* gegen die Zunahme (Progression) der Myopie Jugendlicher: Difrarel E, Augentropfen „Stulln Mono" bzw. Stulln N.

Ein weiterer Sehfehler liegt vor, wenn die Hornhaut des Auges von der normalen Kugelform abweicht. Dann ist ihre Brechkraft in den verschiedenen Meridianen unterschiedlich. Es liegt *Stabsichtigkeit (Astigmatismus)* vor, d. h. die Gegenstände der Außenwelt, z. B. 2 nebeneinander liegende Punkte, werden nicht mehr Punkt für Punkt getrennt und scharf, sondern verzerrt, ineinander verschwimmend, als unscharfe Linie (Stab!) gesehen (vgl. S. 238).

Bis zu einem gewissen Grade kann das jugendliche übersichtige (hyperope) Auge die Übersichtigkeit durch erhöhte Anspannung der

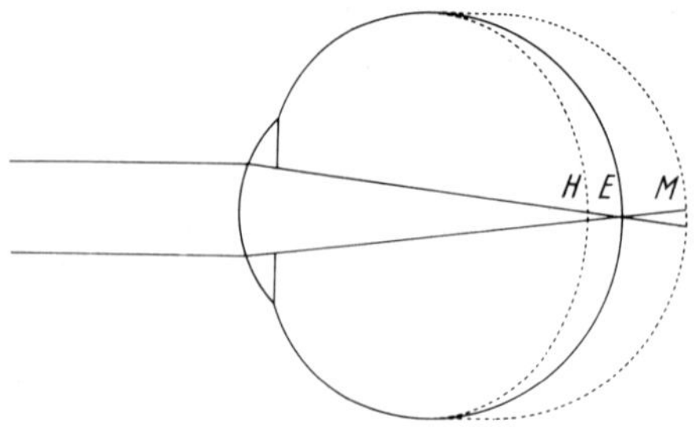

Abb. 235 Strahlengang im emmetropen Auge (E). Der Brennpunkt liegt in der Netzhautebene. Zum Vergleich der Bulbusgröße: hyperopes (H) und myopes (M) Auge gestrichelt

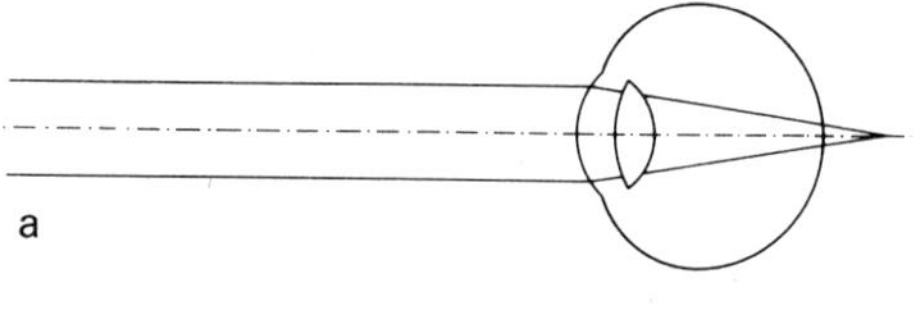

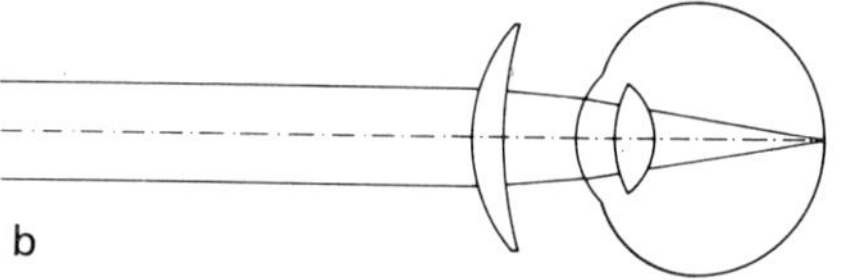

Abb. 236 a und b Strahlengang im hyperopen Auge
a) *Ohne* korrigierendes Glas: Der Brennpunkt liegt hinter der Netzhautebene
b) *Mit* korrigierendem Glas (Plus- oder Sammelglas): Der Brennpunkt liegt in der Netzhautebene

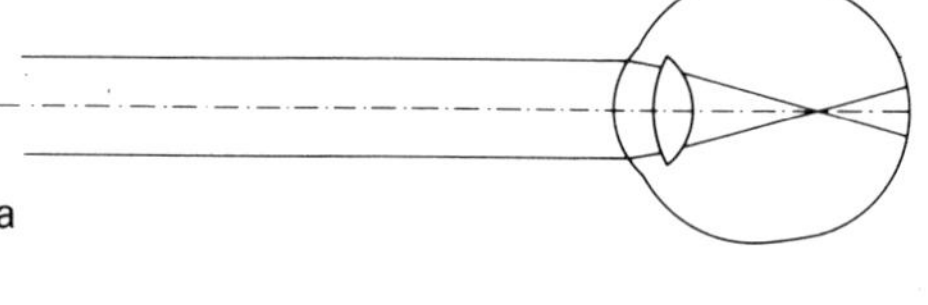

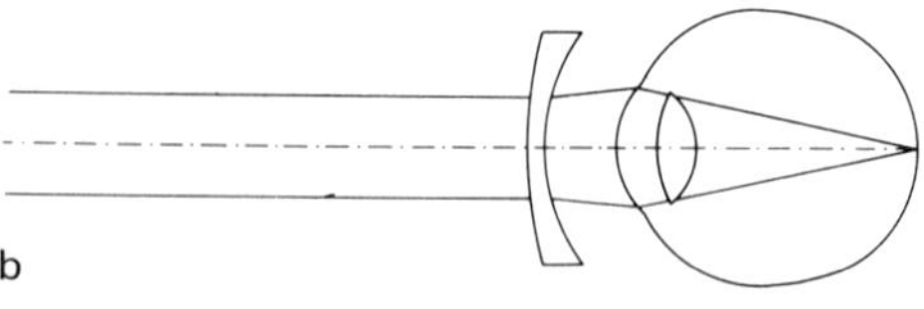

Abb. 237 a und b Strahlengang im myopen Auge
a) *Ohne* korrigierendes Glas: Der Brennpunkt liegt vor der Netzhautebene
b) *Mit* korrigierendem Glas (Minus- oder Zerstreuungsglas): Der Brennpunkt liegt in der Netzhautebene

Akkommodation ausgleichen. Auf die Dauer entstehen jedoch Beschwerden *(akkommodative Asthenopie),* weil der Strahlenkörpermuskel nicht nur beim Blick in die Nähe, sondern bereits beim Blick in die Ferne ständig angespannt bleibt.

Wie schon oben ausgeführt, ist die Akkommodation die Fähigkeit der Linse, ihre Brechkraft durch stärkere Wölbung zu erhöhen. Diese Fähigkeit läßt im Laufe des Lebens durch Abnahme der Kraft des Ziliarmuskels sowie der Elastizität der Linse allmählich nach (s. S. 55). Meist beginnt die merkbare Abnahme der Akkommodationskraft zwischen dem 40. und 50. Lebensjahr, wenn in 30 cm Leseentfernung nicht mehr die kleinste Schrift gelesen werden kann. Diesen Zustand nennt man *Alterssichtigkeit (Presbyopie).*

Wenn ältere Leute jenseits des 50. Lebensjahres noch *ohne Brille* lesen, so ist dies ein Beweis dafür, daß sie kurzsichtig sind; das Sehen in die Ferne ist schlecht* (S. 228), aber die Nahsicht ist gut (kurzsichtig), da ihre Augen ständig für eine kurze Entfernung eingestellt sind und deshalb keiner Nahbrille bedürfen.

Die Brechungsfehler der Augen werden durch Brillengläser ausgeglichen, seltener durch Kontaktlinsen, Sammelgläser sind Konvexgläser (Plusgläser), die die Brechkraft des *hyperopen* Auges erhöhen und alle Gegenstände vergrößert erscheinen lassen. Zerstreuungsgläser oder Konkavgläser sind Minusgläser; sie setzten die Brechkraft des myopen Auges herab und verkleinern die Gegenstände scheinbar (Abb. 238a–b).

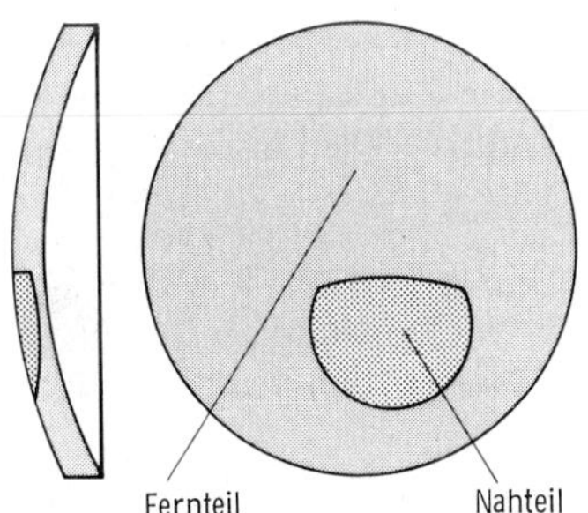

Abb. 238 a **Zweistärken-Glas.** Mit fast unsichtbar eingeschmolzenem Nahteil.

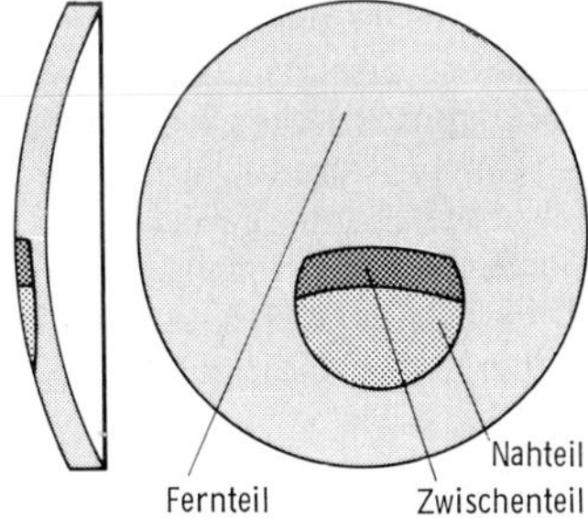

Abb. 238 b **Dreistärken-Glas** für drei Sehbereiche: Ferne, Zwischenbereich, Nähe.

Der Brechungsfehler durch *Stabsichtigkeit* (Astigmatismus, vgl. S. 238) wird durch Zylindergläser ausgeglichen; diese wirken nur in einer Richtung sammelnd oder zerstreuend, während sie in der dazu senkrechten Richtung keine optische Wirkung haben. Daher müssen sie im Brillengestell – je nach ihrer Achse – eine bestimmte Lage haben, die im Tabo-Schema (vgl. S. 236) angegeben wird.

Sammelgläser werden verordnet bei *Übersichtigkeit, Zerstreuungsgläser* bei *Kurzsichtigkeit, Zylindergläser* bei *Stabsichtigkeit.*

Wenn Kurz- oder Übersichtigkeit zusammen mit einer Stabsichtigkeit auftreten, werden kombinierte Gläser verordnet, deren Brechkraft in allen Meridianen unterschiedlich ist. Die *Zweistärkengläser* oder *Bifokalgläser* haben einen oberen Fern- und einen unteren eingeschliffenen oder eingeschmolzenen Nahteil mit unterschiedlicher Brechkraft (Abb. 238a). Sie sind eine Kombination von Fern- *und* Lesebrille, wodurch dem Brillenträger das ständige Auf- und Absetzen der Nahbrille, z. B. beim Schalterdienst oder beim Einkauf, erspart wird. Bei den *progressiven sog. gleitenden Gläsern* geht der Fernteil in der oberen Hälfte des Brillenglases allmählich „gleitend" in den Nahteil über. Dadurch werden die sichtbaren scharfen Grenzen der Zwei- und Dreistärkengläser vermieden.

Prismengläser dienen dem Ausgleich der fehlerhaften Augenstellung und werden zusätzlich in der Schielbehandlung und bei Doppeltsehen (Augenmuskellähmungen) angewandt.

Daneben gibt es noch *Lupenbrillen, Prismenlupenbrillen* und *Fernrohrbrillen;* sie steigern die zentrale Sehleistung, engen jedoch gleichzeitig das Gesichtsfeld ein. Sie finden ihre Anwendung bei hochgradiger Sehschwäche und bei besonders hohen Anforderungen an das Nahsehvermögen (z. B. Uhrmacher). Optimal für Sehschwache sind die *Fernseh-Lesegeräte. – Kontaktlinsen:* Es gibt Hartlinsen, Weichlinsen und Dauertragelinsen. *Hartlinsen:* Ihr Durchmesser ist kleiner als jener der Hornhaut. Die Haftung sowie die Sauerstoffversorgung der Hornhaut erfolgt durch den sich mit jedem Lidschlag erneuernden Tränenfilm zwischen Kontaktlinse und Hornhaut. Die Linse ist kosmetisch nicht störend, da Plexiglas fast unsichtbar ist. Ihr *klinisches* Hauptanwendungsgebiet liegt bei einseitiger Linsenlosigkeit, bei höherer Stabsichtigkeit (Astigmatismus) und kegelartiger Vorwölbung der Hornhaut (Keratokonus). *Weichlinsen:* Ihr Durchmesser ist größer als jener der Hornhaut, dadurch bedecken sie den Hornhautrand

---

* Als Gustav Adolf von Schweden in der Schlacht bei Lützen fiel, die den 30jährigen Krieg entschied, schrieb der Chronist: Sein „kurzes Gesicht" brachte ihn zu nahe an den Feind und damit in den Tod.

(Limbus) und haften sehr fest. Der hohe Wassergehalt von 40–80% macht diese Linse sauerstoffdurchlässig und flexibel (vgl. Abb. 248) mit hohem Tragekomfort. *Dauertragelinsen,* sog. Permalinsen: Sie besitzen einen der Hornhaut vergleichbaren hohen Wassergehalt von 71% und hohe Sauerstoffdurchlässigkeit. Dadurch können sie über Wochen im Auge verbleiben, wodurch Probleme des Aus- und Einsetzens bei Kindern und älteren Patienten entfallen. Alle 14 Tage sollte jedoch das Auge überprüft (Gefäßneubildung am Hornhautrand!), die Linse abgesetzt, gründlich gereinigt und über Nacht desinfiziert werden. Hauptindikation: Einseitige Linsenlosigkeit bei Kindern und seltener Senioren.

Prüfung des Sehvermögens

Die Prüfung des Sehvermögens geschieht zunächst für jedes Auge einzeln (monokular), sodann für beide Augen gemeinsam (binokular) für Ferne und Nähe. Die *Fernprüfung* erfolgt am günstigsten im Abstand von 5 m, die Nahprüfung in 30–40 cm. Dem Prüfling wird das Probiergestell entsprechend seinem Pupillenabstand aufgesetzt. Zunächst wird das rechte Auge, anschließend das linke Auge untersucht. Das nicht zu untersuchende Auge wird dabei jeweils abgedeckt.

Die einfachsten Sehzeichen sind der *„Pflüger-Haken“* und der *„Landolt-Ring“* (Abb. 239). Sie werden in unterschiedlicher Größe abgebildet und können auch von Kindern erkannt werden, die noch keine Zahlen oder Buchstaben kennen. Der Prüfling hat anzugeben, nach

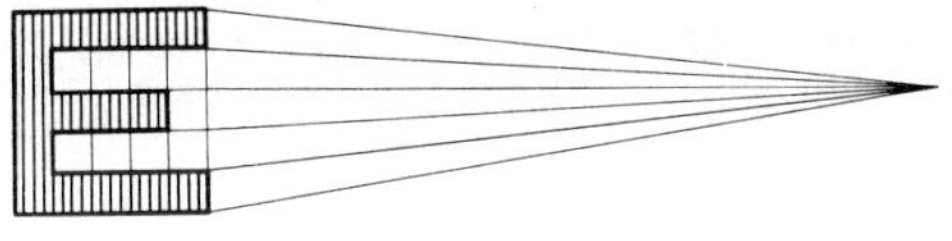

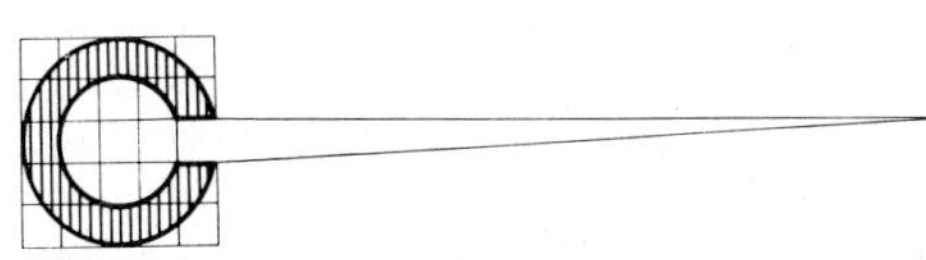

Abb. 239 Snellen-Prinzip der Leseprobetafeln. Der Abstand zwischen den Balken des Pflügerschen E-Hakens beträgt ebenso wie die Öffnung des optisch gleichwertigen Landoltschen Ringes eine Bogenminute, was der Breite eines Zapfens entspricht. Die Länge und Breite der Sehproben entspricht 5 Bogenminuten, d. h. sie sind in ein Quadrat eingezeichnet, das dem 5fachen der Strichdicke des Prüfzeichens entspricht

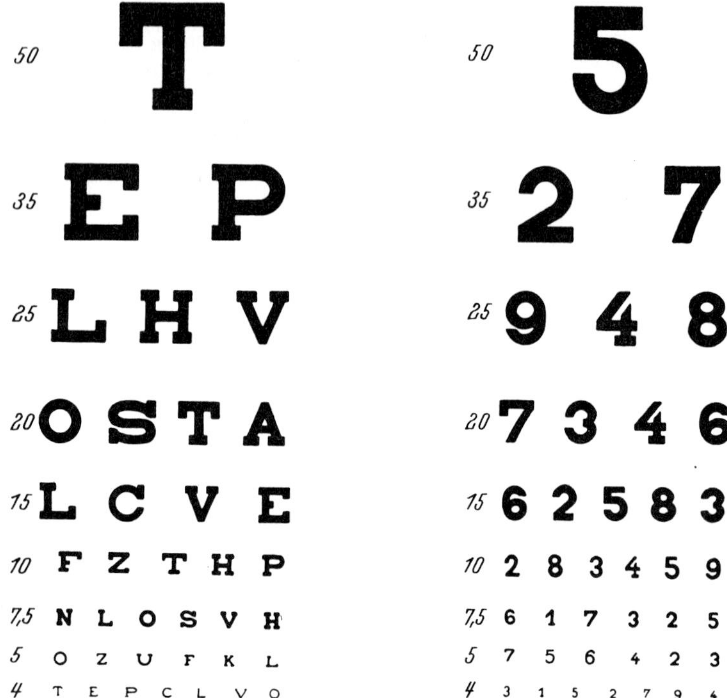

Abb. 240 Leseprobentafel (Abstand 5 m) nach Schweigger. Am Rande der Tafeln ist der Abstand (in Metern) angegeben, in welchen das normalsichtige Auge die verschiedenen großen Prüfzeichen (Optotypen) erkennt. Personen, welche die unter 4 angegebenen Prüfzeichen erkennen, haben überdurchschnittliche Sehschärfe, ihre Zapfenbreite ist kleiner als 1 Bogenminute

welcher Seite das Sehzeichen geöffnet ist. Jedes Sehzeichen, z. B. der Pflüger-Haken oder der Landolt-Ring, ist in ein Quadrat eingezeichnet, dessen Durchmesser der 5fachen Strichstärke des Zeichens entspricht. Beim „E“, z. B. sind Breite der Balken (Strichdicke) und Entfernung der Balken (Zwischenraum) gleich.

Das vollsichtige Auge ist entsprechend der errechneten Größe der Buchstaben bzw. Zahlen in der Lage, auf den verschiedenen Sehprobetafeln nach Schweigger, Hess oder Löhlein (Abb. 240 u. 241) jeweils den obersten größten Buchstaben, z. B. das „T“ noch in einer Entfernung von 50 m zu erkennen. Aus diesem Grunde ist seitlich eine kleine Kennzahl „50“ angebracht. Die ermittelte Sehleistung wird in Form

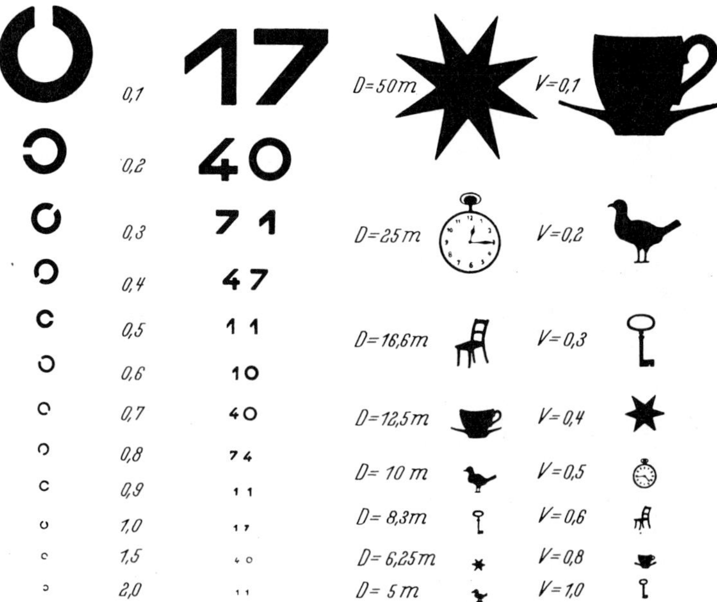

Abb. 241 Leseprobentafel (Abstand 5 m). Internationale Sehproben nach v. Hess (links: Landolt-Ringe, rechts: Zahlen). – Kinderbildtafel nach Löhlein (links: Soll-Entfernung [D = 50 m], rechts: Sehschärfe [Visus]). Beispiel: Visus = Quotient aus Ist-Entfernung (5 m Prüfstand) nach Soll-Entfernung (50 m) = 0,1

eines Bruches angegeben, im Zähler steht die tatsächliche Prüfentfernung oder Ist-Entfernung (5 m), im Nenner jene Entfernung, in der die zu erkennende Zahl vom Auge noch hätte gelesen werden müssen (Soll-Entfernung). Die Sehschärfe ist somit bestimmt durch das Verhältnis der Ist-Entfernung zur Soll-Entfernung, d. h. Sehschärfe = Ist-Entfernung durch Soll-Entfernung.

Beispiel: Liest jemand nur das Prüfzeichen „T“ in einer Entfernung von 5 m, so lautet die Niederschrift: $^{5}/_{50}$ d. h. der Prüfling hat in 5 m das Prüfzeichen „T“ wahrgenommen, das ein vollsichtiges Auge noch in 50 m zu erkennen vermag. Die ermittelte Sehleistung beträgt daher $^{5}/_{50}$ oder umgerechnet $^{1}/_{10}$ (= 0,1) der Norm. Die kleinste, noch ohne korrigierendes Glas vollständig gelesene Reihe ergibt den sog. *Naturalvisus,* der entsprechend notiert wird (z. B. 0,5 oder $^{5}/_{10}$ s. c. = sine [ohne] correctione).

Werden die größten Buchstaben oder Zahlen nicht mehr erkannt, so prüft man *Fingerzählen* in 1 m, Erkennen von *Handbewegungen* dicht vor dem Auge oder Wahrnehmung von *Lichtschein* aus verschiedenen Richtungen (Lichtlokalisation). Volle Sehleistung besteht, wenn die mit der Kennzahl 5 bezeichnete Buchstaben- oder Zahlenreihe in 5 m Entfernung fehlerlos gelesen wird. Die Niederschrift lautet dann $^5/_5$, was $^1/_1$ = 1,0 entspricht.

Die Prüfung der *Sehschärfe* in der *Nähe* erfolgt mit Lesetafeln nach Nieden oder Jäger. Hierbei wird die Nummernbezeichnung des kleinsten, eben noch gelesenen Druckes angegeben. Die *Prüfentfernung* beträgt 30–35 cm. Die normale *Leseentfernung* hingegen ist in der Regel größer, sie variiert je nach Armlänge, Körpergröße oder sonstigen Gewohnheiten (Beruf), oft zwischen 40–50 cm weshalb die verordnete Gläserstärke schwächer sein soll.

Beispiel: Wird die feinste mit Nummer 1 bezeichnete Schrift der Nieden-Tafel mit + 1,5 sph in 30 cm gelesen, so lautet die Niederschrift: Nieden 1 in 30 cm. Für die Lesebrille empfiehlt sich jedoch + 1,25 oder sogar + 1,0 sph für die größere Leseentfernung.

Folgende Bezeichnungen haben sich als zweckmäßig erwiesen: *Sehleistung* = Sehwert ohne korrigierendes Glas (since correctione = s. c. abgekürzt).

Andere Bezeichnungen sind Visus naturalis oder Rohvisus.

Sehschärfe = Sehwert mit bestem korrigierenden Glas (cum correctione = c. c. abgekürzt).

Sehvermögen = Gesamtleistung des Sehorgans (Visus, Gesichtsfeld, Farben-Dunkel-Sehen).

Amblyopie = anlagebedingte, durch optische Hilfsmittel nicht zu behebende Herabsetzung der Sehschärfe am sonst nicht krankhaft veränderten Auge.

Amaurose = Erblindung, d. h. Ausfall *sämtlicher* optischer Funktionen. *Praktische Erblindung* = Sehrest auf dem *besseren* Auge nicht mehr als $^1/_{50}$ (2%) oder gleichrangiger Sehverlust, z. B. röhrenförmiges Gesichtsfeld, so daß in fremder Umgebung ohne Hilfe keine Fortbewegung möglich ist.

Objektives Kennzeichen: amaurotische Pupillenstarre, d. h. die Sehfunktion ist erloschen, die Pupille ist mittelweit, sie verengt sich nicht bei direkter Beleuchtung.

Beispiel für eine Niederschrift der Sehschärfe (s):
R = s. c. $^5/_{50}$ mit –4,0 sph = c. c. $^5/_5$ (c. c. = cum [mit] correctione)
R = s. c. $^5/_{10}$ mit –3,5 sph = c. c. $^5/_5$ (sph = sphärisch)
oder
R = s. c. 0,1 mit –4,0 sph = c. c. 1,0
L = s. c. 0,5 mit –3,5 sph = c. c. 1,0

Die Sehschärfe wird wie in den Beispielen entweder in Brüchen oder in Dezimalzahlen angegeben. In den Brüchen steht *oberhalb* des Striches die Prüfentfernung in Metern (z. B. 5 m oder 6 m), *unterhalb* des Bruchstriches die Zahl, die an der Testtafel klein vermerkt ist, also die Zahl, in welcher ein Normalsichtiger diese Testzeichen lesen kann. $^5/_{50}$ bedeutet, daß in einer Entfernung von 5 m der Patient das Sehzeichen liest, das ein Normalsichtiger noch in 50 m lesen kann.

Erkennt der Prüfling die Testreihe nur zum Teil richtig, wird hinter die angegebene Sehschärfe ein „p" (partiell) gesetzt. Läßt sich eine schlechte Sehschärfe in Zahlen nicht mehr ausdrücken, so dienen dem Arzt folgende Angaben:

Fingerzählen in 1 m, *Handbewegungen* in 2 m, *Lichtschein* mit richtiger Angabe der Richtung, aus der Licht kommt, Lichtschein mit falscher „Lokalisation".

Sehtestgeräte: Die Durchführung von Reihentests bei Kindern im Vorschul- und Einschulalter ist heute integraler Bestandteil der Gesundheitsfürsorge. Hier hat sich das *Sehtestgerät* R 5 *(Rodenstock)* bewährt. Das speziell für die Untersuchung von Kindern entwickelte Gerät (Abb. 242) ist technisch einfach und kann auch vom Hilfspersonal bedient werden. Testplatten mit kinderspezifischen Sehzeichen ermöglichen folgende Prüfungen: Sehschärfe mon- und binokular für Ferne und Nähe, Binokularsehen sowie Phorie (Augenstellung!) und Stereosehen. Ein entsprechendes Gerät für Reihenuntersuchungen von Erwachsenen ist das Testgerät R 7 *(Rodenstock)*.

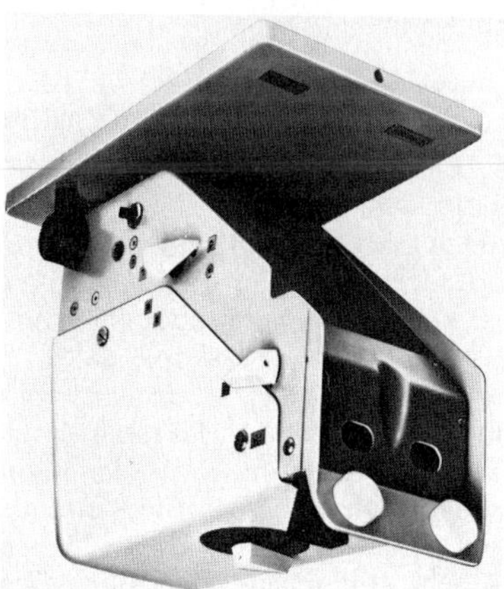

Abb. 242 R-5-Gerät (Rodenstock). Dieses Sehtestgerät eignet sich für Reihenuntersuchungen im Kindergarten und in Schulen. Die kinderspezifischen Sehzeichen erlauben die Sehprüfung bereits im Vorschulalter. Die Sehschärfe kann monokular und binokular für Ferne und Nähe, ebenso wie Phorie (d. h. Stellung der Augen) und Stereosehen geprüft werden. Eine spezielle Testscheibe ist auch für die Prüfung des Farbensehens entwickelt. Eine Zeilenblende erleichtert die Verständigung mit dem kleinen Prüfling

Verordnung von Brillengläsern

Brillenbestimmung. Man benötigt das *Probierbrillengestell,* den *Probiergläserkasten* oder einen *Phoropter* (vgl. Abb. 125), die Sehprobentafel an der gegenüberliegenden Wand für die Fern- und eine Leseprobetafel mit verschiedener Druckgröße für die Nahsehprüfung (vgl. Abb. 239–241). Heutzutage werden die Sehproben vielfach durch einen *Sehzeichenprojektor* (vgl. Abb. 125) auf einen Spezialschirm geworfen. Die Figuren oder Zahlen (sog. Optotypen) befinden sich auf kleinen Diapositiven, die in eine Scheibe eingelassen sind. Durch Drehung der Scheibe können die Optotypen wahlweise auf die gegenüberliegende Wand projiziert werden. Der Prüfling sitzt neben dem Sehzeichenprojektor, der vom Arzt bedient wird.

Phoropter. Es handelt sich um ein modernes Sehprüfgerät, indem staubdicht und gegen Verkratzungen und Verschmutzung gesichert, sämtliche Probierbrillengläser für jedes Auge getrennt enthalten sind. Der zu untersuchende Patient sitzt hinter dem Gerät. Nachteil: nur Stirnanlage, Zentrierung instabil, weshalb zur abschließenden Feinabstimmung die Probierbrille (Abb. 243) mit den ermittelten Gläserwerten verwendet werden sollte. Alle Brillenglasbestimmungen für Ferne und Nähe können bei individueller Kopf- und Körperhaltung des Prüflings bei geringstem Zeitaufwand durch Drehen an den verschiedenen Knöpfen durchgeführt werden. Moderne Phoropter sind z. B. der Phorolux von Rodenstock oder das Visutest-D von Möller-Wedel. Neueste Entwicklungen, z. B. das Visutron, sind Phoropter mit Schaltpult. Der Wechsel der Gläser erfolgt durch Fingerdruck (digital) auf die Tasten, so daß das Drehen an der Refraktionsscheibe entfällt. Ebenso lassen sich die gefundenen Werte digital anzeigen und ausdrucken. Es gibt auch schon Geräte mit elektronisch gesteuerter Darbietung der Sehzeichen im freien Raum.

Refraktionsbestimmung (3 Untersuchungsgänge)

1. *Objektive Refraktometrie.* Zur *objektiven* Refraktometrie benutzt man manuelle Refraktometer, z. B. das PR 50 von Rodenstock oder das 140 von Zeiss sowie vollautomatische höchst aufwendige Apparate, z. B. von Humphrey, die von der Arzthelferin bedient werden. Als erstes wird die Refraktion (Brechkraft) des rechten und linken Auges einzeln *(monokular)* mit dem Refraktometer oder bei Kleinkindern, die noch nicht ruhig sitzen, durch Skiaskopie (S. 157) geprüft. *Objektiv* heißt diese Sehprüfung, da die Werte ohne Mithilfe des Patienten gemessen und bei den meisten Geräten durch Tastendruck ausgeworfen werden. Eine Fehlerquelle ist die mögliche Akkommodation des Patienten während der automatischen Prüfung. Deshalb wird bei Kindern und hyperopen Jugendlichen die Akkommodation vorher durch Zykloplegie (Lähmung des

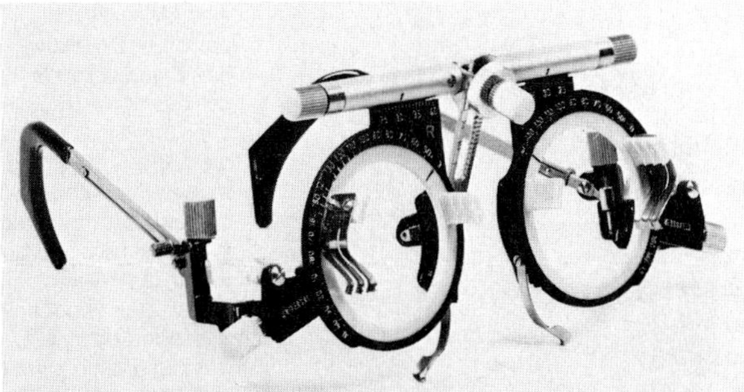

Abb. 243 Probierbrille seitlich. 3 Nutenreihen ermöglichen vor jedes Auge 3 Probiergläser in beliebiger Kombination federnd einzuklemmen. Die Zylindergläser können mit Schrauben gedreht werden, um die erforderliche Achsenlage entsprechend dem Tabo-Schema einzustellen. Steg und Bügel sind verstellbar. Jeder Bügel kann um eine Achse gehoben und gesenkt, verlängert und verkürzt werden, je nach Lage der Ohren. Der Nasensteg kann gehoben, gesenkt und geneigt werden. An einer seitlichen Skala ist der Glasabstand vom Auge (Hornhaut-Scheitel-Abstand) abzulesen

Ziliarmuskels) mit dem kurzwirkenden Cyclopentolat 1% oder dem intensiver wirkenden und länger anhaltenden Atropin 1 bis 2% bei schon älteren Hyperopen mit Homatropien 1%, ausgeschaltet.

2. *Sehleistung ohne Korrektion* (Rohvisus). Zunächst wird die Sehleistung, d. h. der Rohvisus, bestimmt. Hierzu verdeckt man ein Auge, meist zunächst das linke, während dem rechten Auge Sehproben dargeboten werden. Das Abdecken eines Auges kann am Probierbrillengestell oder am Brillengestell des Phoropters erfolgen: Die zu untersuchende Seite bleibt ohne Glas, auf der anderen wird ein Mattglas vorgesetzt. Das Probierbrillengestell (Abb. 243 u. 244) wird so eingestellt, daß das Probierglas mit seinem Zentrum genau vor der Pupillenmitte in einem Abstand von 16 mm senkrecht zu stehen kommt. Dabei dürfen die Wimpern nicht auf dem Glas schleifen, und das Gestell darf nicht schief sitzen. Der Patient versucht die dargebotenen Sehproben zu lesen. Die kleinste Reihe, die noch fehlerlos gelesen werden konnte, wird notiert. Wird die volle Sehleistung nicht erreicht, so werden probeweise sphärische Minus- oder Plusgläser für jedes Auge einzeln (Monokular) vorgesetzt, bis der beste Visus erreicht ist. Zeigt das Refraktometer auch einen Astigmatismus (Stabsichtigkeit, S. 225) an, so wird derselbe am Ophthalmometer (Abb. 125, S. 127 und Abb. 246) geprüft.
3. *Subjektive Feinabstimmung.* Diese erfolgt für beide Augen gleichzeitig *(binokular)*. Die ermittelten Werte für rechts und links wer-

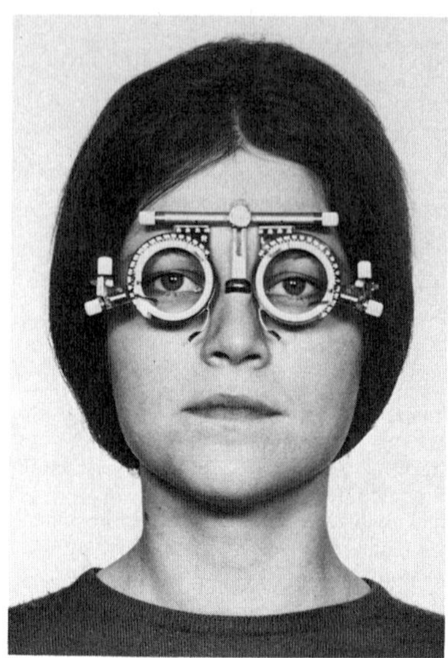

Abb. 244 Richtiger Sitz der Probierbrille. Der Patient blickt durch das Zentrum der Brille. Die verschiedenen Schrauben ermöglichen im Gegensatz zum Phoropter die Anpassung an den exakt zentrierten Pupillenabstand zwischen den beiden Augen, der individuell zwischen 58 und 64 mm liegt, sowie an jede Gesichtsform. Jeder Bügel kann gehoben oder gesenkt, verlängert oder verkürzt werden. Der Nasensteg kann gehoben, gesenkt oder geneigt werden

den auf Verträglichkeit geprüft. Da stets ein Auge führt, zumeist das rechte, ist es oft erforderlich, das zweite Auge abzuschwächen, mitunter auch geringgradig das führende.

Merke: Nicht maximale Sehschärfe sondern *optimale* Verträglichkeit ist das Ziel der Brillenverordnung.

Zeigt das Refraktometer einen **Astigmatismus** (Stabsichtigkeit, S. 225) an, so wird derselbe an einem Spezialgerät, dem *Ophthalmometer* (Abb. 125, S. 127) bestimmt. Auch beim Ausgleich dieses Krümmungsfehlers der Hornhaut ist auf binokulare Verträglichkeit zu achten. Ausgleich durch zu starke Zylindergläser verzerrt das Bild vor allem bei Blickbewegungen. Für den Abgleich von Zylindergläsern eignet sich die Kreuzzylindermethode.

Überwiegend wird heutzutage der Probiergläserkasten (Abb. 247) durch die Probierglasscheibe im Phoropter ersetzt (vgl. S. 127).

Brillenrezept: Dasselbe muß, ähnlich dem Arzneimittelrezept, den Namen, Vornamen und den Wohnort des Patienten sowie die Unterschrift des Arztes enthalten. Außer der Gläserstärke ist zu vermerken: der Pupillenabstand und bei stärkeren Gläsern der Hornhaut-Scheitel-Glasabstand sowie ob es sich um sphärische oder zylindrische oder kombinierte Gläser handelt. Die Achsenlage wird mit einer Ziffer angegeben, die dem sog. **Tabo**-Schema (= *T*echnischer *A*usschuß *B*rillen-*O*ptik) entspricht.

Beispiele:

1. Rp. R + 2,5 sph, L + 2,0 sph
2. Rp. R – 3,0 sph, L – 3,0 sph
3. Rp. R + 0,5 sph. komb. −3,0 cyl/A 90°
   L + 5,0 sph. komb. −3,5 cyl/A 100°
4. Rp. R + 5,5 sph. komb. +0,5 cyl/A 10°
   L + 5,5 sph. komb. +0,75 cyl/A 15°
5. Rp. Ferne: R + 2,0 sph, L + 2,5 sph
   Nähe: R + 4,0 sph, L + 4,5 sph
   mit anderer Schreibweise: Bifokalgläser.
6. Rp. FR + 2,0 sph FL + 2,5 sph
   NR + 4,0 sph NL + 4,5 sph

Bei der Brillenverordnung muß die Gläserstärke für Ferne und Nähe getrennt angegeben werden; sollen Nah- und Fernglas in einer Brille vereint sein, so ist der Zusatz „Zweistärkengläser“ oder „Bifokalgläser“ anzubringen.

Ein *kurzsichtiger* (myoper) Patient sieht in der Nähe gut, in der Ferne schlecht (z. B. hält er ein Schriftstück beim Lesen näher ans Auge als ein Normalsichtiger). Zum Ausgleich seines Sehfehlers benötigt er Minusgläser (Konkavgläser, d. h. Zerstreuungsgläser), die beim Durchblick das Bild verkleinern.

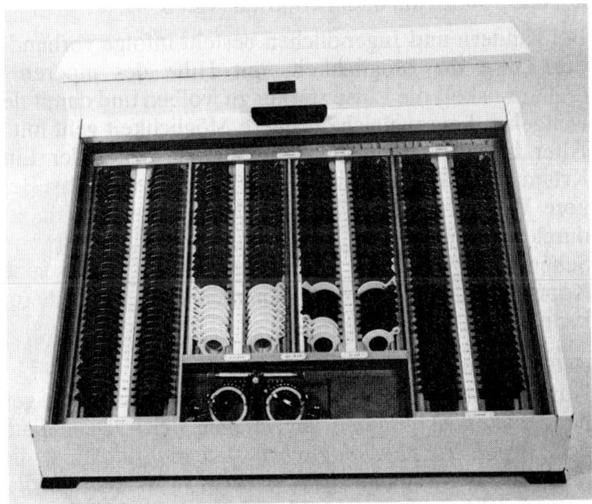

Abb. 245 Probiergläserkasten. Spärische, zylindrische und prismatische Gläser, durch Farben und Zeichen voneinander unterschieden, finden sich in abgestufter Stärke in Kunststoffassungen wohlgeordnet in einem verschließbaren Kasten untergebracht, gemeinsam mit einem Probiergestell

nur in einer Richtung Brechwirkung besitzen. In dieser Richtung werden die Strahlen gebrochen, während sie in der anderen Richtung gerade, d. h. ungehindert hindurchgehen. Die Zylinderstärke bleibt in der Fern- und in der Nahbrille gleich. Liegt zusätzlich zum Astigmatismus eine Kurz- oder Weitsichtigkeit vor, so wird auch diese bei der Korrektur berücksichtigt. Beim *irregulären* Astigmatismus erzielt man in der Regel durch Kontaktlinsen, je nach Befund, harte oder weiche, die besten Resultate.

Um dem Optiker angeben zu können, in welcher Richtung, d. h. in welcher Achse die Strahlen des Zylinderglases in der Brille abgelenkt werden sollen, enthält die Fassung des Probierglases eine Einteilung von 0–180 Grad. Die am Ophthalmometer gefundenen Achsenwerte werden noch durch subjektive Feinabstimmung überprüft und sodann in das Tabo-Schema (S. 236) eingetragen.

Scheitelbrechwertmesser (Abb. 247)

(Gerät zur Bestimmung der Brillenglasstärke)

Die einzelnen Geräte sind unterschiedlich. Es gibt heute schon vollautomatische Geräte mit digitaler Ablesung, die auch die Gläserstärke ausdrücken. Das zu messende Brillenglas wird mit seiner Augenseite auf die Meßauflage aufgelegt, so daß die Brillenbügel zum Lampengehäuse nach unten zeigen; zuerst immer das rechte, anschließend das linke Glas bestimmen. Die Zentrierung erfolgt mit Hilfe des Fadenkreuzes und der Testfigur.

Sphärische Gläser: Bei gleichzeitigem Blick durch das Okular wird vom positiven Skalenanteil, d. h. von der Plusseite herkommend, so lange am Handrad gedreht, bis die Meßfigur scharf erscheint.

Zylindergläser: Zumeist sind Zylindergläser mit sphärischen Gläsern kombiniert, so daß ein sphärischer und ein Zylinderwert ermittelt wird.

Den *sphärischen Scheitelbrechwert* liest man in dpt (Dioptrien) an der Skala ab.

1. Durch Drehung an dem Handrad der Dioptrienskala wird, von der Nullstellung ausgehend, so lange gedreht, bis ein Teil der Testfigur absolut scharf erscheint;
2. Ablesen des Wertes an der Skala:
3. weitere Drehungen sind erforderlich, bis der entgegengesetzte Teil der Testfiguren erscheint;
4. Ablesen des ermittelten Wertes;
5. der kleinere Wert ergibt das sphärische Glas;
6. die Differenz beider Werte ergibt den Zylinder;
7. die Achsenrichtung des Zylinderglases wird bei Scharfeinstellung des höheren Wertes abgelesen.

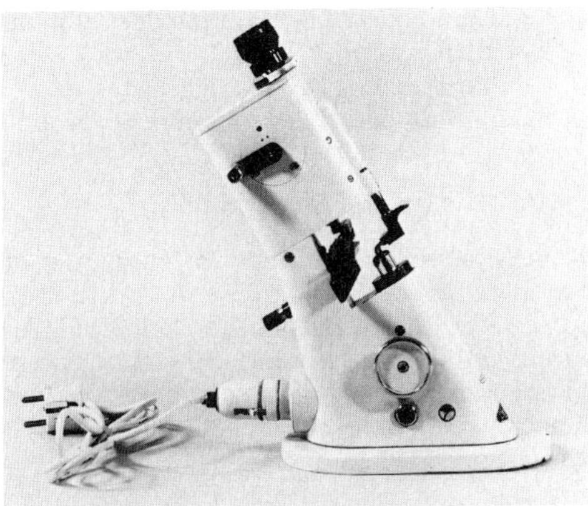

Abb. 247 *Einfacher* Scheitelbrechwertmesser zur Bestimmung der Brillenglasstärke. Eine Testmarke wird durch Schraubendrehung scharf eingestellt. Der sphärische, zylindrische bzw. prismatische Wert wird abgelesen. Neueste Geräte geben die Werte durch Projektion wieder

Bei *zylindrischen Gläsern* sind somit entsprechend den verschiedenen Brechwerten in den beiden Hauptschnitten zwei Messungen erforderlich. Beispiel:

erster gemessener Wert:	–3,0 dpt
zweiter gemessener Wert:	–5,0 dpt Achse 30°
Das Glas heißt dann:	–3,0 sph komb. –2,0 cyl/A 30°

Prismen-Ausmessung. Es ist zweckmäßig, zunächst auf dem Glas mit einem Filzstift den Punkt zu markieren, in dem die Sehachse beim Blick geradeaus das Brillenglas schneidet.

Dieser Punkt wird am Scheitelbrechwertmesser genau zentrisch eingestellt. Nach Scharfeinstellung der Meßfigur am Handrad erscheint diese nicht im Zentrum des Blickfeldes.

Der Meridian, in dem der Mittelpunkt der Meßfigur nunmehr erscheint, gibt die *Basislage* des vorhandenen Prismas an, die Entfernung vom Mittelpunkt hängt ab von der Stärke des vorhandenen Prismas.

Dabei bedeutet Exzentrizität um einen der auf der Meßtafel eingezeichneten Ringe 1 Prismendioptrie (pdptr) Gläserwirkung.

Bestimmung von Bifokalbrillen

1. Zunächst, wie oben angegeben, den Fernteil prüfen und den ermittelten Wert notieren;

2. den Nahteil durch Drehung an der dafür vorgesehenen Schraube ins Blickfeld bringen;
3. Scharfeinstellung der Testfiguren;
4. Skalenwert ablesen und notieren.

Kontaktlinsen (Abb. 248–250)

Kontaktlinsen werden vom Augenarzt mit Hilfe eines Probiersatzes angepaßt. *Harte* Kontaktlinsen s. Abb. 252, S. 245. Die Wahl der passenden Linse erfolgt nach Ermittlung der genauen Werte von Hornhautkrümmungsradius, Korrektionswert und Durchmesser der Hornhaut. Neben der individuellen Anpassung der Kontaktlinse ist eine genaue Unterweisung über ihre Pflege, ihre Reinigung sowie ihr Einsetzen und Herausnehmen erforderlich.

Weiche Kontaktlinsen. Eine Ergänzung zu den harten Kontaktlinsen stellen die sog. *weichen* oder Gelkontaktlinsen dar (Abb. 249). Sie besitzen höheren Tragekomfort und längere Tragezeit (Wochen), erzielen jedoch bei größerem Astigmatismus keine so gute Sehschärfe; sie passen sich der Form der deformierten Hornhaut an und korrigieren daher nicht die Fehlkrümmung. Sie sind größer als die harten Linsen und reichen über den Hornhautrand hinaus, weshalb Reizzustände der Bindehaut nicht selten sind. In hygienischer Sicht gelten die gleichen Vorsichtsregeln, wie für die harten Linsen. Zusätzliche medizinische Indikation: Verbandlinsen, Medikamententräger.

Harte Kontaktlinsen. Wichtigste Eigenschaft: sie haften durch Adhäsion, d. h. durch einen Flüssigkeitsfilm, der sich zwischen Korneallinse und Hornhaut bildet. Der Hornhautrand bleibt im Gegensatz zur weichen Linse frei. – Vor dem Herausnehmen, das *täglich* abends erfolgen soll, oder Einsetzen der Linse müssen die Hände gewaschen werden. Sehr wichtig ist das Sauberhalten der Kontaktlinse. Viele

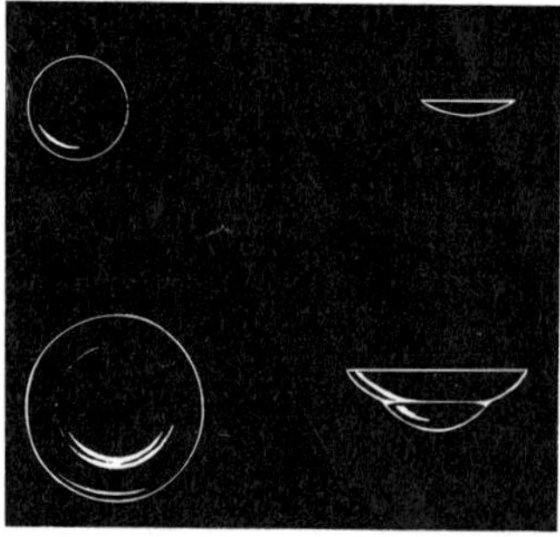

Abb. 248 Kontaktlinsen. Oben: Harte korneale Kunststofflinse (Aufsicht und Schnitt), deren Durchmesser kleiner als jener der Hornhaut ist, so daß der Hornhautrand (Limbus) frei bleibt. Sie schwimmen auf der Hornhaut, d. h. sie haften beweglich durch den Tränenfilm, der gleichzeitig die Hornhaut mit Sauerstoff versorgt. *Unten:* Ältere Linse (Vorgänger) aus Glas, der Form des Augapfels angepaßt, mit einem optischen, die Hornhaut nicht berührenden und einem tragenden Teil, der über den Hornhautrand hinausreicht und auf der Bindehaut sowie der darunterliegenden Lederhaut aufsitzt

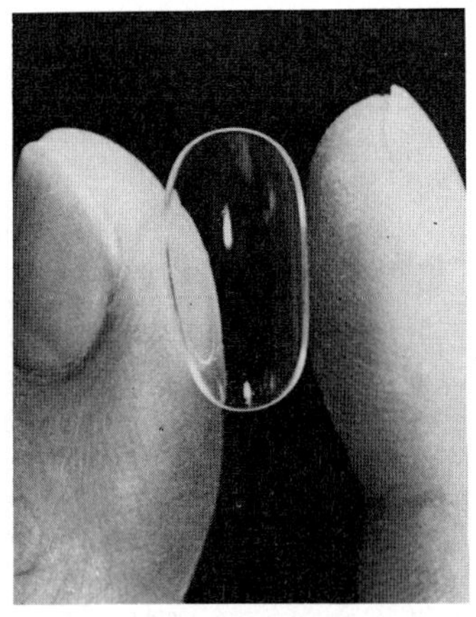

Abb. 249 *Weiche* Kontaktlinse (O_2-durchlässig) mit hohem Wassergehalt und größerem Durchmesser, so daß diese Linse über den Hornhautrand hinaus in die angrenzende Bindehaut reicht. Sie „schwimmt" daher nicht auf der Hornhaut, sondern sitzt der Unterlage auf. Mit 2 Fingern läßt sie sich mühelos zusammendrücken. Ihre subjektive Verträglichkeit ist häufig besser als die der konventionellen harten Linsen. Die Anforderungen an die Pflege bezüglich Keimfreiheit, Feuchtigkeit und Aufbewahrung sind jedoch wesentlich größer. Objektiv kann durch wochenlanges ununterbrochenes Tragen ein Reizzustand der Bindehaut am Hornhautrand auftreten

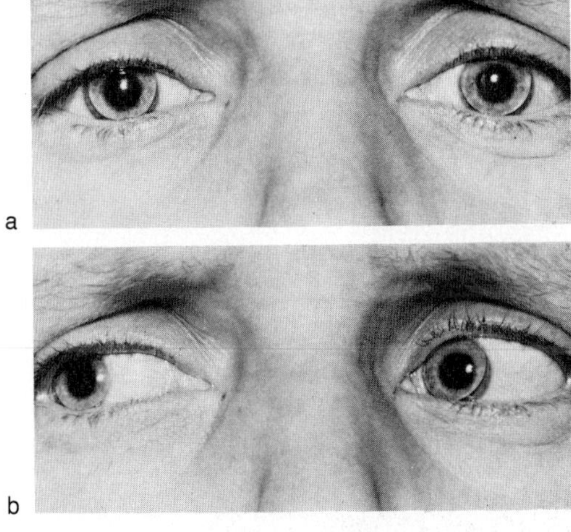

Abb. 250 a und b *Harte* Kontaktlinsen bei geringgradigem Keratokonus bds.

a) Blick geradeaus. Die Kontaktlinsen sind praktisch unsichtbar. Sie bedecken bis auf einen kleinen Saum, der Verschieblichkeit und Erneuerung des Flüssigkeitsfilmes sichert, symmetrisch die Hornhaut (32 J. ♀)

b) Blick zur Seite: Geringe Verschiebung der Kontaktlinse durch die Berührung mit dem Lidrand. Der Hornhautrand (Limbus) bleibt frei

beim Tragen auftretende Schwierigkeiten und Unverträglichkeiten beruhen auf ungenügender Hygiene. Die Linsen verschmutzen und zerkratzen, die Kratzstelle sowie Staubkörnchen scheuern auf der sehr empfindlichen Hornhaut und rufen Fremdkörpergefühl hervor. Vorsicht bei Anwendung von Lidrandkosmetika.

Die Linsen werden naß oder trocken in speziellen Aufbewahrungsbehältern verwahrt (Abb. 251). Die feuchten Behälter müssen regelmäßig gereinigt und täglich mit frischer Lösung versehen werden, da sonst die Flüssigkeit trübe wird und einen idealen Nährboden für Bakterien darstellt. Das Aufnehmen und Hantieren mit den Kontaktlinsen darf nur mit dem dafür geeigneten Sauger oder der angefeuchteten Fingerkuppe erfolgen (Abb. 251). Die Säuberung geschieht mit einem handelsüblich erhältlichen Reinigungsmittel, das anschließend durch Abspülen mit Wasser zu entfernen ist.

Beim Schwimmen sollten Kontaktlinsen nicht getragen werden, da sie im Wasser ihre Haftfähigkeit verlieren. Plötzlich auftretendes *Fremdkörpergefühl* oder starkes Brennen und Tränen der Augen beim Tragen der Kontaktlinsen kann durch einen Fremdkörper, der zwischen Hornhaut und Kontaktlinse sitzt oder durch eine feine Epithelabschürfung (Erosio corneae) verursacht sein (Fluoresceinprüfung, vgl. Tafel III, Abb. 2). Es empfiehlt sich dann, die Kontaktlinse herauszunehmen, gründlich zu reinigen und bis zum Abklingen des Reizzustandes mit dem Wiedereinsetzen zu warten.

Das *Einsetzen* geschieht mit dem Sauger oder indem die Kontaktlinse für das rechte Auge auf die angefeuchtete Kuppe des rechten Zeigefin-

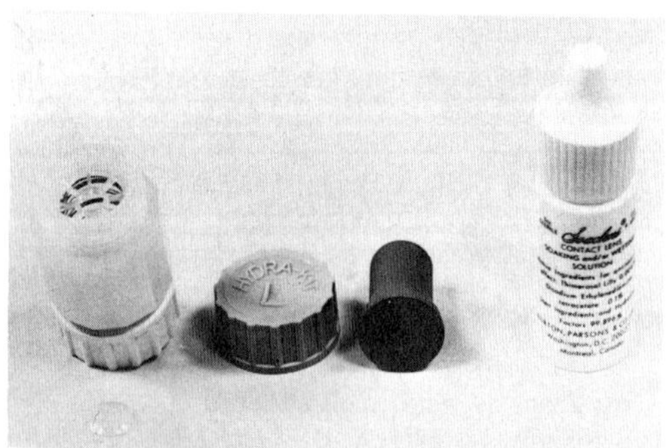

Abb. 251 Aufbewahrungsbehälter für Kontaktlinsen in Flüssigkeit. Um eine Verwechslung der beiden Schalen zu vermeiden, wurden „R“ und „L“ für rechts und links auf dem Deckel vermerkt; daneben ein Sauger zum Einsetzen und Abnehmen der Kontaktlinsen sowie Reinigungsflüssigkeit

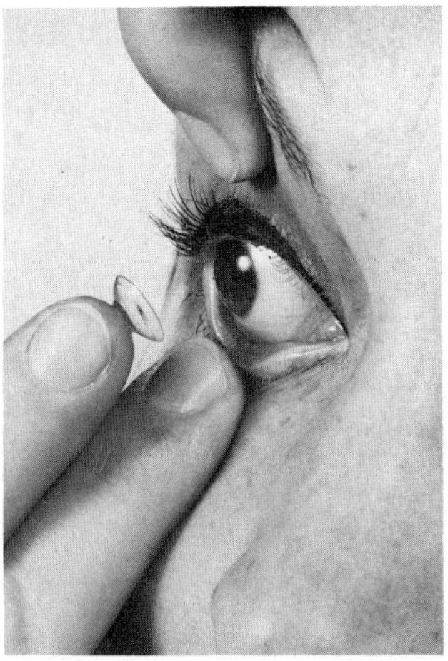

Abb. 252 Einsetzen der *harten* Kontaktlinse: Nach Abziehen der Lider wird bei Geradeausblick des zweiten Auges in den Spiegel die auf der angefeuchteten Kuppe des rechten Zeigefingers sitzende Kontaktlinse leicht auf die Hornhaut getippt

ders gesetzt wird (Abb. 252). Mit Daumen und Zeigefinger der linken Hand werden die Oberlider gespreizt. Der Patient schaut geradeaus in den Spiegel oder, was anfänglich leichter ist, er beugt sich über den auf die Tischplatte gelegten Handspiegel. Die Linse wird nun leicht auf die Hornhaut des Auges angetippt; sodann läßt man zunächst das Unterlid, anschließend das Oberlid los. Am linken Auge wird die Linse auf den Zeigefinger der linken Hand gesetzt, mit der rechten Hand werden das Oberlid bzw. das Unterlid abgezogen. Das *Herausnehmen* der Kontaktlinsen kann auf verschiedene Weise geschehen: Der Patient öffnet die Augen möglichst weit und fixiert einen gegenüberliegenden Punkt. Mit der rechten Hand zieht er den äußeren Lidspalt nach schläfenwärts, dabei springt die Linse von selbst auf ein vorgelegtes Tuch heraus. Bei der zweiten Methode wird die Linse mit dem Sauger sowohl eingesetzt als auch herausgenommen. Die Lider werden gespreizt, der Sauger gleichmäßig auf die Linse aufgesetzt und nach Ansaugen vorsichtig abgehoben.

Sozialophthalmologie

Blindenwesen

Bei Blindheit ist zu unterscheiden zwischen Blindheit im Sinne des Gesetzgebers und im Sinne des Augenarztes. Der Gesetzgeber bezeichnet jemanden als *„blind"*, dessen Sehkraft auf dem besseren Auge bei freiem Gesichtsfeld weniger als $\frac{1}{50}$ beträgt. Eine vergleichbare Störung liegt z. B. vor, wenn bei wesentlich besserer bis normaler Sehschärfe das Gesichtsfeld bis auf 5 Grad eingeengt ist (röhrenförmiges Gesichtsfeld). Das bedeutet für den Patienten, daß er sich ohne Hilfsmittel in fremder Umgebung nicht mehr orientieren kann.

Der Augenarzt bezeichnet ein Auge als blind, das keinen Lichtschein mehr wahrnimmt *(Amaurose)*. Besteht noch ein Sehrest, z. B. $\frac{1}{60}$, so bezeichnet er das Auge als *„praktisch blind"*.

Der Blinde ist weitgehend von anderen Personen seiner Umgebung abhängig. Zur Erleichterung seiner Lebensmöglichkeit und zur Eingliederung in unsere Gesellschaft stehen ihm als Hilfs- und Schutzmittel der weiße Blindenstock, die gelbe Armbinde mit den 3 schwarzen Punkten, die Ultraschallbrille und in einigen Fällen auch der besonders abgerichtete Blindenhund zur Verfügung. Zum „Lesen" verhilft ihm die *Blindenschrift* von Braille, bestehend aus erhabenen Punkten, mit denen sich der Blinde das geschriebene Wort „ertastet". Auch werden bereits viele Bücher und Zeitschriften auf Schallplatten und Tonband gesprochen, und somit dem Blinden über das Gehör zugängig gemacht. In den letzten Jahren wurden weitere Fortschritte erzielt. Für Sehbehinderte, d. h. „Praktisch-Blinde" mit größerem Sehrest, gibt es bereits elektronisch gesteuerte *Fernlesegeräte,* die auf einem Bildschirm Texte, Ziffern und sonstige Zeichen bis zu 60fach vergrößert erscheinen lassen. Für den Vollblinden wurde das Optacon-Lesegerät entwickelt. Eine kleine Kamera, über normale Schrift hinweggeführt, wandelt das Buchstabenbild in leichte Stiche einer Gruppe Nadeln um, die mit der Fingerkuppe ertastbar sind.

In der Bundesrepublik ist die Gewährung der abgestuften Blindenhilfe und des Blindenpflegegeldes entweder durch die Bundesländer oder durch das **Bundessozialhilfegesetz** (BSHG) in der Fassung von 1974 geregelt. Es gibt Sehbehinderten-Kinderschulen (Sehschärfe zwischen

5 und 30%) und Blindenschulen sowie Ausbildungshilfen (Berufswahl) und Umschulungsstätten (Rehabilitation) für Späterblindete, Früherblindete und Mehrfachbehinderte.

Begutachtung

Die Gewährung von Entschädigung wegen Einbuße des Sehvermögens, sei es durch Krankheit, Unfall oder Invalidität, erfolgt nach dem *Bundessozialhilfegesetz.* Die Bemessung der Minderung des Sehvermögens erfolgt durch das *augenärztliche Gutachten.* Richtlinien wurden zuletzt 1981 durch die Deutsche Ophthalmologische Gesellschaft (DOG) erarbeitet und in einer Tabelle niedergelegt. Diese Tabelle stellt eine *Empfehlung* für die Begutachtung dar; sie gibt die Minderung der Erwerbsfähigkeit bei Herabsetzung der Sehschärfe in Prozenten an.

Erklärung der Fremdwörter

A

Abblassung, temporale	weißliche Färbung der schläfenwärtigen Papillenhälfte (Multiple Sklerose!)
Abduktion	Auswärtswendung des Auges
Abduzensparese	unvollständige Lähmung des N. abducens
Aberration	Abweichung von Lichtstrahlen (Abbildungsfehler!) z. B. beim seitlichen Blick durch den Rand des Brillenglases
Ablatio chorioidea	Ablösung der Aderhaut
Ablatio retinae (Amotio)	Netzhautablösung
Abrasio corneae	Abschabung der Hornhaut
Adaptometer	Gerät zum Messen der Dunkelanpassung
Adduktion	Einwärtswendung des Auges
Adenom	Drüsengeschwulst
Aderhautsklerose	Verhärtung der Wandung der Aderhautgefäße
Adhäsion	Verklebung, Verwachsung
Akkommodation	stufenlose Einstellung der Augenlinse auf verschiedene Entfernungen
Akkommodationsparese	krankhafte Schwäche der Einstellung des Auges auf nahe gelegene Objekte zur scharfen Abbildung auf der Netzhaut (z. B. nach Diphtherie!)
Amaurose	Blindheit (vollständige = kein Lichtschein)
Amblyopie	Schwachsichtigkeit, anlagebedingt ohne pathologischen Befund
Amotio (s. Ablatio)	Netzhautablösung
Aneurysma	sackartige Erweiterung einer Arterie (Aorta), Kapillare (Diabetes)
Angiospasmus	Gefäßkrampf (Hypertonie)
Aniseikonie	ungleiche Abbildungsgrößen der Netzhautbilder, z. B. bei einseitiger Linsenlosigkeit,
Anisokorie	ungleich weite Pupillen
Anomaloskop	Apparat zur Prüfung der Farbentüchtigkeit
Anophthalmus	Augapfellosigkeit
Aphakie	Linsenlosigkeit nach Staroperation
Applanationstonometer	Meßgerät für den Augeninnendruck
Arcus senilis	Altersring (grauweiß) am Hornhautrand
Arteriolen	kleinste Arterienäste
Asthenopie	Ermüdbarkeit und mangelnde Ausdauer beim Nahesehen
Astigmatismus	Stabsichtigkeit (Hornhautverkrümmung)

Astigmatismus nach der Regel	der vertikale Meridian ist stärker gekrümmt
Astigmatismus gegen die Regel	der horizontale Meridian ist stärker gekrümmt
Astvenenthrombose	Verschluß eines venösen Gefäßastes der Netzhaut
Atrophie	Schwund gesunden Gewebes, z. B. Sehnerv

B

Basaliom	bösartiger Lidtumor (Lidkrebs)
Bellsches Phänomen	Drehung der Augäpfel nach oben bei Lidschluß
Bjerrum-Skotom	bogenförmiger, mit dem vergrößerten blinden Fleck in Verbindung stehender Gesichtsfeldausfall (bei chronischem grünen Star)
Blepharitis	Lidrandentzündung
Blepharitis squamosa	Lidrandentzündung mit Schuppenbildung
Blepharorrhaphie	Vernähung der Lidspalte (Fazialisparese!)
Blepharospasmus	Kneifen der Lider bei plötzlicher Blendung durch Licht oder heftiger Reizung des Auges
Brillenhämatom	doppelseitige Unterblutung der Lider
Bulbus oculi	Augapfel (bulbus = Zwiebel)
Buphthalmus, Hydrophthalmus	zu großer Augapfel (Kuhauge, Wasserauge), kindliches Glaukom. Fehlanlage im Kammerwinkel behindert den Abfluß des Kammerwassers

C

Caruncula lacrimalis	kleine Erhebung, Hautwärzchen im nasalen Lidwinkel
Cataracta bruncescens	bräunlicher Alters- bzw. Kernstar
Cataracta capsularis	Kapselstar
Cataracta coerulea	angeborener Star mit bläulicher Färbung der punkt- bis keulenförmigen peripheren Trübungen
Cataracta complicata	grauer, durch andere Augenkrankheiten hervorgerufener (Iridozyklitis, Heterochromie u. a.) Star
Cataracta coronaria	kranzförmiger Star, feine periphere radiäre Trübungen)
Cataracta corticalis	Rindenstar: Trübung der Linsenrinde bei grauem Star
Cataracta diabetica	durch Diabetes mellitus hervorgerufene schneeflokkenartige Linsentrübung
Cataracta hypermatura	überreifer Star
Cataracta incipiens	beginnender grauer Star
Cataracta intumescens	grauer Star mit rasch quellender Linse und prall gespannter Linsenkapsel
Cataracta matura	reifer grauer Star
Cataracta nuclearis	Trübung des Linsenkernes
Cataracta polaris anterior	vorderer Polstar
Cataracta polaris posterior	hinterer Polstar
Cataracta secundaria	Nachstar nach extrakapsulärer Entbindung
Cataracta traumatica	durch Verletzung hervorgerufener Star
Cataracta zonularis	Zonen-, Schichtstar

Chalazion	Hagelkorn. Gutartige Lidgeschwulst
Chemosis	Schwellung der Bindehaut durch Ödem
Chiasma nervi optici	Kreuzung des rechten und linken Sehnerven innerhalb des Schädels über der Hypophyse
Chorioidea	Aderhaut (Gefäßhaut des Auges)
Chorioiditis	Aderhautentzündung
Chorioretinitis	Aderhaut- und Netzhautentzündung
Chromatopsie	Farbensehen
Commotio retinae	Prellung der Netzhaut durch Schlag, Stoß oder Wurf
Conjunctivitis acuta	Bindehautentzündung, plötzliche
Conjunctivitis allergica	Bindehautentzündung infolge Überempfindlichkeit
Conjunctivitis chronica	Bindehautentzündung, seit längerem bestehende
Conjunctivitis eccematosa	Bindehautentzündung mit ekzematöser Lidhautbeteiligung, früher häufig bei Skrofulose
Conjunctivitis follicularis	Bindehautentzündung, knötchenförmige (vgl. S. 33)
Conjunctivitis photoelectrica	Bindehautreizung infolge starker UV-Einwirkung (z. B. Schweißen, Höhensonne) auf Hornhaut und Bindehaut
Conjunctivitis scrofulosa, phlyctaenulosa	Bindehautentzündung mit entzündlicher Auftreibung der Lidhaut und des Mundes (vgl. S. 46) (sus scrofa – Hausschwein)
Conjunctivitis simplex	Bindehautentzündung, einfache
Conjunctivitis trachomatosa	Bindehautentzündung bei ägyptischer Augenkrankheit. Trachomkörner (Lymphfollikel) in der oberen Tarsusbindehaut
Conjunctvitis vernalis	im Frühjahr auftretende Bindehautentzündung, Frühjahrskatarrh, gehäuft bei Knaben (vgl. S. 33)
Contusio bulbi	Prellung des Augapfels
Conus temporalis	halbmondförmige aderhautfreie Zone (Bügel) mit sichtbarer weißer Lederhaut; an die schläfenwärtige Papillenhälfte angrenzend (bei Myopie)
Cornu cutaneum	Hauthorn
Corpus adiposum orbitae	hinter dem Augapfel gelegener Fettkörper der Augenhöhle
Corpus alienum	Fremdkörper
Cotton-wool-Herde	kleine hellweiße wattebauschähnliche Flocken in der Netzhaut bei Diabetes und maligner Hypertonie

D

Dakryoadenitis	Entzündung der Tränendrüse
Dakryophlegmone	eitrige Zellgewebsentzündung vom Tränensack ausgehend, meist infolge verschlossener Tränenwege
Dakryops	nichtentzündliche Rückstauung von Tränenflüssigkeit mit Ausweitung des Tränensackes
Dakryostenose	Einengung der Tränenwege bis zur Undurchgängigkeit durch chronische Entzündung
Dakryozystitis	Entzündung des Tränensackes

Dalrymplesches Zeichen	Lidsymptom: Sichtbarwerden der Lederhaut am oberen Hornhautrand beim Glotzauge des endokrinen Exophthalmus
Degeneration, tapetoretinale	auf erblicher Grundlage Zugrundegehen von Sehzellen (zuerst Stäbchen, später auch Zapfen) und Pigmentepithel (Retinitis pigmentosa). Nachtblindheit
Descemetozele	Vorwölbung der Descemet-Membran bei Durchbruch (Einriß) der vorderen Schichten der Hornhaut
Descemet-Membran	rückwärtige elastische Schicht der Hornhaut vor dem Endothel gelegen, das die Vorderkammer wasserdicht abschließt
Desmarres Lidhalter	Lidhalter, benannt nach dem Erfinder
Deuteranomalie	Grünschwäche (erblich)
Dioptrie (dpt)	Meßzahl für optische Brechung
Diplopie	Doppeltsehen z. B. bei Augenmuskelparese
Distichiasis	doppelt wachsende Wimpernreihe (Anomalie)
Diszision	Einstich, Einschnitt, Spaltung der Linsenkapsel
Divergenz, Exophorie	auseinanderweichende Blicklinien, latent bei Heterophorie, manifest bei Strabismus divergens
Drusen	kleine gelbe rundliche Altersherde in der Netzhaut
E	
Ectopia lentis	Angeborene Verlagerung der Linse
Effloreszenzen	kleine Oberflächenausschläge an Haut, Bindehaut oder Hornhaut
Einschränkung, konzentrische	Gesichtsfeldausfall, gleichmäßig kreisförmig, von außen einengend
Einschränkung, nasale	Gesichtsfeldausfall nur von der Nasenseite her
Einschränkung, periphere	in der Peripherie gelegener Gesichtsfeldausfall
ektropionieren	Umstülpen des Oberlides mit Daumen und Zeigefinger oder Glasstab
Ektropium	nach außen gedrehte Lidkante
Elliotsche Trepanation	fistulierende Glaukomoperation, benannt nach dem Erfinger. Heute fortentwickelt durch die (Gonio-) Trepanation mit Skleradeckel (Fronimopoulos)
Embolie	arterieller Gefäßverschluß
Emmetropie	Normalsichtigkeit
Enophthalmus	zurückgesunkener Augapfel
Entropium	nach innen gedrehte Lidkante
Epikanthus	Mongolenfalte, angeborene sichelförmige Hautfalte am inneren Rand des Oberlides, die beim Kind den nasenwärtigen Lidwinkel verdeckt
Epilation	Entfernung von fehlstehenden Wimpern
Epiphora	Tränenträufeln
Episkleritis	Lederhautentzündung der oberflächlichen Schicht
Epithel (der HH)	äußerste bzw. vorderste Hornhautschicht
Erosio corneae	oberflächlicher Epitheldefekt der Hornhaut

Erythropsie	Rotsehen
Esophorie	Gleichgewichtsstörung (Heterophorie) der Augenmuskeln mit Neigung zum Innenschielen
Esotropie	manifestes Innenschielen
Eversio puncti lacrimalis	Auswärtswendung des unteren Tränenpünktchens
Exenteratio bulbi	Ausweidung des Augapfels
Exenteratio orbitae	Ausweidung der Augenhöhle
Exkavation	krankhafte Ausbuchtung der Papille beim Glaukom
Exkavation, physiologische	normale Ausbuchtung der Papillenmitte im Bereich des Ein- und Austrittes der Netzhautgefäße
Exophorie	latentes Außenschielen
Exophthalmometer	Gerät zum Messen der Vortreibung des Augapfels, z. B. bei der Basedow-Krankheit (Glotzauge!) oder bei Geschwulstbildung in der Augenhöhle
Exophthalmus	Vortreibung des Augapfels
Exotropie	manifestes Außenschielen
Exsudation	„Ausschwitzung" von Blutflüssigkeit aus den Gefäßen in das umgebende Gewebe

F

Fazialisparese	angeborene oder krankhafte Schwäche des N. facialis (unvollständiger Lidschluß!)
Fibrin	faseriges, eiweißhaltiges Gerinnungsprodukt des Blutes
Follikel der Bindehaut	knötchenförmige Lymphozytenansammlung unter der Bindehaut bei infektiöser, viraler, chlamydialer, toxischer chronischer Konjunktivitis
Foramen	Loch, z. B. in der Netzhaut
Fovea centralis	Zentrale Sehgrube. Liegt in der Macula lutea (gelber Fleck): Stelle des schärfsten Sehens
Fuchsscher Fleck	schwarzer Fleck = Ansammlung von Blutabbaustoffen in der Makula bei hoher Kurzsichtigkeit durch Blutaustritte aus den darunterliegenden Aderhautgefäßen
Fundus oculi	Augenhintergrund
Fusion	Verschmelzung der von beiden Augen gleichzeitig (simultan) aufgenommenen Bilder in der Sehrinde (Fissura calcarina) des Gehirns

G

Gefäßlumen	Weite des Gefäßrohres
Gefäßproliferation	Wucherung der Gefäßwände, z. B. Diabetes
Glandula lacrimalis	Tränendrüse
Glaucoma absolutum	Endstadium aller Formen des grünen Stars mit völliger Erblindung (Amaurose = kein Lichtschein!)
Glaucoma acutum (akutes Winkelblockglaukom)	grüner Star im Anfall, bei engem teilweise verschlossenem Kammerwinkel. Auch als akutes Engwinkelglaukom bezeichnet
Glaucoma chronicum simplex (Weitwinkelglaukom)	grüner Star, sich langsam entwickelnd und chronisch verlaufend, bei weitem offenen Kammerwinkel

Glaucoma chronicum congestivum (chronisches Winkelblockglaukom)	grüner Star mit Neigung zu schmerzhafter Rötung des Auges und erheblicher Drucksteigerung bis zum Anfall bei mittelweitem bis engem z. T. verschlossenen Kammerwinkel
Glaucoma haemorrhagicum	grüner Star, mit Blutung im Auge einhergehend, z. B. durch absolutes Glaukom, durch sekundäre Drucksteigerung bei Diabetes oder durch Zentralvenenthrombose oder durch Trauma
Glaucoma inflammatorium	„entzündlicher" grüner Star = frühere überholte Bezeichnung für Glaucoma congestivum bzw. chronisches Winkelblockglaukom
Glaucoma secundarium	grüner Star als Folge von Entzündung oder Linsenquellung im Augeninneren
Glaukom	grüner Star
Glioma retinae (Retinoblastom)	bösartige angeborene Geschwulst der Netzhaut (in 40% beidseitig!)
Gonioskopie	Untersuchung des Kammerwinkels in der Vorderkammer mit Gonioskop (Spezialprisma)
Gonoblennorrhö	Bindehautentzündung durch Gonokokken
Graefe-Zeichen	Lidsymptom. Zurückbleiben des Oberlides mit Sichtbarwerden der Lederhaut beim Blick nach abwärts bei endokrinem Exophthalmus (Glotzauge)
Grunn-Zeichen = Kreuzungsphänomen	von harten, derben Arterien „eingeschnürte" und verdrängte Venen, an den Kreuzungsstellen am Augenhintergrund; bei Hochdruck und Arteriosklerose

H

Hämatom	Bluterguß
Hemeralopie	Nachtblindheit. Ausfall des Stäbchensehens
Hemianopsie	halbseitiger Gesichtsfeldausfall beider Augen:
heteronym	auf beiden Seiten verschieden
homonym	auf beiden Seiten an gleicher Stelle
binasal	beidseits von der nasenwärtigen Seite her
bitemporal	beidseits von der schläfenwärtigen Seite her
Herpes corneae (Keratitis dendritica)	Herpesvirus-Infektion der Hornhaut (dendritica = bäumchenartig verzweigt)
Heterochromie	verschiedene Farbe der Regenbogenhaut (z. B. rechtes Auge blau, linkes Auge braun)
Heterophorie	Neigung zum latenten Schielen durch Störung des Augenmuskelgleichgewichtes
Hippus	Pupillenspringen (hippus = das Pferd)
Hordeolum	Gerstenkorn. Entzündung einer Liddrüse
Hyperämie	vermehrte Durchblutung vorhandener Gefäße
Hyperopie	Übersichtigkeit, Weitsichtigkeit
Hyphäma	Blut in der Vorderkammer
Hypopyon	Ansammlung von Eiter in der Vorderkammer
Hyposphagma	Unterblutung der Bindehaut

I

Impressionstonometer — Meßgerät für den Augeninnendruck

Infiltrat — das „Eingewanderte“, „Hineingewachsene“, „Eingelagerte“, z. B. Hornhautinfiltrat

Infiltration — umschriebene fremdartige Einlagerung

Injektion — Rötung des Augapfels durch Erweiterung der Gefäße

- gemischte — von Bindehaut *und* Lederhaut
- konjunktivale — vermehrt gefüllte Bindehautgefäße
- perikorneale — erweitere Gefäße um den Hornhautrand

Insuffizienz — verminderte Leistungsfähigkeit z. B. der Fusion (Zusammenspiel beider Augen)

intraokular — im Augeninneren, z. B. Blutung, Fremdkörper, Tumor, Kunstlinse (Pseudophakos)

Inzisur — Einschnitt

Iridektomie — operativer Ausschnitt der Regenbogenhaut

Iridenkleisis — fistulierende Glaukomoperation durch Einklemmung eines Regenbogenhautzipfels in die Lederhaut (kaum noch ausgeführt)

Iridozyklitis — Regenbogenhautentzündung (Iritis) mit Strahlenkörperentzündung (Zyklitis)

Iris — Regenbogenhaut

Irishyperämie — Blutfülle in der Regenbogenhaut

Irisstroma — oberflächlich sichtbares Grundgewebe der Regenbogenhaut

Iritis — Entzündung der Regenbogenhaut

Ischämie — Blutleere

Isoptere — Linien (Kreise) im Gesichtsfeld, die entstehen durch die Verbindung von Prüfpunkten gleicher Wahrnehmung (vgl. Abb. 165)

K

Kalkinfarkte — mit verkalktem Sekret verstopfte Ausgänge der Meibom-Drüsen der Lidplatte

Karunkel — warzenähnliche Erhebung im inneren Lidwinkel

Katarakt — grauer Star der Augenlinse

Keratitis — Hornhautentzündung

Keratitis dendritica (Herpes corneae) — bäumchenförmige geweihartige Hornhautentzündung (herpetische Virusinfektion)

Keratitis disciformis — Hornhautentzündung, scheiben-, diskusförmig

Keratitis eccematosa — Hornhautentzündung, bei schlecht gepflegtem Kind, mit Hautekzemen

Keratitis e lagophthalmo — Hornhautgeschwür durch unvollständigen Lidschluß (Fazialisparese!)

Keratitis herpetica — Hornhautentzündung durch Virusinfektion

Keratitis marginalis — Entzündung des Hornhautrandes

Keratitis parenchymatosa — Hornhautentzündung des Grundgewebes (Stroma) der Hornhaut

Keratitis phlyctaenulosa (scrofulosa) — Hornhautentzündung mit Auftreten von Phlyktänen (Knötchen) am Hornhautrand, zumeist bei Skrofulose

Keratitis punctata superficialis	oberflächliche, punktförmige Hornhautentzündung
Keratokonjunktivitis	Hornhaut- und Bindehautentzündung
Keratomalazie	Hornhauterweichung bei Vitamin-A-Mangel
Keratoplastik	Hornhautersatz durch Transplantation
kinetische Perimetrie	Gesichtsfeldprüfung (Perimetrie) mit bewegten Prüf- bzw. Reizmarken. Gegensatz: statische P.
Kolobom	keilförmiger angeborener oder operativer Defekt der Regenbogenhaut, Netzhaut oder Aderhaut
Konjunktivitis	Bindehautentzündung
Konkavlinse	Zerstreuungslinse zur Korrektion der Myopie
konsensuelle Reaktion der Pupillen	gleichsinnige und gleichzeitige Pupillenreaktion (bei Belichtung *einer* Pupille verengt sich auch gleichzeitig die *andere*)
Konvergenz	Einwärtswendung bzw. -stellung der Augäpfel; sich treffende Blicklinien im fixierten Nahpunkt
Konvergenzreaktion	Pupillenreaktion bei Naheinstellung beider Augen
Konvexlinse	Sammellinse, Plusgläser zur Korrektion der Hyperopie (Übersichtigkeit)
Kornea	Hornhaut
Korrektion	Verbesserung, Ausgleich von Sehfehlern durch Brillengläser oder Kontaktlinsen
Kreuzungsphänomen	s. Gunn-Zeichen
Kunststofflinse	Plexiglaslinse als Kontaktlinse (S. 242) oder zur Implantation bei Linsenlosigkeit (Aphakie). Vgl. S. 64f
Kupferdrahtarterien	Arterien, die unter starker Spannung (Hypertonie!) stehen, haben im Licht des Augenspiegels einen harten, an Kupferdraht erinnernden Reflex

L

Lagophthalmus	offenes Auge. Durch Lähmung des N. facialis erschlafft der Lidschlußmuskel (M. orbicularis). Die Lidspalte erweitert sich, das Unterlid steht ab
Lamina cribrosa	Siebplatte, d. h. durchlöcherte Stelle der Lederhaut, durch die die Sehnervenbündel aus dem Augeninneren als Sehnerv austreten
Läsion	Verletzung, Defekt
Lens cristalline	Kristallinse (Augenlinse)
Leucoma adhaerens	weiße Hornhautnarbe mit Verwachsung der Hornhautrückfläche mit der Regenbogenhaut
Leukom	weiße dichte Hornhautnarbe
Leukorie	weißgelbe Verfärbung der Pupille durch vorwachsende Netzhautgeschwulst (Retinoblastom)
Levator palpebrae	Hebemuskel des Oberlides (quergestreift, willkürlich bewegbar)
Lichtreaktion	Veränderung der Pupillenweite bei Belichtung
Limbus corneae	Hornhautrandbezirk

Linsenluxation	vollständige Verlagerung der Linse in den Glaskörper durch Zerreißung der Aufhängefasern (Zonulafasern)
Linsensubluxation	teilweise Verlagerung der Linse aus ihrer ursprünglichen Position

M

Macula (s. auch Makula)	Fleck, z. B. der gelbe Fleck (Macula lutea), die Narbe der Hornhaut (Macula corneae)
Macula lutea	gelber Fleck, mit Stelle des schärfsten Sehens
Madarosis	chronische Lidrandentzündung mit Ausfall von Wimpern
Makropsie, Megalopsie	Größersehen von Gegenständen bei Akkommodationsstörungen, seltener bei Erkrankungen der Netzhautmitte
Makuladegeneration	Erkrankung der Netzhautmitte im Bereich des „gelben Fleckes", Stelle schärfsten Sehens, durch Zugrundegehen von Sehzellen und Pigment
Makulaloch	Netzhautloch im Bereich der Macula lutea
Makulareflex (Wallreflex)	kreisförmig-ovaler Lichtreflex am Rand der Makula
Markhaltige Nervenfasern	umhüllte und dadurch sichtbare Nervenfasern. Durch Verlust ihrer Markscheiden beim Durchtritt durch die Siebplatte werden die Sehnervenfasern normalerweise unsichtbar. In seltenen Fällen bleiben die Markscheiben erhalten, so daß die Sehnervenfasern sichtbar sind
Megalokornea	Hornhaut mit zu großem Durchmesser
Meibomsche Drüsen	Talgdrüsen im Lidknorpel zur Einfettung des Lidrandes
Mesoptometer	Gerät zur Prüfung des Erkennungsvermögens in der Dämmerung (mit und ohne Blendung)
Metamorphopsie	Verzerrtsehen bei hochgradigem Astigmatismus oder Erkrankungen der Netzhautmitte
Mikrophthalmus	Kleinbildung des Augapfels (Anomalie)
Mikropsie	Verkleinertsehen von Gegenständen (Akkommodationsstörung, Erkrankungen der Netzhautmitte)
Milium	hirsekorngroße derbe Lidgeschwulst
Miosis	enge Pupille (medikamentös [auch Morphium], Belichtung oder Akkommodation
Möbius-Zeichen	mangelhafte Naheinstellung (Schwäche der Konvergenz) bei endokrinem Exophthalmus (Glotzauge)
Monokelhämatom	einseitige Unterblutung der Lider
monokular	einäugig
„Mouches volantes"	Glaskörpertrübungen, die vom Patienten als „fliegende Mücken" gesehen werden
M. dilatator iridis	Pupillenerweiterungsmuskel
M. obliquus inferior	unterer schräger Augenmuskel (Augapfelheber)
M. obliquus superior	oberer schräger Augenmuskel (Augapfelsenker)

M. rectus inferior	unterer gerader Augenmuskel
M. rectus lateralis	seitlich schläfenwärtiger gerader Augenmuskel
M. rectus medialis	mittlerer nasenwärtiger gerader Augenmuskel
M. rectus superior	oberer gerader Augenmuskel
M. sphincter pupillae	Pupillenschließmuskel
Mydriasis	erweiterte Pupille (Mydriatika, Trauma, akutes Glaukom)
Myopie	Kurzsichtigkeit

O

Occlusio pupillae	durch entzündliche Schwartenbildung (Iridozyklitis) verschlossene Pupille
Okklusion	Verschluß eines Auges durch Verband oder Schielkapsel
Okklusion, inverse	Verschluß des sehtüchtigen Auges
Okulomotoriusparese	Schwäche bzw. unvollständige Lähmung des N. oculomotorius
Opacitas corporis vitrei	Glaskörpertrübung
Opazität	Trübung z. B. der Linse, des Glaskörpers
Ophthalmie	Entzündung des ganzen Auges
Ophthalmometer	Instrument zur Messung des Krümmungsradius der Hornhaut (beim Astigmatismus)
Ophthalmoplegie	Augenmuskellähmung
Ophthalmoskop	Instrument zur Spiegelung des Augenhintergrundes
Ophthalmoskopie	Augenhintergrunduntersuchung
Optikus	Sehnerv (anatomisch: fasciculus opticus)
Optikusatrophie	Sehnervenschwund
Optotypen	genormte Zeichen zur Prüfung der Sehschärfe (z. B. E-Haken, Landolt-Ringe, Zahlen, Kinderbilder)
Ora serrata	ringförmige, gezackte Stelle, an der die Netzhaut fest mit ihrer Unterlage verwachsen ist (Abb. 2)
Orbikularisparese	Lähmung des Lidschlußmuskels (Fazialisparese!)
Orbita	Augenhöhle
Orbitalphlemone	eitrige Zellgewebsentzündung in der Augenhöhle
Orthophorie	gerade Augenstellung, keine Schielabweichung
Orthoptik	Schulung des beidäugigen Sehens (ortho = gerade, richtig)

P

palpatorisch	mit den Fingern ertastet, z. B. hoher Augendruck
Pannus	„Vorhang", Trübung der Hornhaut durch Einsprossen von gefäßführendem Bindehautgewebe, kennzeichnend für Trachom
Papille	Sehnervenkopf (im Augeninnern sichtbar)
Papille, exkaviert	Sehnervenkopf, ausgehöhlt (grüner Star!)
Papille temporal blaß	Sehnervenkopf „schläfenwärts" blaß
Papille vital gefärbt	Sehnervenkopf mit natürlicher, regelrechter Durchblutung und Färbung
Papillitis	Entzündung der Papille, d. h. des Sehnervenkopfes
Parazentese	Punktion der Vorderkammer

Parazentralskotom	Gesichtsfeldausfall neben dem Fixierpunkt
Parenchym, Stroma	mittlere Hornhautschicht (Hornhautgrundsubstanz)
partiell	teilweise
perikorneal	um die Hornhaut herum (z. B. perikorneale Gefäße)
Perimeter	Apparat zur Prüfung des Gesichtsfeldes
peripapillär	um den Sehnervenkopf herum
Petechien	kleine punktförmige Hautblutungen
Phlyktäne	kleine rundliche graugelbe Erhebung in der Bindehaut oder Hornhaut (Skrofulose!)
Phorie	Augenstellung (Orthophorie = gerade Augenstellung, Heterophorie = latente Schielabweichung)
Phoropter	Gerät zur Refraktionsbestimmung
Photopsie	Wahrnehmung von Lichtblitzen, Funkensehen
Phthisis (bulbi)	Schrumpfung bzw. Schwund des Augapfels
Pigment	Farbstoff enthaltende Zellen. Beispiele: Pigmentepithel der Netzhaut; Naevus (Pigmentfleck)
Pinguecula	Lidspaltenfleck
Präzipitate auf der Descemetschen Membran	entzündliche Ablagerungen auf der Hornhautrückfläche bei Regenbogenhautentzündung (Iritis, Iridozyklitis)
Presbyopie	Alterssichtigkeit
Prisma	keilförmiges Glasstück zur Ablenkung und Aufsplitterung (Brechung) der einfallenden Lichtstrahlen
Proliferation	Neubildung, Sprossung von Zellgewebe u. Gefäßen
Prominenz	Erhöhung, Vortreibung (Stauungspapille)
Protanomalie	Rotschwäche
Protrusio bulbi	Vortreibung des Augapfels
Pseudophakie	linsenloses Auge mit eingesetzter künstlicher Linse
Ptosis	herabhängendes Oberlid (Ptosis congenita, sympathica paralytica)
Punctum lacrimale	Tränenpünktchen
Pupillarsaum	der die Pupille bildende innere pigmentierte Regenbogenhautring
Pupillenreaktion	Veränderung der Pupillenweite bei Licht- und Naheinstellung
R	
Refraktion	Brechkraft der Augen
Refraktionsanomalie	Brechungsfehler
Refraktometer	Apparat zur Messung der Brechkraft der Augen
Retina	Netzhaut. Beim Durchblick einer freipräparierten „Netz"-haut gegen das Licht sieht man ein „Netz" d. h. die Netzhautgefäße
Retinitis	Netzhautentzündung
Retinitis albuminurica	Netzhautentzündung mit Eiweißausscheidung bei Nierenerkrankung; alte Bezeichnung
Retinitis circinata	kreisförmige Fetteinlagerung in der Netzhaut, bei Arteriosklerose, Diabetes u. a.

Retinitis (richtiger: Retinopathie) diabetica	Netzhautentzündung (richtiger: Netzhautentartung) bei Diabetes
Retinitis pigmentosa	erblich familiäre fortschreitende Netzhautdegeneration mit Pigmentanhäufung und Nachtblindheit
Retinitis proliferans	Netzhautentzündung mit Gefäßneubildung (Diabetes!)
Retinoblastom (Gliom)	angeborener bösartiger Tumor der Netzhaut
Rönne-Sprung	vom blinden Fleck ausgehender nach nasal ziehender Gesichtsfelddefekt beim chronischen grünen Star
Rosazeakeratitis	Hornhautentzündung bei Rosazea
Rubeosis iridis	Rotfärbung der Regenbogenhaut. Sekundärglaukom bei Diabetes, bei Zentralvenenthrombose

S

Sanguinatio	Blutung
Schlemm-Kanal	ringförmiger Kanal am Hornhaut-Lederhautrand, durch den das Kammerwasser in die Venen der Bindehaut abgeleitet wird (Schlemm = Entdecker des Kanals)
Seclusio pupillae	ringförmige, durch Entzündung der Regenbogenhaut bedingte Verwachsungen des Pupillensaumes mit der Linsenvorderfläche
Sensibilität	Empfindlichkeit (z. B. der Hornhaut bei Herpes)
serös	wäßrig (aus dem Blutserum)
Silberdrahtarterien	durch Wandverdickung verengte, unter hoher Spannung stehende Arterien des Augenhintergrundes mit harten, silberglänzenden Reflexstreifen (Zeichen des malignen oder blassen Hochdruckes)
Skleritis	Lederhautentzündung (schmerzhaft!)
Sklerose	Verkalkung, Verhärtung und Verdickung der Blutgefäßwand
Skotom	inselförmiger Ausfall im Gesichtsfeld
Skotom, relatives	inselförmiger Ausfall für Farben im Gesichtsfeld
Staphylom der Hornhaut	kegelförmige Ausbuchtung und Vorwölbung der Hornhaut (z. B. nach perfor. Verletzung)
Staphylom der Lederhaut	krankhafte Vorwölbung der durch langanhaltende Entzündung nachgiebig gewordenen Lederhaut
Staphyloma corneae	krankhafte Vorwölbung der narbig verdünnten Hornhaut
Staphyloma sclerae	Vorwölbung der Lederhaut, zumeist in der Gegend des Ziliarkörpers
Staphyloma verum posticum	Ausbuchtung des hinteren Augapfelabschnittes bei höchstgradiger Kurzsichtigkeit (exzessive Myopie)
Stauungspapille	Pilzartige Vortreibung des Sehnervenkopfes. Vorwiegende Ursache: Venöse, zumeist geschwulstbedingte Stauung im Schädel (Hirntumor) durch erhöhten Hirndruck mit Schwellung, glasiger Trübung, Verlust der scharfen Grenzen

Strabismus alternans	wechselseitiges Schielen bei erhaltener guter Sehschärfe beider Augen
Strabismus concomitans	Begleitschielen (im Gegensatz zum Lähmungsschielen = Strabismus paralyticus)
Strabismus convergens	Innenschielen (Esotropie 80–90%)
Strabismus divergens	Außenschielen (Exotropie 10–20%)
Strabismus unilateralis	einseitiges Schielen mit Sehschwäche (Amblyopie) des schielenden Auges
Stroma	Gewebe (Stütz- bzw. Grundgewebe)
subkonjunktival	unter der Bindehaut (Blutung; Injektionsstelle)
Subluxatio lentis	teilweise Verschiebung der Linse aus ihrem Aufhängeapparat
Symblepharon	Verwachsung der Bindehaut des Augapfels mit der Bindehaut des Lides (Verätzung, Verbrennung!)
Sympathische Ophthalmie	Erkrankung des zweiten Auges nach Verletzung des ersten (Autoimmunkrankheit)
Synchisis scintillans	glitzernde Kristalle im Glaskörper durch Verflüßigung des Fasergerüstes

T

Tarsorrhaphie	operative Lidspaltenverengung bei fehlendem Lidschluß (Fazialisparese)
Tarsus	Lidplatte (knorpelartig festes Bindegewebe)
Thrombophlebitis	entzündliche Venenerkrankung (Gesichtsfurunkel!)
Thrombose	Gefäßverschluß durch Blutpfropfbildung, zumeist venös
Tonometer	Instrument zur Messung des Augeninnendruckes
Tonometrie	Druckmessung
Tonus	Spannung, z. B. Tonus der Muskulatur
Tortuositas vasorum	auffallende Schlängelung der Netzhautgefäße am Augenhintergrund (angeboren oder Hyperopie)
Toti-Operation	Wiederherstellung des gestörten Tränenabflusses aus dem Bindehautsack durch operative direkte Verbindung des eröffneten Tränensackes mit der Nasenhöhle
Trabekulotomie	Eröffnung des Schlemm-Kanals von außen
Trachom	ägyptische Körnerkrankheit der Augen
Tractus opticus	Sehnervenleitung zwischen Sehnervenkreuzung und äußeren Kniehöckern
Trepanation	operative Fistelbildung in der Hornhaut-Lederhautgrenze (Limbus) bei der Elliotschen Trepanation (heute: mit Skleradeckel) zur operativen Behandlung des chronischen grünen Stars
Trichiasis	falsch wachsende Wimpern, Fehlstellung der Wimpern
Tritanomalie	Blauschwäche
Tritanopie	Blaublindheit
Trochlearisparese	angeborene oder krankhafte Schwäche des N. trochlearis, vierter Hirnnerv der durch die Trochlea zum Musculus obliquus superior zieht

Tunica conjunctivae (= Konjunktiva)	Bindehaut
Tyndall-Effekt	Aufleuchten des Lichtstrahles, sofern er auf Entzündungszellen in der Vorderkammer des Auges trifft. Vergleichbar dem Aufleuchten, wenn durch einen Türspalt ein Lichtstrahl in das verdunkelte Zimmer gelangt und dort auf Staubteilchen trifft

U

Ulcus catarrhale	katarrhalisches Geschwür, meist am Hornhautrand
Ulcus scrophulosum	skrofulöses Geschwür
Ulcus sperpens	kriechendes Hornhautgeschwür
Ulkus	Geschwür (infizierter und infiltrierter Substanzverlust)
Uvea	„Traubenhaut". Gemeinsame Bezeichnung für Regenbogenhaut, Strahlenkörper und Aderhaut („Gefäßhaut des Auges")
Uveitis	Entzündung der Uvea

V

vaskulär	gefäßbedingt
Vaskularisation	Einwachsen von neugebildeten Blutgefäßen
vaskularisiert	von Gefäßen durchzogen
V. centralis (retinae)	abführende Zentral-Hauptvene (der Netzhaut)
Venolen	kleinste Venen
Verruka	Warze
Visus	Sehschärfe
vital gefärbt	gut durchblutet

X

Xanthelasma, Xanthelasmen	symmetrisch im inneren Lidwinkel angeordnete gelblich erhabene Einlagerungen in die Lidhaut
Xerophthalmie	Vertrocknung, Austrocknung des Auges bei verminderter Tränensekretion oder Vitamin-A-Mangel
Xerose	Vertrocknung

Z

Zentralarterienembolie	Verschluß der zuführenden Hauptader der Netzhaut, die durch den Sehnerven zieht und sich im Bereich des Sehnervenkopfes z. B. bei Hypertonie krampfartig (spastisch), seltener durch Embolus verschließt
Zentralskotom	zentraler umschriebener Gesichtsfeldausfall
Ziliarkörper	Strahlenkörper mit Ringmuskel für die Akkommodation zur Entspannung des Aufhängeapparates der Linse (Zonulafasern) sowie Ziliardrüse (Ziliarzotten), die das Kammerwasser bildet
Zilien	Augenwimpern
Zonula Zinnii	Aufhängeapparat der Linse mit ca. 80 Zonulafasern

Zoster ophthalmicus	Beteiligung der Lidhaut – seltener der Hornhaut – bei Zosterbefall des I. und II. Trigeminusastes
Zyklitis	Strahlenkörperentzündung, meist mit Beteiligung der Regenbogenhaut (vgl. Iridozyklitis)
Zyklodialyse	Glaukomoperation, wodurch der Ziliarkörper von der Lederhaut abgelöst wird (selten!)
Zykloplegie	medikamentöse Lähmung der Akkommodation zur objektiven Refraktionsbestimmung durch Cyclopentolat, Zyklolat (Eindosis), therapeutisch durch Atropin, Homatropin, Skopolamin

Examensfragen

Die nachstehenden Examensfragen gliedern sich in zwei Teile: Der erste Teil behandelt Fragen in Quizform mit bereits vorgegebenen Antworten, mit zugehörigem Schlüssel. Die zutreffende Antwort bzw. die zutreffenden Antworten ist/sind jeweils anzukreuzen. Der zweite Teil enthält Fragen mit frei formulierten Antworten. Die einschlägigen Textstellen sind in einem Seitenzahlschlüssel angefügt.

Fragen mit bereits vorgegebenen Antworten

1. *Aus wieviel Hüllen bzw. Häuten und Räumen besteht der Augapfel?*
   a) 6 Hüllen und 3 Räume ☐
   b) 3 Hüllen und 3 Räume ☐
   c) 4 Hüllen und 4 Räume ☐

2. *Wie heißen die Hüllen?*
   a) äußere Haut, mittlere Haut, innere Haut ☐
   b) Tunica fibrosa, Tunica vasculosa, Tunica nervosa ☐
   c) Lederhaut, Aderhaut, Netzhaut, Tenonsche Kapsel ☐

3. *Welches sind die funktionell bedeutsamsten Stellen der Netzhaut?*
   a) die Ora serrata und der Ziliarkörper ☐
   b) der blinde Fleck und der gelbe Fleck ☐
   c) die Vortexvenen und der Kammerwinkel ☐

4. *Wovon wird der funktionell wichtigste Teil des Kammerwinkels gebildet?*
   a) von der Hornhautrückfläche und der Regenbogenhautwurzel ☐
   b) von der Netzhaut und der Aderhaut ☐
   c) von der Hornhaut und der Bindehaut ☐

5. *Welches ist der sensible Nerv des Augapfels?*
   a) N. facialis ☐
   b) N. trigeminus ☐
   c) N. oculomotorius ☐

6. *Die Blutversorgung des Augapfels erfolgt durch:*
   a) die Äste der A. ophthalmica ☐
   b) die Äste der Vortexvenen ☐
   c) die V. ophthalmica ☐

Lider

7. *Worin besteht die Abwehrtrias bei Fremdkörperverletzung des Auges?*
   a) Sehverlust, Schmerz, Tränenträufeln ☐
   b) Lichtscheu, Tränenfluß, Lidkrampf ☐
   c) Farbsehen, Eiterbildung und Rötung der Bindehaut ☐

8. *Als Xanthelasmen bezeichnet man:*
   a) das angeborene ein- oder doppelseitige Herabhängen des Oberlides ☐
   b) symmetrisch im inneren Lidwinkel angeordnete Pseudotumoren ☐
   c) die erschlaffte Deckfalte des Oberlides im Alter ☐

9. *Welche Nervenlähmung beeinträchtigt die Lidfunktion?*
   a) die Okulomotoriuslähmung ☐
   b) die Abduzenslähmung ☐
   c) die Fazialislähmung ☐
   d) die Trochlearislähmung ☐
   e) die Sympathikusparese ☐

10. *Was kennzeichnet die Ptosis sympathica?*
    a) Lidschwellung ☐
    b) Tränenträufeln ☐
    c) Herabhängen des Oberlids mit enger Pupille und leicht zurückstehendem Augapfel ☐

11. *Was ist ein Ektropium?*
    a) Lageveränderung des normalen Augapfels ☐
    b) Tumor der Orbita ☐
    c) durch senile Erschlaffung des M. orbicularis bedingte Auswärtskantung des Lides ☐
    d) unvollständiger Lidschluß ☐
    e) enge Lidspalte ☐

12. *Welche zwei Arten des Hordeolums kennen Sie?*
    a) das in der Jugend und das im Alter auftretende Hordeolum ☐
    b) das gutartige und das bösartige Hordeolum ☐
    c) das äußere und das innere Hordeolum ☐

13. *Ein Ectropium paralyticum entsteht durch folgende Nervenlähmung:*
    a) Fazialislähmung ☐
    b) Okulomotoriuslähmung ☐
    c) Sympathikusparese ☐

14. *Unter einer Ptosis versteht man:*
    a) das einseitige Herabhängen des Oberlides ☐
    b) das doppelseitige Herabhängen des Oberlides ☐

c) die erschlaffte Deckfalte des Oberlides ☐
d) die Auswärtskantung des Oberlides ☐
e) die pralle Schwellung der Lider durch Luftemphysem ☐

15. *Das Hagelkorn ist:*
a) eine chronische Sekretstauung der Meibomschen Talgdrüse ☐
b) eine vorwiegend im Lidwinkel gelegene Retentionszyste ☐
c) eine stecknadelkopfgroße, oberflächlich in der Haut gelegene weiße Hornperle ☐

16. *Gutartige Lidtumoren sind:*
a) Dermoide ☐
b) Hämangiome ☐
c) Basaliome ☐
d) Melanome ☐
e) Spinaliome ☐

Tränenorgane

17. *Die Tränenflüssigkeit reagiert:*
a) alkalisch ☐
b) sauer ☐
c) neutral ☐

18. *Wo liegt die Tränendrüse?*
a) in den Tränensäcken ☐
b) unter dem schläfenwärtigen oberen Orbitalrand ☐
c) im inneren Lidwinkel ☐

19. *Worin besteht die Funktion der Tränendrüse?*
a) Tränenbildung zum Weinen ☐
b) Befeuchtung der Hornhaut ☐
c) Reinigung des Bindehautsackes ☐
d) bakteriostatische Wirkung ☐
e) lichtbrechende Wirkung ☐

20. *Worin besteht das Sjögren-Syndrom?*
a) Austrocknung von Bindehaut und Hornhaut durch verminderte Tränensekretion ☐
b) Anschwellung der Tränendrüse ☐
c) vermehrte Tränenabsonderung, dadurch ständiges Tränenträufeln ☐

21. *Der gestörte Tränenabfluß beim Neugeborenen beruht auf:*
a) einem häutigen Verschluß des Tränennasenganges (Hasnersche Klappe) ☐
b) einem nicht angelegten Tränenpünktchen ☐
c) einer Entzündung der Tränendrüse im Säuglingsalter ☐

22. *Die Sondierung des Tränennasenganges erfolgt durch:*
    a) den Hausarzt ☐
    b) den Augenarzt ☐
    c) den Kinderarzt ☐

Bindehaut

23. *Allgemeine Kennzeichen der Bindehautentzündung sind:*
    a) stets beidseitig auftretend ☐
    b) stets einseitig auftretend ☐
    c) Lichtscheu, Tränen, Lidkrampf ☐
    d) konjunktivale Injektion ☐
    e) wäßrig-schleimige bis schleimig-eitrige Sekretion ☐

24. *Die konjunktivale Injektion tritt vorwiegend auf bei:*
    a) Bindehautentzündung ☐
    b) Hornhautentzündung ☐
    c) Regenbogenhautentzündung ☐

25. *Die ziliare Injektion tritt vorwiegend auf bei:*
    a) Bindehautentzündung ☐
    b) Hornhautentzündung ☐
    c) Regenbogenhautentzündung ☐

26. *Mögliche Ursachen der Bindehautentzündung sind:*
    a) bakterielle Infektionen ☐
    b) virusbedingte Infektionen ☐
    c) mechanisch oder physikalisch chemische Schädigungen ☐
    d) angeborene Ursachen ☐

27. *Welche der folgenden Bindehautentzündungen sind infektiös?*
    a) Conjunctivitis epidemica ☐
    b) Trachom ☐
    c) Diplobazillenkonjunktivitis ☐
    d) Conjunctivitis diphtherica ☐
    e) Conjunctivitis photoelectrica ☐

28. *Welche der folgenden Bindehautentzündungen beginnt als einzige Ausnahme mit „einseitigem“ Befall, hochroter Schwellung, Rötung der Karunkel und Plica semilunaris sowie Schwellung der Präaurikularknoten?*
    a) Schwimmbadkonjunktivitis ☐
    b) Trachom ☐
    c) akute Bindehautentzündung ☐
    d) allergische Bindehautentzündung ☐
    e) Conjunctivitis epidemica ☐

29. *Akute nichtinfektiöse Bindehautentzündungen sind:*
    a) Conjunctivitis trachomatosa ☐
    b) Conjunctivitis acuta (mechanische Reize) ☐
    c) Conjunctivitis photoelectrica ☐
    d) Conjunctivitis allergica ☐

Hornhaut

30. *Die Hornhaut ist:*
    a) uhrglasartig in die schwächer gekrümmte Lederhaut eingefügt ☐
    b) von plexiglasartiger Beschaffenheit ☐
    c) durchsichtig und elastisch ☐
    d) zellarm, gefäß- und strukturlos ☐
31. *Die Schmerzempfindlichkeit der gesunden Hornhaut ist:*
    a) sehr niedrig ☐
    b) sehr hoch ☐
    c) aufgehoben ☐
32. *Ulcus serpens ist eine:*
    a) bakteriell bedingte Hornhauterkrankung ☐
    b) virusbedingte Hornhauterkrankung ☐
    c) tuberkulo-toxisch bedingte Hornhauterkrankung ☐
33. *Ursache des Ulcus serpens ist:*
    a) die Undurchgängigkeit der Tränenwege ☐
    b) eine Pneumokokkeninfektion ☐
    c) eine Virusinfektion ☐
34. *Für welche Erkrankung spricht eine streng halbseitige Bläschenbildung in Kopfhaut, Stirn, Oberlid und Nasenwurzel?*
    a) Rosazea ☐
    b) Acne vulgaris ☐
    c) Allergie gegen Kosmetika ☐
    d) Zoster ophthalmicus ☐
    e) Verbrennung ☐
35. *Die Sicherung der Diagnose „Hornhauterosion“ erfolgt durch:*
    a) die Sensibilitätsprüfung ☐
    b) die Schirmersche Probe ☐
    c) die Fluoreszeinanfärbung ☐

Regenbogenhaut

36. *Das klinische Bild der Iritis ist gekennzeichnet durch:*
    a) geringe Schwellung des Oberlides (Pseudoptose) ☐
    b) Rötung des Auges ☐
    c) Ausschwitzung von Entzündungszellen in die Vorderkammer ☐
    d) Verengung der Pupille ☐
    e) Verklebung des Pupillarsaumes mit der Linsenkapsel ☐

37. *Pupillenweite bei der akuten Regenbogenhautentzündung?*
    a) eng ☐
    b) weit ☐
    c) unverändert ☐

38. *Sehvermögen bei der akuten Regenbogenhautentzündung?*
    a) Sehverschlechterung ☐
    b) praktisch Erblindung ☐
    c) regelrecht ☐

Linse

39. *Was verstehen Sie unter Akkommodation?*
    a) die Linsengestalt zu verändern ☐
    b) die Brechkraft zu steigern ☐
    c) den Ziliarmuskel zu kontrahieren ☐

40. *Welche Akkommodationskraft besitzt der presbyope 60jährige?*
    a) 4 Dioptrien ☐
    b) 2 Dioptrien ☐
    c) weniger als 1 Dioptrie ☐

41. *Welche Erkrankung der Mutter in der Schwangerschaft kann beim Kind eine angeborene Linsentrübung zur Folge haben?*
    a) Masern ☐
    b) Röteln ☐
    c) Windpocken ☐
    d) Hepatitis epidemica ☐

42. *Worin besteht die Behandlung beim fortgeschrittenen Altersstar?*
    a) medikamentöse Behandlung ☐
    b) operative Behandlung ☐
    c) Verordnung eines Starglases ☐

Lederhaut

43. *Für das Auftreten einer Lederhautentzündung kommen in Frage:*
    a) Rheumatismus ☐
    b) Tuberkulose ☐
    c) Herderkrankungen ☐

d) Gicht ☐
e) Diabetes ☐

44. *Kennzeichen der Lederhautentzündung sind:*
a) sektorenförmige Rötung und Schwellung ☐
b) violette bis blaurote Verfärbung ☐
c) Druckschmerz ☐

45. *Grüner Star (Glaukom). Der normale Augeninnendruck liegt bei:*
a) 100–120 mmHg ☐
b) 40– 60 mmHg ☐
c) 15– 20 mmHg ☐

46. *Worin besteht die Gefährlichkeit des „einfach"-chronischen grünen Stars?*
a) weil der Patient keine oder nur uncharakteristische Beschwerden hat ☐
b) weil das Krankheitsbild nicht auf den ersten Blick erkennbar ist ☐
c) weil plötzlich, d. h. aus heiterem Himmel, innerhalb von Stunden ein Anfall ausgelöst werden kann ☐
d) weil Augentropfen einen Anfall auslösen können ☐
e) weil bei zu später Erkennung die volle Sehfunktion nicht wiederhergestellt werden kann ☐

47. *Mit welchem Gerät wird der Augendruck gemessen?*
a) Tonometer nach Schiötz ☐
b) Applanationstonometer ☐
c) Exophthalmometer ☐
d) Refraktometer ☐

48. *Welche Augentropfen können bei Disposition zum akuten Glaukom den Augendruck gefährlich ansteigen lassen?*
a) Mydriaticum ☐
b) Homatropin ☐
c) Pilocarpin ☐
d) Borocarpin ☐

49. *Bei welchen Beschwerden des Patienten muß die Arzthelferin an einen akuten Glaukomanfall denken?*
a) Regenbogenfarbensehen ☐
b) Kopfschmerzen, Übelkeit, Brechreiz, rotes Auge ☐
c) plötzlicher Sehverlust ☐

50. *Welche Möglichkeiten erwägen Sie bei einseitig rotem Auge?*
a) Bindehautentzündung ☐
b) Fremdkörperverletzung ☐
c) Regenbogenhautentzündung ☐
d) Glaukomanfall ☐
e) Netzhautablösung ☐

51. *Kann eine Glaukomerkrankung bei völlig reizfreiem Auge bestehen?*
 a) ja ☐
 b) nein ☐

52. *Welche Krankheitszeichen gehören zum klinischen Bild des frühkindlichen Glaukoms (Buphthalmus)?*
 a) Vergrößerung und Vortreibung des Augapfels ☐
 b) Vergrößerung des Hornhautdurchmessers ☐
 c) Trübung der Hornhaut ☐
 d) Vertiefung der Vorderkammer ☐
 e) geschwollene und gerötete Lider ☐

Aderhaut

53. *Welche Allgemeinleiden können eine Erkrankung der Aderhaut hervorrufen?*
 a) Tuberkulose ☐
 b) Rheumatismus ☐
 c) Herdgeschehen (Fokalinfektion) ☐
 d) Toxoplasmose ☐

54. *Welche sind bösartige Tumoren der Aderhaut?*
 a) Melanoblastom ☐
 b) Aderhautnävus ☐
 c) Aderhautangiom ☐
 d) Neurofibromatose ☐

Netzhaut

55. *Von welchen Beschwerden des Patienten muß die augenärztliche Helferin den Arzt sofort unterrichten?*
 a) plötzlicher Sehverlust ☐
 b) starke Schmerzen ☐
 c) dunkler Schatten vor dem Auge ☐
 d) Zunahme der Sehverschlechterung am Tage, Besserung während der Nacht ☐
 e) Lichtreizerscheinungen ☐
 f) Rötung des Auges ☐
 g) Verschwommensehen ☐

56. *Welche Sofortmaßnahmen sind bei der Zentralarterienembolie erforderlich?*
 a) gefäßerweiternde Mittel ☐
 b) blutstillende Mittel ☐
 c) Abdichtung der Gefäßwände ☐

57. *Welche Allgemeinleiden rufen Veränderungen des Augenhintergrundes hervor?*
    a) Diabetes ☐
    b) Hypertonie ☐
    c) Hypotonie ☐
    d) Hirntumor ☐
    e) Arteriosklerose ☐
    f) Nierensteine ☐
    g) Magengeschwür ☐

58. *Disponierende Faktoren für eine Netzhautablösung sind:*
    a) Kurzsichtigkeit ☐
    b) Alter ☐
    c) Linsenlosigkeit ☐
    d) Trauma ☐
    e) falsche Brille ☐

59. *Welche Faktoren verändern die Weite der Pupille?*
    a) Licht ☐
    b) Naheinstellung ☐
    c) Angst, Schreck ☐
    d) Alter ☐
    e) atropinhaltige Augentropfen ☐
    f) pilocarpinhaltige Augentropfen ☐
    g) Kokain ☐

Schielen

60. *Einseitiges Einwärtsschielen bedeutet:*
    a) nur ein Auge schielt ☐
    b) das schielende Auge ist schwachsichtig (amblyop) ☐
    c) ein Auge fehlt ☐
    d) ein Auge sieht nur immer nach innen ☐

61. *Wechselseitiges Einwärtsschielen bedeutet:*
    a) beide Augen schielen abwechselnd ☐
    b) beide Augen schielen gleichzeitig ☐
    c) beide Augen sind schwachsichtig (amblyop) ☐
    d) beide Augen sind sehtüchtig ☐

62. *Was gehört zum Untersuchungsvorgang beim schielenden Kind?*
    a) Prüfung der Sehschärfe ☐
    b) Prüfung der Beweglichkeit der Augäpfel ☐
    c) Brillenbestimmung ☐
    d) Prüfung der Fixation ☐
    e) Prüfung des Schielwinkels ☐

63. *Welche Krankheitszeichen charakterisieren das Lähmungsschielen?*
   a) keine Doppelbilder ☐
   b) Zwangshaltung des Kopfes zur Vermeidung der Doppelbilder ☐
   c) Bewegungseinschränkung des gelähmten Muskels ☐
   d) kleiner Schielwinkel bei Fixation mit dem gesunden Auge ☐
   e) großer Schielwinkel bei Fixation mit dem gelähmten Auge ☐

Augenverletzungen

64. *Bei Verdacht auf durchbohrende Augenverletzungen sind folgende Maßnahmen durchzuführen:*
   a) Anhören des Unfallherganges ☐
   b) Ruhigstellung der Augen durch sterilen Verband ☐
   c) Besorgung des Krankenscheines ☐
   d) Einbringung von Salbe in die Wunde ☐

65. *Welche Besonderheiten bestehen bei Lidabrissen im inneren Lidwinkel?*
   a) Verletzung der Karunkel ☐
   b) Abriß des Tränenröhrchens ☐
   c) keine ☐

66. *Worin bestehen die typischen Windschutzscheibenverletzungen bei Kraftfahrern oder Beifahrern ohne Sicherheitsgurt?*
   a) Hautschnittwunde über Nasenrücken und Oberlid ☐
   b) Eisensplitter auf der Hornhaut ☐
   c) Lidschwellung ☐
   d) perforierende Hornhautwunde ☐

67. *Welche Maßnahmen treffen Sie, sofern Sie eine durchbohrende Augenverletzung feststellen?*
   a) sofortige Einweisung in ein Unfallkrankenhaus ☐
   b) am nächsten Tag Überweisung zum Facharzt ☐
   c) steriler beidseitiger Verband mit sofortiger Überweisung zur klinischen augenärztlichen Versorgung ☐
   d) Salbenverband und nach Hause schicken ☐

68. *Woran denken Sie, wenn der Patient angibt, mit Hammer und Meißel gearbeitet zu haben?*
   a) Splitterverletzung der Hornhaut ☐
   b) perforierende Splitterverletzung ☐
   c) Staub im Bindehautsack ☐

Verätzungen und Verbrennungen

69. *Welche Verätzung hat den schlechteren Heilverlauf?*
    a) Säure ☐
    b) Alkali ☐
    c) beide gleich ☐

70. *Welche Sofortmaßnahmen sind bei Verätzungen noch am Arbeitsplatz durchzuführen?*
    a) steriler Verband ☐
    b) Spülen des Bindehautsackes ☐
    c) Erhebung der Anamnese ☐

71. *Welche Sofortmaßnahmen hat die Arzthelferin durchzuführen, wenn ein Patient mit frischer Kalkverätzung die Augenarztpraxis aufsucht?*
    a) Aufnahme der Personalien ☐
    b) Annahme des Krankenscheines ☐
    c) den Patienten ins Wartezimmer bitten ☐
    d) sofort den Augenarzt rufen ☐
    e) Spülen des Bindehautsackes unter einfachem und doppeltem Umstülpen des Lider, Borwasser und Undine ☐
    f) Spülen mit der Plastikspritzflasche ☐
    g) ersatzweise Spülen mit fließendem Wasser ☐
    h) Operationsvorbereitung ☐

Augenärztliche Sprechstunde und Untersuchung

72. *Bei der Anmeldung des Patienten hat die Arzthelferin vor der Terminabsprache folgende Fragen zu klären:*
    a) ist ein Unfallgeschehen vorausgegangen ☐
    b) bestehen Augenschmerzen ☐
    c) Anlaß und Zeitpunkt des Auftretens der Beschwerden ☐
    d) bei welchem Optiker war der Patient ☐

73. *Welche Erkrankung des Auges verursacht keine Schmerzen?*
    a) Erkrankung der Hornhaut ☐
    b) der Linse ☐
    c) des Glaskörpers ☐
    d) der Aderhaut ☐
    e) der Netzhaut ☐

74. *Der Patient klagt über Sehstörungen, was ist zu klären?*
    a) plötzliche Erblindung ☐
    b) allmähliche Sehverschlechterung ☐
    c) unscharfes Sehen ☐
    d) verschleiertes Sehen ☐
    e) Ausfälle im Gesichtsfeld ☐

f) Farbsehen ☐
g) Verzerrtsehen ☐
h) Doppeltsehen ☐
i) Wahrnehmen farbiger Ringe ☐

75. *Wozu dient das Refraktometer?*
a) Untersuchung der vorderen Augenabschnitte ☐
b) objektive Bestimmung der Brechkraft ☐
c) Untersuchung des Augenhintergrundes ☐
d) Messung des Schielwinkels ☐

76. *Die Reinigung von Instrumenten, Glasstäbchen und Salbentöpfchen geschieht durch:*
a) Abspülen unter fließendem Wasser ☐
b) Legen in eine desinfizierende Lösung ☐
c) Legen in 70%igen Alkohol ☐
d) Sterilisation bei 160°C ☐
e) Abputzen mit einem sterilen Tuch ☐

Untersuchung der Tränenwege

77. *Die Schirmersche Probe dient:*
a) der Darstellung des oberen Bindehautabschnittes ☐
b) der Prüfung der Tränensekretion ☐
c) der Darstellung des oberen Lidknorpelrandes ☐

78. *Zur Spülung der Tränenwege benötigt der Augenarzt:*
a) Einmalspritze ☐
b) Tränenwegkanüle ☐
c) abgewinkelte Sonde zur Erweiterung des Tränenpünktchens ☐
d) gerade Sonde zur Erweiterung des Tränenpünktchens ☐
e) Knopfsonde zur Sondierung der Tränenwege ☐
f) Spülflüssigkeit ☐
g) Oberflächenanästhetikum ☐
h) Fremdkörpernadel ☐

79. *Zur Prüfung der Hornhautempfindlichkeit benötigt der Augenarzt:*
a) ein Glasstäbchen ☐
b) ein Wattestäbchen ☐
c) eine Fremdkörpernadel ☐
d) Reizhaare nach Frey ☐

Untersuchung beim grünen Star

80. *Welche Untersuchungsmethoden sind zur Feststellung eines grünen Stars erforderlich?*
    a) Gesichtsfeldprüfung ☐
    b) Augeninnendruckmessung ☐
    c) Betrachtung des Kammerwinkels ☐
    d) Spiegelung des Augenhintergrundes ☐
    e) Messung des Hornhautdurchmessers ☐
    f) Prüfung des Farbsinnes ☐
    g) Prüfung des räumlichen Sehens ☐

Untersuchung beim Schielen

81. *Die Schielbehandlung soll:*
    a) möglichst spät beginnen, damit das Kind mitmachen kann ☐
    b) nach Einschulung beginnen, aus Intelligenzgründen ☐
    c) möglichst frühzeitig beginnen ☐

82. *Zur Sehschärfenbestimmung dienen bei Kindern:*
    a) Kinderbilder ☐
    b) E-Haken ☐
    c) Nahlesetafeln ☐

83. *Welche Untersuchungsmethode gehört zum Untersuchungsgang beim Schielen?*
    a) Prüfung der Sehschärfe ☐
    b) Untersuchung der Augenstellung ☐
    c) Prüfung der Beweglichkeit ☐
    d) Messung des Augeninnendrucks ☐
    e) Abdecktest ☐
    f) orientierende Messung des Schielwinkels ☐
    g) objektive Refraktionsbestimmung ☐
    h) Feststellung des Fixationsortes auf der Netzhaut ☐

Augenärztliche Behandlung

84. *Pupillenverengende Mittel (Miotika) sind:*
    a) Isoptopilocarpin ☐
    b) Pilocarpin ☐
    c) Cyclopentolat ☐
    d) Mydrial ☐
    e) Skopolamin ☐

85. *Pupillenerweiternde Mittel (Mydriatika) sind:*
    a) Mydrial ☐
    b) Mydriaticum ☐
    c) Neo-Synephrine ☐

d) Pilocarpin ☐
e) Homatropin ☐
f) Atropin ☐
g) Skopolamin ☐

86. *Was muß beim Einträufeln von Augentropfen beachtet werden?*
a) direkt auf die Hornhaut tropfen ☐
b) körperwarme Augentropfen anwenden ☐
c) auf die Karunkel tropfen ☐
d) mit der Tropfpipette die Bindehaut berühren ☐
e) mit der Tropfpipette nicht die Lidkante berühren ☐

Augenärztliche Operationen. Desinfektion und Sterilisation

87. *Auf welche Besonderheiten ist bei den augenärztlichen Instrumenten zu achten?*
a) alle Instrumente können gemeinsam sterilisiert werden ☐
b) Starmesser, schneidende Instrumente und Skalpelle sollten zur Feststellung schadhafter Stellen unter der Instrumentenlupe betrachtet werden ☐
c) alle empfindlich schneidenden Instrumente werden auf dafür vorgesehenen Bänkchen sterilisiert ☐
d) die feinen augenärztlichen Instrumente sind mit besonderer Sorgfalt zu handhaben ☐

Funktion des Sehorgans und Korrektion von Sehfehlern

88. *Was ist eine Myopie?*
a) Kurzsichtigkeit ☐
b) Weitsichtigkeit ☐
c) weite Pupille ☐
d) enge Pupille ☐

89. *Was verstehen Sie unter Hyperopie?*
a) Weitsichtigkeit ☐
b) Kurzsichtigkeit ☐
c) weite Pupille ☐
d) enge Pupille ☐

90. *Was verstehen Sie unter Presbyopie (Presbys = der Greis)?*
a) die Fähigkeit des Auges, sein optisches System auf Gegenstände beliebiger Entfernung einzustellen ☐
b) die Abnahme der Fähigkeit des Auges, von Nahgegenständen ein scharfes Bild auf die Netzhaut zu entwerfen ☐
c) unterschiedliche Brechkraft zwischen beiden Augen ☐

91. *Was ist ein Astigmatismus?*
   a) Lidtumor ☐
   b) Form des Schielens ☐
   c) Stabsichtigkeit ☐

92. *Was ist eine Amaurose?*
   a) Erblindung ☐
   b) angeborene Herabsetzung der Sehschärfe ☐
   c) Sehwert ohne korrigierendes Brillenglas ☐

93. *Wozu wird der Scheitelbrechwertmesser benutzt?*
   a) Zur Funktionsprüfung des Sehorgans ☐
   b) zur Untersuchung des vorderen Augenabschnittes ☐
   c) zur Bestimmung der Brillenglasstärke ☐

Fragen für frei formulierte Antworten

1. Wodurch wird der Schutz des Auges gegenüber der Umwelt gewährleistet? Seite 9
2. Worin besteht die Funktion der Lider? Seite 9
3. Nennen Sie die Bestandteile des Augapfels! Seite 1ff.
4. Wie heißen die Schichten der Netzhaut und welche Funktion haben sie? Seite 5
5. Nennen Sie die Begrenzung der vorderen Augenkammer! Seite 7
6. Nennen Sie die Begrenzung der hinteren Augenkammer! Seite 8
7. Durch welches Gefäß erfolgt die Blutversorgung des Augapfels? Seite 8
8. Worin besteht die Abwehrtrias des Auges auf einen Fremdkörperreiz? Seite 9
9. Welche Infektionskrankheiten können mit Beteiligung des Augenlides einhergehen? Seite 9f.
10. Was sind Xanthelasmen? Seite 11
11. Welche Störungen der Lidbewegung kennen Sie (Beschreibung der einzelnen Krankheitsbilder)? Seite 11ff.
12. Was verstehen Sie unter Mongolenfalte oder Epikanthus? Seite 14f.
13. Nennen Sie die Ursache und das Krankheitsbild des altersbedingten Ektropiums! Seite 15
14. Welche Nervenlähmung führt zum Krankheitsbild des paralytischen Ektropiums? Seite 16
15. Wie können Sie das Krankheitsbild des Entropium spasticum senile erklären (Ursache, Aussehen, Behandlung)? Seite 8
16. Wodurch unterscheidet sich das äußere Gerstenkorn vom inneren Gerstenkorn? Seite 18f.

17. Wie unterscheiden Sie das Hagelkorn vom Gerstenkorn? Seite 19f.
18. Nennen Sie gutartige und bösartige Geschwülste der Lider! Seite 20f.
19. Was bedeutet die verminderte Tränensekretion für das Auge und wodurch kann sie hervorgerufen werden? Seite 24f.
20. Nennen Sie die Ursache des Tränenträufelns! Seite 25
21. Wodurch wird das Tränenträufeln beim Neugeborenen hervorgerufen? Seite 26
22. In welche Abschnitte gliedert sich die Bindehaut? Seite 26f.
23. Worauf ist bei der Untersuchung der Bindehaut zu achten? Seite 27
24. Wie heißt die Verstopfung der Meibomschen Lidknorpeldrüse mit kalkiger Verhärtung des Sekretes? Seite 19f.
25. Welche Ursachen kommen bei der nichtinfektiösen Bindehautentzündung in Betracht? Tabelle 3, Seite 32
26. Welche Bakterien und Viren kommen als Ursache für die infektiöse Bindehautentzündung in Betracht? Tabelle 1, Seite 30; Tabelle 2, Seite 31
27. Nennen Sie die allgemeinen Kennzeichen der Konjunktivitis! Seite 34
28. Was ist das auffallendste Kennzeichen der Conjunctivitis epidemica? Seite 37
29. Worauf ist bei der Untersuchung der Hornhaut zu achten? Seite 40f.
30. Nennen Sie bakteriell bedingte Hornhauterkrankungen! Seite 41
31. Nennen Sie virusbedingte Hornhauterkrankungen! Seite 43
32. Wie heißen die endogenen Hornhauterkrankungen, wodurch sind sie charakterisiert? Seite 45f.
33. Nennen Sie die exogenen Hornhauterkrankungen! Seite 41
34. Nennen Sie Wölbungsanomalien der Hornhaut! Seite 50
35. Schildern Sie das klinische Bild der Regenbogenhautentzündung! Seite 52
36. Wo ist der Sitz und was ist die Funktion der Linse? Seite 55f.
37. Nennen Sie die Trübungsformen der Linse! Seite 57f.
38. Welche Verfahren zur intraokularen Linsenimplantation kennen Sie? Seite 64ff.
39. Erklären Sie das okulodigitale Phänomen! Seite 58
40. Wodurch kann es im Erwachsenenalter zur Linsentrübung kommen? Seite 61
41. Was verstehen Sie unter dem grünen Star? Seite 68
42. Welche Glaukomformen gibt es, und worin unterscheiden sie sich? Seite 68
43. Beschreiben Sie das klinische Bild des frühkindlichen Glaukoms! Seite 73

44. Worüber klagen Patienten, bei denen es zum Verschluß der Zentralarterie gekommen ist? Was ist zu tun? Seite 78f.
45. Welche Erkrankungen am Netzhautgefäßsystem kennen Sie noch? Seite 79f.
46. Mit welchen Allgemeinleiden stehen sie in Zusammenhang? Seite 79, 81f.
47. Woran denken Sie, wenn Sie beim Kleinkind einen graugelben Reflex in der Pupille erkennen? Seite 84
48. Worüber klagt ein Patient mit Netzhautablösung? Seite 86
49. Welche Patienten sind disponiert zur Netzhautablösung? Seite 85
50. Worin besteht die Behandlung der Netzhautablösung? Seite 86
51. Nennen Sie Erkrankungen der Papille! Seite 88f.
52. Nennen Sie Medikamente, die die Pupillenweite beeinflussen! Seite 93
53. Mit welcher Augenveränderung kann die Störung des endokrinen Gleichgewichts von Hypophyse und Schilddrüse einhergehen? Seite 94
54. Welche Formen des Einwärtsschielens kennen Sie? Seite 95, 97f.
55. Worin besteht das Ziel der Schielbehandlung? Seite 100
56. Nennen Sie die Formen der Schielbehandlung! Seite 100f.
57. Erläutern Sie das klinische Bild und die Ursachen der angeborenen Augenmuskellähmung! Seite 105f.
58. Worin bestehen die Sofortmaßnahmen bei Augenverletzungen? Seite 109
59. Welche Komplikationen können bei Prellungsverletzungen auftreten? Seite 111
60. Was ist bei Abriß der Lider zu beachten? Seite 109f.
61. Wie läßt sich ein Bindehautfremdkörper unter dem Oberlid entfernen? Seite 132, 195
62. Woran ist die Epithelabschürfung der Hornhaut zu erkennen, und wie ist sie leicht darzustellen? Seite 112
63. Wie erfolgt das Vorgehen bei der Entfernung eines Hornhautfremdkörpers; welche Instrumente braucht der Augenarzt? Seite 113f.
64. Welche Teile des Auges und seiner Umgebung können bei Windschutzscheibenverletzungen betroffen sein? Seite 115
65. Worin bestehen die Behandlung und die Verhütung der Windschutzscheibenverletzung? Seite 115
66. Wie können durchbohrende (perforierende) Fremdkörperverletzungen erkannt werden? Seite 116
67. Beschreiben Sie das Krankheitsbild der durchbohrenden Fremdkörperverletzung! Seite 116f.
68. Wodurch kann ein intraokularer Splitter ausgeschlossen werden? Seite 117

69. Nennen Sie die Schweregrade der Gewebsschädigung bei Verätzungen? Seite 119f.
70. Welche Sofortmaßnahmen sind zu treffen? Seite 121
71. Was benötigt der Augenarzt zur Behandlung der Verätzung? Seite 121f.
72. Woran denken Sie bei umschriebenem Druckschmerz am Auge? Seite 124
73. Der Patient klagt über tiefe Augenschmerzen und hat einseitig ein rotes Auge. Woran denkt die Arzthelferin? Seite 124
74. Der Patient klagt über plötzlich aufgetretene Sehstörungen. Was kann Ursache sein? Seite 125
75. Wie hält die Krankenschwester das Auge auf? Seite 130
76. Schildern Sie den Vorgang zur Reinigung von Instrumenten, Glasstäbchen, Salbentöpfchen und Tropffläschchen! Seite 131
77. Wie ist das Vorgehen beim einfachen Umstülpen des Oberlides? Seite 132
78. Wie erfolgt das Vorgehen beim doppelten Umstülpen des Oberlides? Seite 133
79. Wie wird die Tränensekretion geprüft? Seite 134
80. Was geschieht beim Fluoreszeinversuch? Seite 136
81. Nennen Sie das Instrumentarium zur Spülung der Tränenwege! Seite 136
82. Womit prüft der Arzt die Hornhautsensibilität bei Virusinfektionen der Hornhaut? Seite 145
83. Wie wird der Augendruck palpiert? Seite 146
84. Welche Geräte benötigt der Arzt zur Messung des Augendrukkes? Seite 146f.
85. Wie sieht eine Augendruckkurve aus? Beschreiben Sie den normalen Druckverlauf und eine Augendruckkurve bei erhöhtem Augeninnendruck! Seite 150f.
86. Beschreiben Sie den Untersuchungsgang bei der Perimetrie! Seite 153f., 157ff.
87. Welches Gerät benutzt der Arzt zur Messung der Vortreibung des Augapfels aus der Augenhöhle? Seite 168
88. Beschreiben Sie den Untersuchungsgang beim Schielen! Seite 169f.
89. Nennen Sie die gebräuchlichsten Medikamente in der Augenheilkunde und ihre Wirkung! Seite 179f.
90. Beschreiben Sie die Technik des Einträufelns! Seite 184
91. Beschreiben Sie die Technik des Einstreichens von Augensalbe! Seite 186
92. Wie wird ein einseitiger, wie ein doppelseitiger Augenverband angelegt? Seite 187f.
93. Nennen Sie verschiedene Augenspezialverbände, und beschreiben Sie ihr Aussehen! Wann werden sie angewandt? Seite 187f.

94. Welche Brille verordnet der Augenarzt zur Ruhigstellung der Augen bei Netzhautablösung? Beschreiben Sie ihr Aussehen! Seite 192
95. Beschreiben Sie das Vorgehen der Notfallbehandlung bei Verätzung! Seite 194
96. Wie wird eine Augenprothese eingesetzt und herausgenommen? Seite 195f.
97. Wie wird eine Augenprothese gepflegt? Seite 198
98. Beschreiben Sie das Vorgehen bei der Händedesinfektion! Seite 199
99. Beschreiben Sie das Vorgehen bei der Sterilisation der Augeninstrumente! Seite 200
100. Ein Patient wird zur Augenoperation vorbereitet; welche Maßnahmen sind zu treffen? Seite 202
101. Was ist nach einer Augenoperation zu beachten? Seite 207
102. Welches augenärztliche Instrumentarium wird benötigt:
    a) bei der Hornhautfremdkörperentfernung? Seite 208
    b) bei der Chalazionoperation? Seite 208
    c) bei der Xanthelasmaoperation? Seite 208
    d) bei der Tränenwegssondierung? Seite 209
    e) bei der Schieloperation? Seite 209
    f) bei der Kataraktoperation? Seite 209f.
    g) bei der peripheren Iridektomie? Seite 211
    h) bei der Elliotschen Operation bzw. Goniotrepanation mit Skleradeckel? Seite 211
    i) bei der intraokularen Linsenimplantation? Seite 210f.
103. Bei welchen Patienten muß das Pflegepersonal mit Verwirrtheit und Erregungszuständen rechnen, und was ist zu tun? Seite 218
104. Wie führen Sie einen „blinden“ Patienten? Seite 219f.
105. Wie verhindern Sie, daß ein Kleinkind den Augenverband abreißt? Seite 207, 221
106. Erklären Sie den Haltegriff beim Kleinkind und beim Säugling zur augenärztlichen Untersuchung und Spülung der Tränenwege! Seite 133, 221
107. Wodurch kann die Krankenschwester verhindern, daß der Patient beim Verbandwechsel das frischoperierte Auge zukneift? Seite 222
108. Erklären Sie den Strahlengang im emmetropen Auge, im hyperopen Auge und im myopen Auge! Seite 225f.
109. Welche Formen der Brillengläser benötigten Sie bei der Kurzsichtigkeit, welche bei der Weitsichtigkeit? Seite 227
110. Worauf ist bei der Eintragung der Verordnung astigmatischer Gläser auf dem Brillenrezept zu achten? Seite 228
111. Welche Leseprobentafeln kennen Sie, und bei welchen Patienten werden sie benötigt? Seite 229

112. Erklären Sie den Unterschied zwischen Amblyopie und Amaurose! Seite 232
113. Wie bestimmen Sie die Stärke eines Zylinderglases? Seite 238f.
114. Welche verschiedenen Kontaktlinsentypen kennen Sie? Beschreiben Sie die jeweiligen Vor- und Nachteile! Seite 242f.
115. Welche verschiedenen Intraocularlinsen kennen Sie? Beschreiben Sie Indikation, Vor- und Nachteile! Seite 64f.
116. Was verstehen Sie unter kinetischer, was unter statischer Perimetrie? Seite 161ff.
117. Welche neuesten Perimetrie-Geräte kennen Sie? Beschreiben Sie Vor- und Nachteile! Seite 162ff.
118. Welche Notfälle in der Augenheilkunde kennen Sie? Seite 116ff., 194
119. Wann ist eine Röntgenaufnahme des Auges angezeigt? Seite 116, 130
120. Wann ist eine Ultraschalluntersuchung (Echographie) von Nutzen? Seite 90
121. Wie erklären Sie sich die Zunahme des „trockenen" Auges in den letzten Jahren in der Praxis? Seite 24f.

Schlüssel zur Lösung der Fragen mit vorgegebenen Antworten

1 b
2 a, b
3 b
4 a
5 b
6 a
7 b
8 b
9 a, c, e
10 c
11 c
12 c
13 a
14 a, b
15 a
16 a, b
17 a
18 b
19 a, b, c, d
20 a, b
21 a
22 b
23 a, d, e
24 a
25 b, c
26 a, b, c
27 a, b, c, d
28 e
29 b, c, d
30 a, b, c, d
31 b
32 a
33 a, b
34 d
35 c
36 a, b, c, d, e
37 a
38 a
39 a, b, c
40 c
41 b
42 b
43 a, b, c, d
44 a, b, c
45 c
46 a, b, e
47 a, b
48 a, b
49 a, b, c
50 b, c, d
51 a
52 a, b, c, d
53 a, b, c, d
54 a
55 a, c, d, e, g
56 a
57 a, b, d, e
58 a, b, c, d
59 a, b, c, d, e, f, g
60 a, b, d
61 a, d
62 a, b, c, d, e
63 b, c, d, e
64 a, b
65 b
66 a, d
67 c
68 a, b
69 b
70 b
71 d, e, f, g
72 a, b, c
73 b, c, d, e
74 a, b, e, f, g, h, i
75 b
76 a, b, d
77 b
78 a, b, c, d, e, f, g
79 b, d
80 a, b, c, d, e
81 c
82 a, b
83 a, b, c, e, f, g, h
84 a, b
85 a, b, c, e, f, g
86 b, c, e
87 b, c, d
88 a
89 a
90 b
91 c
92 a
93 c

C

Eviszeration 191
Exkavation, glaukomatöse 72

I

M

P

T

Nachtrag zu S. 40

Blepharitis = Lidrandentz.

a) squamosa
b) ulcerosa

Ursachen:

- Konstitution (blonde, rothaarige)
- Allerg.
- nicht korrig. Refraktion
- Heterophorie

Episkleritis
Therapie: Cortison lokal

Dr. Dobos

Klinik für Naturheilkunde Essen-Mitte
(Klostermedizin Uni Würzburg)

Minze: Reizmagen, Kopfschmerzen

Beifuß: bei Frauenerkrankungen,
(Moxibustion kraut) Malaria - Fieber

Beinwell: heilt verletztes Gewebe, Sportsalbe

Hopfen: Beruhigend, seine Bitterstoffe - Verdauungs anregend
↓ wirkt wie Hormon "Melantonin"
natürl. Einschlafmittel
(Bier reicht für therap. Wirkung nicht aus)

Herbstzeitlose: gegen Gichtanf.
Colcitin

Weidenrinde: Salizylsäure → gegen Schmerzen

Efeu → gegen Kopfschmerzen, Husten.